成／人／高／等／教／育／护／理／学／专／业／教／材

总主编／陈金宝　刘　强

健 康 评 估

HEALTH ASSESSMENT

第 2 版

—— 主 编 ——

高丽红　肖适崎

—— 副主编 ——

李　莉　张晓颖　张　娜

上海科学技术出版社

图书在版编目（ＣＩＰ）数据

健康评估／陈金宝,刘强总主编;高丽红,肖适崎主编.
—2 版.—上海:上海科学技术出版社,2017.1(2020.3 重印)
成人高等教育护理学专业教材
ISBN 978－7－5478－3372－8

Ⅰ.①健⋯　Ⅱ.①陈⋯②刘⋯③高⋯④肖⋯　Ⅲ.①健
康－评估－成人高等教育－教材　Ⅳ.①R471

中国版本图书馆 CIP 数据核字(2016)第 289175 号

获取《成人高等教育医学专业教材·考前模拟试卷》指南
扫描封面二维码➡点击第一条"考前模拟试卷使用指南",了解使用方法➡刮开封底涂层,获取购物码➡点击第二条"考前模拟试卷"PDF 文件,立即购买➡选择"使用购物码支付"➡输入购物码并使用➡立即查看后成功获取。

健康评估（第 2 版）

总主编　陈金宝　刘　强
主　编　高丽红　肖适崎

上海世纪出版（集团）有限公司
上海 科 学 技 术 出 版 社　出版、发行
(上海钦州南路 71 号　邮政编码 200235　www.sstp.cn)
常熟市兴达印刷有限公司印刷
开本 787×1092　1/16　印张:15
字数 380 千字
2011 年 7 月第 1 版
2017 年 1 月第 2 版　2020 年 3 月第 9 次印刷
ISBN 978－7－5478－3372－8/R·1281
定价:35.00 元

本书如有缺页、错装或坏损等严重质量问题,
请向工厂联系调换

成 人 高 等 教 育 护 理 学 专 业 教 材

编 委 会

主 编

高丽红　肖适崎

副主编

李　莉　张晓颖　张　娜

编 委　（以姓氏笔画为序）

王丹华　王玉静　王秀玲　刘雨佳

刘欣源　刘静云　李　莉　肖适崎

张　娜　张晓颖　郎　巍　胡　昕

高丽红

再 版 前 言

　　成人高等教育医学系列教材出版发行已经 6 年有余了。该系列教材编排新颖,内容完备,版式紧凑,注重实践,深受学生和教师好评,在全国成人医学高等教育中发挥了一定作用。为了适应发展需要,紧跟学科发展动向,提升教材质量水平,更好地把握 21 世纪成人高等教育医学内容和课程体系的改革方向,使本系列教材更有利于夯实能力基础、激发创新思维、培养合格的医学应用型人才,故决定对其进行全面修订。

　　再版系列教材将继续明确坚持"系统全面、关注发展、科学合理、结合专业、注重实用、助教助学"的编写原则,分析不足,丰富内容,完善体系,在保持原教材优点的基础上,删去了一些叙述偏多的与各学科交叉的内容,充实和更新了一些新知识、新技术、新工艺和新方法,使其能充分发挥助教助学的功能,真正成为课程的载体、师生的益友。

　　本系列教材每章仍由三大部分组成:第一部分是导学,告知学生本章需要掌握的内容和重点难点,以方便教师教学和学生有目的地学习相关内容;第二部分是具体教学内容,力求体现科学性、适用性和易读性的特点;第三部分是复习题,便于学生课后复习,其中选择题和判断题的参考答案附于书后。

　　本系列教材包括成人高等教育基础医学教材、成人高等教育护理学专业教材和成人高等教育药学专业教材,使用对象主要为护理学专业及药学专业的高起本、高起专和专升本三个层次的学生。其中,对高起本和专升本层次的学习要求相同,对高起专层次的学习要求在每章导学部分予以说明。本套教材中的一些基础课程也适用于其他相关医学专业。

　　除了教材外,我们还将通过中国医科大学网络教育平台(http://des.cmu.edu.cn)提供与教材配套的教学大纲、网络课件、电子教案、教学资源、网上练习、模拟测试等,为学生自主学习提供多种资源,建造一个立体化的学习环境。

　　为了方便学生复习迎考,本套教材的每门学科都免费赠送 5 套考前模拟试卷,并配有

1

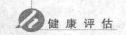

正确答案。学生只要用手机微信扫描封面的二维码,输入封底刮开涂层的授权码即可获取。学生可以做到随时随地练习,反复实战操练,掌握做题技巧及命题规律,轻松过关。

本系列教材的再版发行再一次得到了以中国医科大学为主,包括沈阳药科大学、天津中医药大学、辽宁中医药大学、辽宁省肿瘤医院等单位专家的鼎力支持与合作,对于他们为此次修订工作做出的巨大贡献,谨致深切的谢意。

由于整体修订,工程巨大,任务繁重,在教材修订中难免存在一些不足,恳请广大教师、学生和读者惠予指正,使本套教材更臻完善,成为科学性更强、教学效果更好、更符合现代成人高等教育要求的精品教材。

陈金宝 刘 强

2016 年 6 月

再 版 说 明

　　健康评估是针对护理学专业而编写的,是护理学专业的必修课程。在成人高等教育护理学专业教学中,以往均选用本科教材,没有体现以教师为主导、学生自学为主的模式,缺乏针对性,不能适应成人高等教育的要求。鉴于成人高等教育的培养目标主要是培养在职的实用性人才,重点是提高学生分析问题和解决问题的能力。因此,考虑到在职教育的培养目标和临床工作的实践需求,我们组织编写了本教材,供成人高等教育护理学专业使用。

　　本教材使用至今深得师生好评。为了适应学科发展,我们对其进行全面修订。本次修订工作仍实行主编负责制,按照专业特点进行分工,书稿完成后由主编进行审定。其中,第一章和第二章第一节由高丽红和刘静云(中国医科大学附属第一医院)编写修订,第二章第二节由郎巍(沈阳医学院)和王丹华(中国医科大学研究生)编写修订,第三章由肖适崎(中国医科大学附属盛京医院)和王玉静(中国医科大学附属口腔医院)编写修订,第四章由张娜(中国医科大学附属第一医院)和刘雨佳(中国医科大学护理学院)编写修订,第五章由张晓颖(中国医科大学附属第一医院)和刘欣源(西安交通大学医学院第二附属医院)编写修订,第六章由王秀玲和李莉(中国医科大学附属第一医院)编写修订。本教材的全部内容供本科学生学习。对专科生的要求,在导学中做了明确说明。

　　由于编者水平有限,教材中难免存在疏漏和不足。敬请各位专家、师生和读者在使用过程中提出宝贵意见,以利于再版时改进和修订,在此深表谢意。

《健康评估》编委会

2016 年 10 月

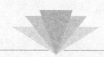

目　录

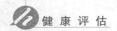

第一章

绪　论

一、健康评估的概念

从临床护理的角度,健康评估可以定义为动态地收集和分析患者的健康资料,以发现患者对自身健康问题在生理、心理、社会和精神等方面的反应,确定其护理需求,从而作出护理诊断的过程。这一过程需要护士具备收集资料和诊断性思维的能力。护士需要通过健康评估课程的学习,掌握以患者为中心整体护理评估方法,包括生理、心理、社会和精神的全面评估。用于收集、综合、分析健康资料,概括护理诊断或问题依据,形成护理诊断,并作为制订护理计划的基础及评价治疗和护理效果的依据。评估是护理过程的起点,同时也贯穿于护理过程的始终,它是一个连续和动态的过程。

二、健康评估的发展和重要性

早在南丁格尔时期,人们就已经意识到评估在护理实践中的重要性。Florence Nightingale 视评估为"对疾病的观察",她强调护理观察的重要性,因为护士较医生更多地在患者床边。她认为护士需要发展收集资料的技能,如观察和记录生命体征的能力。同时强调与患者交谈以获取有关健康和疾病相关信息的重要性,还认为应评估患者的生活环境。在她的著作中,还提及评估需要收集、分析和解释资料。

随着护理专业的发展,护理的工作范畴不断扩展,对护士的评估技能有了更高的要求,护士开始在收集患者资料的基础上提供护理。健康评估作为现代护士必须具备的核心能力之一,并日益受到人们的重视。美国护士协会和澳大利亚护理联合会分别在 1980 年和 1983 年宣称护士必须具备整体护理评估的能力。1993 年国际护士协会亦认为护士拥有护理评估技能是高质量护理的标准之一。评估已经成为护理实践的重要组成部分,护士已经意识到整体评估、入院患者全面评估和根据病情及时评估的重要性,并重视评估结果的应用和记录,评估内容亦超出传统的"只评估生命体征和出入液量"的范围。

实际上,评估既是医疗实践也是护理实践的有机组成部分,医疗评估的目的是对患者的健康状况与疾病本质作出判断,主要是对患者的疾病作出病因诊断、病理解剖诊断、病理生理诊断、疾病分型与分期,并发症和伴发疾病的诊断等。而护理评估的目的是诊断患者对现存或潜在的健康问题的反应,侧重于患者因健康问题而引起的生理、心理、社会和精神等方面的变化。因此,尽管医疗评估所使用的问诊、体格检查、实验室检查和其他辅助检查及查阅文献等收集资料的方法,以及评估的过程、步骤与护理评估基本相同,由于医疗评估与护理评估的目的不同,对各种检查结果的分析与处理、判断和使用角度也不同,所以得出医疗诊断和护理诊断的不同结论,前者主要用于指导疾病治疗,后者主要用于指导以患者为中心的护理。

综上所述,系统地研究健康评估的基本理论、基本知识和基本技能,是护理实践的重要内容。在临床护理实践中,护士通过评估确认患者对健康问题的反应,以及在此基础上做出护理诊断的行为

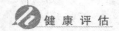

是护理专业自主的、独特的、有别于医疗诊断的职责和临床护理工作的有机组成部分。护理专业的学生应该通过理论和实践教学的途径，努力掌握健康评估的知识与技能。

健康评估课程于 20 世纪 70 年代源于美国的高等护理教育体系。我国自 20 世纪 90 年代中期以来，健康评估课程作为护理专业的主干课程逐步纳入我国高等护理教育课程体系，并已全面替代了传统临床医学专业的《诊断学》课程。健康评估衔接于医学基础课程、护理学基础课程与临床各专科护理学课程之间。其目标在于培养学生"以有别于医疗诊断的整体护理评估的思维模式，确认患者的护理诊断/问题、监测病情变化和预测疾病发展的能力"。

三、健康评估课程的内容

健康评估课程的内容涉及基本理论和基本方法两个方面。由于本教材主要涉及患者评估，因而基本理论主要是研究疾病的症状、体征及其发生发展的规律和机制，疾病对个体生理、心理、社会和精神等方面的影响，以及建立护理诊断的思维程序，从而识别患者与健康问题有关的生理、心理、社会和精神等方面反应所致的问题。基本方法包括询问病史、体格检查、实验室检查、心电图检查及影像学检查。其中通过问诊获得的健康资料被称为主观材料，经体格检查、实验室或其他辅助检查所获得的健康资料被称为客观资料。健康评估是一门实践性很强的课程，学习过程中应注重将理论知识转化为从事临床护理实践的能力，学会以整体评估的思维模式确认患者的健康问题与护理需求，同时还应学会与患者的沟通和交流及尊重和关爱患者。

第 二 章

问　诊

导 学

内容及要求

　　问诊是健康评估的具体内容之一,通过问诊获得主观的健康资料。本章要求熟悉问诊的内容、了解问诊的目的和方法。

　　常见症状问诊是健康评估的重要内容之一,本章仅对临床上较为常见的症状加以阐述。常见症状包括发热、疼痛、水肿、咳嗽与咳痰、咯血、发绀、呼吸困难、心悸、恶心与呕吐、呕血与便血、腹泻、便秘、黄疸、血尿、惊厥与意识障碍等。每个症状分别从概念、发生机制及病因、临床表现、护理评估及护理诊断进行了详细讲解。在学习中,应重点掌握每个症状的概念、病因、临床表现和护理评估;熟悉护理诊断;了解主要的发生机制。

重点、难点

　　问诊的重点是其内容,常见症状问诊的重点是各种症状的临床表现、常见病因和护理评估,难点是各种症状的发生机制。

专科生的要求

　　专科层次的学生对常见症状中的便秘、便血做一般了解即可;黄疸、惊厥、腹泻作为熟悉的内容。

　　症状是指患者主观感受到不适或痛苦的异常感觉或某些客观病态改变,如胸闷、疼痛和乏力等。症状是诊断、鉴别诊断的线索和依据,也是反映病情的重要指标之一。疾病的症状很多,同一疾病可有不同的症状,不同的疾病也可有某些相同的症状,了解症状是病情评估的重要内容。

第一节　概　　述

　　问诊是指护士通过对被评估对象或其亲属的系统询问和交谈获取病史资料,经过综合分析从而作出临床判断的过程。问诊是症状评估的基本方法。症状是个体患病时对机体功能异常和病理变化的主观感受,只能通过问诊从患者的陈述中获取。

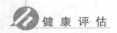

一、问诊的目的

问诊是为了获取有关患者的健康观念、身体功能状况以及与健康、治疗和疾病相关的信息,为临床判断和诊断性推理提供基础,同时也为体格检查的重点提供线索。

二、问诊的内容

1. 一般资料　包括患者姓名、性别、年龄、婚姻、职业、民族、籍贯、文化程度、宗教信仰、家庭住址及电话号码、医疗费用支付形式、入院日期、入院诊断、资料收集日期、资料来源及可靠程度等内容。

2. 主诉　为患者感觉最主要、最明显的症状或体征,即本次就诊最主要的原因及其持续的时间。

3. 现病史　以主诉为中心,详细描述患者自患病以来健康问题发生、发展、演变和诊治的全过程,包括起病情况与患病时间、主要症状的特点、病情的发展与演变、伴随症状及诊断、治疗和护理经过等。

4. 人体功能性健康型态

(1) 健康感知与健康管理:对自己健康状况的认识、卫生习惯、生活方式、免疫接种、有无个人保健措施及烟酒嗜好等。

(2) 营养与代谢:食物与液体的摄取情况、饮食知识、饮食习惯、饮食嗜好及其合理性、有无咀嚼或吞咽困难、婴儿的母乳喂养情况、活动量、过度肥胖或消瘦、有无皮肤损害和伤口愈合情况等。

(3) 排泄:排便与排尿的次数、量、颜色、性状,有无异常改变及其影响因素。

(4) 活动与运动:活动方式、活动量、活动耐力、影响活动耐力的因素以及自理能力,如进食、洗漱、穿衣和如厕等。

(5) 睡眠与休息:入睡时间、睡眠持续时间、有无失眠、是否服用安眠药或借助其他方式辅助入睡、睡眠后白天的精力是否充沛。

(6) 认识与感知:有无视觉、听觉、嗅觉和触觉的改变,身体有无疼痛及其疼痛的部位,判断其思维能力、语言能力和定向力。

(7) 自我概念:包括体像、自我认同、社会认同及自尊等方面。能否客观认识自己,有无焦虑、恐惧、绝望的表现及引起这些现象的生理、心理和社会因素。

(8) 角色与关系:在家庭和社会中所处的角色、地位、家庭关系和社会关系如何,有无角色紧张、角色冲突及其带来的压力,对自己的角色行为是否满意,出现危机时能否得到帮助。

(9) 性与生殖:性别角色的观念与感受、性知识、性生活的满意度以及有无性病和性变态,女性需评估其月经史和生育史。

(10) 压力与应对:生活中有无重大改变及危机,个体所面临的应激源以及个体的压力感受和应对方式。

(11) 价值与信念:文化程度、成长背景、价值观、精神及人格特征、宗教信仰以及疾病对个体的价值观、信念产生的影响。

三、问诊的方法与技巧

问诊环境需安静、舒适和具有私密性。向患者说明问诊是收集有关身体和心理的健康资料,以及有关个人和社会背景的资料,使护理个体化。问诊过程中应保持关切的态度,不可采用责怪性语言,注意非语言的沟通。问诊一般从主诉开始,先选择开放性提问;为证实或确认患者叙述病史的细节,可直接提问或选择性提问。问诊时应避免诱导性提问,还应避免使用有特定含义的医学术语。

在问诊过程中必须对含糊不清、存有疑问或矛盾的内容采用澄清、复述、反问、质疑和解析的方法进行核实。

四、特殊情况的问诊

特殊情况指当问诊涉及患者敏感的话题而使其不愿意回答,或患者因病情危重、意识障碍、情绪异常而难以回答,或因文化背景不同而发生的各种问诊过程中的困难等情况。

第二节　常见症状的问诊

一、发热

当机体在致热源作用下,或各种原因引起体温调节中枢的功能障碍时,使机体产热增多,散热减少,体温升高超出正常范围,称为发热。

(一)病因

许多因素可以引起发热,根据致热源性质和来源不同,分为感染性发热和非感染性发热两大类。

1. **感染性发热**　各种病原体如细菌、病毒、支原体、立克次体、真菌、螺旋体及寄生虫等侵入人体后,产生急性或慢性、局部性或全身性感染并引起发热,称为感染性发热。感染性发热占发热病因的 $50\%\sim60\%$。

2. **非感染性发热**　常见于以下几种原因。

(1)无菌性坏死组织吸收:由于组织细胞坏死、组织蛋白分解及组织坏死产物的吸收,导致的无菌性炎症而引起的发热,亦称为吸收热。①机械性、物理性或化学性损害,如大手术后组织损伤、大面积烧伤和内出血等。②血管栓塞或血栓形成而引起的心肌、脾、肺等内脏梗死或肢体坏死。③组织坏死或细胞破坏如癌、溶血反应及淋巴瘤等。

(2)抗原-抗体反应:如风湿热、药物热、结缔组织病和血清病等。

(3)内分泌与代谢疾病:如甲状腺功能亢进症和重度脱水等。

(4)皮肤散热障碍:如广泛性皮炎、鱼鳞癣及慢性心力衰竭等,一般为低热。

(5)体温调节中枢功能障碍:①物理性如中暑。②化学性如重度安眠药中毒。③机械性因素:脑震荡、脑出血及颅骨骨折等。上述各种原因直接损害体温调节中枢,致其功能失常而引起发热,其发热特点是高热无汗。

(6)自主神经功能紊乱多引起低热:①由于自主神经功能紊乱所致的体温调节障碍或体质异常,低热可持续数月甚至数年,热型较规则,体温波动范围多在 $0.5℃$ 以内。②感染后低热:由于细菌、病毒、原虫等感染致发热后,低热不退,而原有感染已愈,为体温调节功能仍未恢复正常所致。③夏季低热:仅发生于夏季,秋凉后自行退热,连续数年反复出现,多可自愈。多见于幼儿,多由于营养不良或脑发育不全所致体温调节功能不完善。④生理性低热:如精神紧张、剧烈运动后可出现低热。月经前及妊娠初期也可有低热现象。

(二)发生机制

各种原因的发热,其发生机制大致分为两类:一类是由致热源引起。另一类是由非致热源因素引起。致热源性发热是导致发热的主要因素。

1. 致热源性发热

(1)外源性致热源:多为大分子物质,不能直接通过血脑屏障作用于体温调节中枢。①各种微

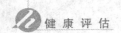

生物病原体及其产物。②炎性渗出物及无菌坏死组织。③抗原抗体复合物。④某些类固醇物质等。

（2）内源性致热源：外源性致热源均能激活血液中的单核-吞噬细胞系统，使之形成并释放内源性致热源。内源性致热源分子量较小，可通过血脑屏障直接作用于体温调节中枢的体温调定点，使之上移。包括白介素、肿瘤坏死因子和干扰素等。

2. 非致热源性发热 由于自主神经功能紊乱，或存在引起产热过多或散热减少的疾病，影响正常体温调节过程，使产热大于散热，引起发热。常见于体温调节中枢直接受损、甲状腺功能亢进症以及范围较广泛的皮肤病等。

（三）临床表现

1. 发热的分度 以口温为标准，按发热高低可分为：低热（37.3～38℃）、中等热（38.1～39℃）、高热（39.1～41℃）和超高热（41℃以上）。

2. 发热的分期及临床特点

（1）体温上升期：产热大于散热使体温上升。临床主要表现为疲乏无力、肌肉酸痛、无汗、皮肤苍白、畏寒或寒战等。①骤升型：体温在几小时内达39～40℃甚至更高，常伴有寒战。小儿易发生惊厥。见于疟疾、大叶性肺炎、败血症、流行性感冒、急性肾盂肾炎、输液或某些药物反应。②缓升型：体温逐渐上升，数日内达到高峰，多不伴寒战，如伤寒、结核病、布氏杆菌病等所致的发热。

（2）高热期：此期产热与散热过程在较高水平上保持相对平衡。临床主要表现为皮肤潮红、灼热，呼吸深快，开始出汗并逐渐增多。发热时间持续长短因病因而异，如疟疾可持续数小时，流行性感冒可持续数天，伤寒可持续数周。

（3）体温下降期：此期散热大于产热，使体温降至正常水平。临床主要表现为出汗多，皮肤潮湿。①骤降：指体温数小时内迅速下降至正常，有时可略低于正常，常伴有大汗淋漓。常见于疟疾、急性肾盂肾炎、大叶性肺炎及输液反应等。②渐降：指体温在数天内逐渐降至正常，如伤寒、风湿热等。

3. 热型 发热时绘制于体温单上的体温曲线的形态称为热型。常见的热型有稽留热、弛张热、间歇热、波状热、回归热和不规则热。

（1）稽留热：是指体温维持在39～40℃以上达数天或数周，24 h波动范围不超过1℃。常见于大叶性肺炎、伤寒及斑疹伤寒高热期。

（2）弛张热：体温常在39℃以上，24 h波动范围超过2℃，但体温都在正常水平以上。常见于败血症、风湿热和化脓性感染等。

（3）间歇热：体温骤升达39℃以上持续数小时后迅速降至正常水平，无热期（间歇期）可持续1 d或数天，又反复发作，即高热期和无热期交替出现。见于疟疾和急性肾盂肾炎等。

（4）波状热：体温逐渐上升至39℃以上，数天后又逐渐下降至正常水平，持续数天后又逐渐升高，反复多次。常见于布氏杆菌感染。

（5）回归热：体温急剧上升至39℃以上，持续数天又骤然降至正常水平，高热期与无热期持续若干天后规律性交替一次。常见于回归热和霍奇金病等。

（6）不规则热：发热无一定的规律，可见于风湿热、结核病、支气管肺炎和癌性发热等。

（四）护理评估

1. 收集主观资料

（1）患者的全身症状：如皮肤温度、颜面潮红、头痛、食欲不振、出汗、寒战和呼吸急促等，并注意症状起始时间和起病缓急。

（2）发热的诱发因素：各种感染、受寒、过度劳累、饮食不洁、精神紧张、高温环境和服用某种药物。

（3）发热病程及相应疾病：急性短期发热大多由感染所引起，发热多在 2 周以内。中高热持续时间超过 2 周，主要与感染、恶性肿瘤、结缔组织与变态反应性疾病有关。长期低热持续时间在 1 个月以上者，可见于慢性感染如结核、慢性肾盂肾炎、慢性胆道感染、类风湿关节炎、系统性红斑狼疮、甲状腺功能亢进症等器质性病变，也可见于月经前低热、妊娠期低热、夏季低热和感染后低热等功能性发热。

（4）伴随症状：发热伴寒战见于败血症、急性胆囊炎、流行性脑脊髓膜炎、疟疾、急性溶血、输血或输液反应等；发热伴结膜充血见于麻疹、流行性出血热；发热伴口唇单纯疱疹见于流行性感冒、大叶性肺炎；发热伴肝、脾和淋巴结肿大见于传染性单核细胞增多症、白血病及淋巴瘤等；发热伴皮肤黏膜出血见于流行性出血热、败血症、急性白血病和斑疹伤寒等；发热伴关节痛见于败血症、结缔组织病、风湿性疾病；发热伴皮疹见于麻疹、猩红热、水痘、风疹和药物疹等；先发热后昏迷见于流行性乙型脑炎、中毒性细菌性痢疾及中暑等。先昏迷后发热见于脑出血、巴比妥类药物中毒等。

2. 收集客观资料

（1）测量体温、脉搏、呼吸，绘制体温曲线来判断热型，由于抗生素、解热镇痛药、糖皮质激素的应用，目前临床上典型的热型已不多见。脉搏和呼吸多随体温升高而加快。

（2）评估意识变化，体温过高的患者特别是小儿可因中枢神经系统功能发生变化而出现惊厥，年老体弱或原有心血管疾病者可产生直立性低血压而晕厥。

（3）评估皮肤、淋巴结、眼结膜、指（趾）甲、心血管系统、胸部、腹部、肌肉骨骼系统等与发热有关的体征。

（五）相关护理诊断与合作性问题

1. **体温过高** 与感染有关；与体温调节中枢功能障碍有关。
2. **体液不足** 与体温下降期出汗过多和（或）液体量摄入不足有关。
3. **营养失调：低于机体需要量** 与长期发热所致机体能量消耗增加及营养物质摄入不足有关。
4. **潜在并发症** 意识障碍，还有可能出现惊厥。

二、疼痛

疼痛是一种与组织损伤或潜在损伤相关的不愉快的主观感觉与情感体验，是临床常见的症状，是人体正常的防御功能，对机体正常的生命活动具有保护作用。强烈、持久的疼痛可致生理功能紊乱，甚至导致休克。

（一）发生机制

痛觉感受器位于皮肤和组织内的游离神经末梢。各种物理、化学刺激作用于机体达到一定程度时，受损部位的组织释放出乙酰胆碱、5-羟色胺、组胺、缓激肽、K^+、H^+ 及酸性代谢产物等致痛物质，痛觉感受器受到致痛物质的刺激后发出冲动，上传至大脑皮质疼痛感觉区，引起痛觉。

（二）常见的疼痛类型

1. **头痛** 头痛是指额、顶、颞及枕部的疼痛。可见于多种疾病，多无特殊意义。

（1）病因

1）颅脑病变：颅内感染、脑血管病变、颅内占位性病变、颅脑外伤、偏头痛、丛集性头痛、颅内脑囊虫、腰椎穿刺后及腰椎麻醉后头痛等。

2）颅外病变：颅骨疾病、颈椎病及颈部疾病、神经痛、眼耳鼻和牙齿所致的头痛等。

3）全身性疾病：急性感染、心血管疾病、中毒、尿毒症、低血糖、贫血、肺性脑病、系统性红斑狼疮、月经期及绝经期头痛及中暑等。

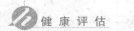

4）神经症：神经衰弱及癔症性头痛等。

（2）临床表现：急性头痛并有发热者常为全身性或颅内感染性疾病所致,多为整个头部胀痛。急性头痛伴有不同程度的意识障碍而无发热者,提示颅内血管性疾病(如蛛网膜下腔出血)。长期的反复发作性头痛或搏动性头痛,多为血管性头痛(如偏头痛)或神经症。三叉神经痛多为面部阵发性电击样疼痛。慢性进行性头痛并有颅内压增高的症状(如呕吐、眩晕、视神经乳头水肿),应注意颅内占位性病变。青壮年慢性或反复发作性头痛,伴有焦虑、精神紧张,但无颅内压增高者多为肌肉收缩性头痛。眼耳鼻和牙齿所致的头痛多为浅表而局限。

2. 胸痛 胸痛主要由胸部疾病所引起,但也可由其他部位疾病所致。

（1）病因

1）胸壁疾病：带状疱疹、肋间神经炎、肋软骨炎、肋骨骨折和皮下蜂窝织炎等。

2）心脏与大血管疾病：心绞痛、心肌梗死、心包炎、心肌病、肺梗死、心血管神经症、胸主动脉瘤(夹层动脉瘤)及急性心包炎等。

3）呼吸系统疾病：胸膜炎、自发性气胸、肺炎、支气管肺癌、支气管炎等。

4）纵隔疾病：如反流性食管炎、食管癌、纵隔肿瘤、纵隔炎、纵隔气肿等。

（2）临床表现：胸壁炎症性病变,胸痛局限于病变部位,局部可有红、肿、热、痛表现。带状疱疹是成簇水疱沿肋间神经分布,且疱疹不超过体表中线,呈刀割样疼痛或灼痛。自发性气胸所致疼痛常于剧烈咳嗽或过度用力时发生,表现为一侧胸部尖锐刺痛,向同侧肩部放射。心绞痛及心肌梗死的疼痛多在心前区及胸骨后或剑突下,心绞痛呈绞窄性、有窒息感并向左肩和左臂内侧放射,心肌梗死则疼痛更剧烈而持久。食管及纵隔肿瘤疼痛多在胸骨后,食管炎多为烧灼痛;纵隔肿瘤、食管癌所致的疼痛呈进行性,吞咽时加重。胸主动脉瘤常呈突然发生胸背部撕裂样剧痛或锥痛。肺梗死可突然发生胸部剧痛或绞痛,常伴呼吸困难与发绀。

3. 腹痛 腹痛是临床极其常见症状,多由腹部脏器疾病所致,亦可由腹腔外疾病及全身性疾病引起。临床上一般将腹痛按起病缓急、病程长短分为急性腹痛和慢性腹痛。

（1）病因

1）急性腹痛：①腹膜炎症：多由胃肠穿孔等引起,偶可见自发性腹膜炎。②腹腔器官急性炎症：如急性胃炎、急性肠炎、急性胰腺炎、急性出血性坏死性肠炎、急性胆囊炎等。③空腔脏器阻塞或扩张：如肠梗阻、肠套叠、胆道结石、胆道蛔虫、泌尿系结石等。④脏器扭转或破裂：如肠扭转、肠绞窄、肠系膜或大网膜扭转、卵巢扭转、肝破裂、脾破裂、异位妊娠破裂等。⑤腹腔内血管阻塞：如缺血性肠病、夹层腹主动脉瘤、门静脉血栓形成。⑥胸腔疾病所致的腹部牵涉性痛：如肺炎、肺梗死、心绞痛、心肌梗死、急性心包炎、胸膜炎、食管裂孔疝等。⑦腹壁疾病：如腹壁挫伤、腹壁脓肿及腹壁带状疱疹。⑧全身性疾病所致腹痛：腹型过敏性紫癜、尿毒症、铅中毒、血卟啉病与糖尿病酸中毒等。

2）慢性腹痛：①腹腔脏器慢性炎症：如慢性胃炎、十二指肠炎、慢性胆囊炎、溃疡性结肠炎、慢性胰腺炎、结核性腹膜炎等。②胃、十二指肠溃疡。③消化道运动障碍：如功能性消化不良、肠激惹综合征等。④腹腔脏器扭转或梗阻：如慢性肠梗阻、慢性胃、肠扭转等。⑤脏器包膜牵张：如肝淤血、肝脓肿、肝癌和肝炎等。⑥中毒与代谢障碍：如铅中毒和尿毒症等。⑦肿瘤压迫及浸润：以恶性肿瘤居多,与肿瘤不断生长压迫、浸润感觉神经有关。

（2）临床表现：胃、十二指肠和胰腺病变所致疼痛多位于中上腹部,肝胆疾病疼痛多在右上腹,小肠疾病所致疼痛位于脐周,急性阑尾炎疼痛在右下腹 McBurney 点,结肠及盆腔病变所致疼痛位于下腹部。胃、十二指肠溃疡多表现为周期性、节律性隐痛。胆道、胰腺疾病所致疼痛多因进食诱发或加重,并伴放射痛。胃癌疼痛无规律。结肠、直肠病变者下腹部疼痛随排便或排气而缓解。

（三）护理评估

1. 收集主观资料

（1）患者的主诉：疼痛的部位、性质、起病缓急、持续时间、程度及伴随症状等。

（2）诱发与缓解疼痛的因素：呼吸或咳嗽时加剧，疼痛可能是呼吸系统疾病所致。空腹时胃痛发作，在进食或应用抗酸药后缓解者，多为十二指肠溃疡。进油腻食物后腹部剧痛可能与胆囊和胰腺疾病有关。胸痛于劳累或运动后出现，休息后缓解可能是缺血所致。

（3）伴随症状

1）头痛：头痛伴剧烈呕吐见于颅内压增高，头痛在呕吐后减轻见于偏头痛；头痛伴眩晕见于小脑肿瘤、椎-基底动脉供血不足；头痛伴发热见于颅内或全身感染；头痛加剧并有意识障碍，提示可能发生脑疝；慢性头痛伴精神症状者，应注意颅内肿瘤；头痛伴视力障碍见于青光眼或脑肿瘤；头痛伴脑膜刺激征提示有脑膜炎或蛛网膜下腔出血。

2）胸痛：胸痛伴咳嗽、咳痰和（或）发热，常见于气管、支气管和肺部疾病；胸痛伴呼吸困难，常提示病变累及范围较大，如大叶性肺炎、肺栓塞和渗出性胸膜炎等；胸痛伴咯血主要见于肺栓塞、支气管肺癌；胸痛伴面色苍白、大汗、血压下降或休克时，多见于心肌梗死、胸主动脉瘤破裂和主动脉窦瘤破裂；胸痛伴吞咽困难多提示食管疾病。

3）腹痛：腹痛伴发热、寒战，提示有炎症存在，见于急性胆道感染、胆囊炎、肝脓肿、腹腔脓肿，也可见于腹腔外疾病；腹痛伴黄疸可能与肝胆疾病有关，急性溶血性贫血也可出现腹痛与黄疸，应注意鉴别；腹痛伴休克，同时有贫血者可能是腹腔脏器破裂（如肝、脾或异位妊娠破裂），无贫血者则见于胃肠穿孔、绞窄性肠梗阻、肠扭转、急性出血坏死性胰腺炎等，腹腔外疾病如心肌梗死、肺炎也可有腹痛与休克，应特别警惕；腹痛伴呕吐见于食管、胃肠病变，呕吐量大提示胃肠道梗阻；腹痛伴反酸、嗳气者提示胃十二指肠溃疡或胃炎；腹痛伴腹泻者提示消化吸收障碍或胃肠道炎症、溃疡或肿瘤；腹痛伴血尿可能为泌尿系统疾病所致，如泌尿系结石。

2. 收集客观资料

（1）测量生命体征：观察患者的脉搏、呼吸、血压、心率、面色变化，有无恶心、呕吐、食欲不振或睡眠不佳，剧烈疼痛者还应观察有无休克症状。

（2）评估疼痛部位：检查头颈部有无损伤、肿块、压痛、淋巴结肿大，有无血管怒张；观察体位改变对疼痛的影响，有无强迫头位，颈椎活动度如何，下颌关节有无病变等。检查胸部皮肤有无损伤、压痛、疱疹和皮下气肿；观察胸廓外形、运动有无障碍，听诊是否闻及啰音。观察腹部外形是否对称，有无压痛、反跳痛、肌紧张，有无肿块，有无肠鸣音亢进或消失、移动性浊音等。

（四）相关护理诊断

1. 疼痛　与各种刺激作用于机体引起的不适有关。
2. 睡眠型态紊乱　与疼痛有关。
3. 恐惧　与剧烈疼痛有关。
4. 焦虑　与引起疼痛的疾病迁延不愈有关。

三、水肿

人体组织间隙有过多的液体积聚使组织肿胀称为水肿。液体积聚在局部组织间隙时称为局部水肿，液体在组织间隙内弥漫性分布时称为全身性水肿，发生在胸腔、腹腔、心包腔等体腔内称为积液。通常水肿不包括内脏器官局部水肿，如脑水肿和肺水肿等。

（一）病因与发生机制

正常人体组织间的液体量是通过机体内外体液交换和血管内外体液交换维持平衡的。肾脏在

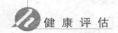

维持体内外液体交换平衡中起重要作用,任何原因导致的肾脏排水排钠减少均可引起钠水潴留和全身水肿。毛细血管渗透性、血浆胶体渗透压、组织液胶体渗透压、毛细血管静水压、组织内静水压是维持血管内外液体交换平衡的因素,当这些因素发生障碍时,可形成水肿。

产生水肿的主要因素有水钠潴留、毛细血管渗透性增高、血浆胶体渗透压降低、毛细血管静水压增高、淋巴液或静脉回流障碍。全身性水肿常见病因有心力衰竭、各型肾炎及肾病综合征、失代偿期肝硬化、营养不良、内分泌功能失调等。局部性水肿主要见于局部炎症、肢体静脉血栓形成及血栓性静脉炎、上或下腔静脉阻塞综合征、过敏及丝虫病等。

(二)临床表现

1. 全身性水肿

(1)心源性水肿:特点是先出现于身体下垂部位,逐渐向上部延及全身,主要见于右心衰竭,可伴有颈静脉怒张、肝大,严重时可出现胸腔积液和腹水。

(2)肾源性水肿:疾病早期有眼睑与颜面水肿,以后发展成全身水肿。肾病综合征患者水肿显著,可伴腹水和胸腔积液。

(3)肝源性水肿:主要表现为腹水,也可以出现踝部水肿,逐渐向上蔓延。见于肝硬化失代偿期。

(4)营养不良性水肿:特点是多自组织疏松处开始,然后扩展至全身,以低垂部位显著。水肿发生前常有消瘦和体重减轻等。

(5)其他:甲状腺功能减退时下肢发生黏液性水肿,表现为非凹陷性水肿。经前期紧张综合征,在月经前1周左右出现眼睑、踝部等轻度水肿,月经过后消退。特发性水肿,主要见于女性。药物性水肿,多见于激素类药物应用的过程中。

2. 局部性水肿 因局部静脉或淋巴液回流受阻、毛细血管壁通透性增加所致。如肢体血栓形成、血栓性静脉炎、丝虫病致象皮肿、局部炎症、创伤或过敏等。

(三)护理评估

1. 收集主观资料

(1)评估饮食、饮水状况:询问每日进食类型、量,以估计蛋白质摄入量能否满足机体的需要。估计每日钠盐和液体摄入量,有心、肾疾病需限制钠水摄入量。

(2)既往史:有无心、肝、肾、内分泌和代谢性疾病病史,有无营养不良、应用激素类药物史,哪些因素可使水肿加重或减轻,女性患者水肿与月经周期有无关系等。

2. 收集客观资料

(1)水肿的部位及程度(详见皮肤评估)。

(2)观测体重、胸围、腹围、脉搏、呼吸、血压、体位及其对患者日常自理能力的影响,检查皮肤有无水疱、渗液、破溃和继发感染。

(3)记录24 h出入液量,对尿量明显减少者要注意观察有无急性肺水肿、高血钾等。

(4)伴随体征观察有无肝肿大、颈静脉怒张、蛋白尿、呼吸困难与发绀等。

(四)相关护理诊断与合作性问题

1. 体液过多 与肾脏疾病引起的钠水潴留有关;与右心功能不全所致水钠潴留有关。

2. 活动无耐力 与胸、腹腔积液所致呼吸困难有关。

3. 有皮肤完整性受损的危险 与水肿所致组织、细胞营养不良有关。

4. 潜在并发症 急性肺水肿。

四、咳嗽与咳痰

咳嗽、咳痰是呼吸系统最常见的症状,咳嗽是一种防御性反射动作,通过咳嗽可以清除呼吸道分泌物及气道内异物。但频繁的咳嗽可使呼吸道感染扩散、促进肺气肿形成和诱发胸等。痰是气管、支气管的分泌物或肺泡内的渗出液,借助咳嗽将呼吸道内过多分泌物和渗出液排出体外称为咳痰。

(一)发生机制

1. 咳嗽 是由延髓咳嗽中枢受刺激引起。来自呼吸道黏膜、肺泡和胸膜的刺激传入延髓的咳嗽中枢,再经喉下神经、膈神经和脊髓神经传至咽肌、膈肌等呼吸肌,引起咳嗽动作。

2. 咳痰 正常支气管黏膜腺体和杯状细胞只分泌少量黏液,使呼吸道黏膜保持湿润。当呼吸道发生炎症时,黏膜充血、水肿,毛细血管通透性增加,黏液分泌增多。渗出液、黏液、吸入的尘埃和某些坏死组织等混合形成痰液。咳痰是一种病态现象。

(二)病因

1. 呼吸道与胸膜疾病 当鼻咽部至小支气管呼吸道黏膜受到刺激时,均可引起咳嗽。如咽、喉、气管、支气管和肺,由于刺激性气体吸入、异物、炎症、出血、免疫反应、结核、肿瘤等刺激,均可引起咳嗽和(或)咳痰。咳嗽亦可见于胸膜受刺激,如胸膜炎、自发性气胸。

2. 心血管疾病 二尖瓣狭窄或左心衰竭引起肺淤血或肺水肿时,因肺泡及支气管渗出物刺激肺泡壁及支气管黏膜可引起咳嗽。右心及体循环静脉栓子脱落造成肺栓塞时也可引起咳嗽。

3. 中枢神经因素 如脑炎、脑膜炎等刺激大脑皮质与延髓的咳嗽中枢。因咳嗽中枢受大脑皮质支配,人可随意引起咳嗽反射。

4. 其他 习惯性咳嗽、癔症、胃食管反流性疾病所致咳嗽及服用血管紧张素转化酶抑制剂引起的慢性咳嗽等。

(三)临床表现

1. 咳嗽的性质 咳嗽无痰或痰量极少称为干性咳嗽,常见于急慢性咽喉炎、喉癌、急性支气管炎初期、气管受压、肺癌、胸膜炎及二尖瓣狭窄等。咳嗽伴痰液称为湿性咳嗽,常见于慢性支气管炎、支气管扩张、肺炎、肺脓肿和空洞性肺结核等。

2. 咳嗽的时间与规律 突发性咳嗽常见于吸入刺激性气体或异物。发作性咳嗽可见于百日咳、支气管哮喘、支气管内膜结核等。长期慢性咳嗽多见于慢性支气管炎、支气管扩张及肺结核。夜间咳嗽常见于左心衰竭和肺结核患者,可能与夜间肺淤血加重及迷走神经兴奋性增高有关。

3. 咳嗽的音色 咳嗽声音嘶哑,多为声带的炎症或肿瘤压迫喉返神经所致。咳嗽呈金属音,常见于纵隔肿瘤、主动脉瘤或肺癌直接压迫气管所致。鸡鸣样咳嗽,多见于会厌、喉部疾患或气管受压及百日咳等。

4. 痰的性质和量 痰的性质可分为黏液性、浆液性、脓性和血性。黏液性痰多见于急性支气管炎、支气管哮喘及大叶性肺炎初期,也可见于慢性支气管炎、肺结核等。浆液性痰见于肺水肿。脓性痰见于化脓性细菌性下呼吸道感染。血性痰是由于呼吸道黏膜受侵害、损害毛细血管或血液渗入肺泡所致。上述各种痰液均可带血。急性呼吸道炎症时痰量较少,痰量增多见于肺脓肿、支气管扩张和支气管胸膜瘘,且排痰与体位有关。恶臭痰提示有厌氧菌感染;铁锈色痰为典型肺炎球菌肺炎特征;粉红色泡沫样痰是急性肺水肿的特征。

(四)护理评估

1. 收集主观资料

(1)咳嗽咳痰的特点:咳嗽开始的时间,是偶发性还是持续性发作,与季节、体位的关系,咳嗽的音调、性质,湿性咳嗽时评估痰液的性质、量、颜色和气味。

(2)既往史:患者是否有气喘、慢性鼻炎和心脏疾病,有无精神心理问题,有无吸烟史及有害气

体接触史等。

（3）伴随症状：肺炎、肺脓肿、胸膜炎等可伴发热、胸痛；支气管扩张、肺结核、二尖瓣狭窄可伴有咯血；喉水肿、喉肿瘤、支气管哮喘、慢性阻塞性肺疾病、重症肺炎、大量胸腔积液、气胸、支气管异物等可伴有呼吸困难；支气管扩张、肺脓肿、支气管胸膜瘘等可伴有大量脓痰。

2. 收集客观资料　颈部触诊，气管位置偏移应考虑慢性肺结核、肺不张、大量气胸、大量胸腔积液。肺部叩诊浊音常见于肺炎、肺结核、胸腔积液，过清音常见于肺气肿，气胸时叩诊可为鼓音。听诊双侧散在干啰音提示慢性支气管炎，局限性湿啰音提示局部病变，如肺炎、肺结核，双侧弥漫性湿啰音为急性肺水肿的特征。

（五）相关护理诊断与合作性问题

1. 清理呼吸道无效　与痰液黏稠有关；与极度衰弱、无力咳嗽有关；与胸腹部术后疼痛引起的无效咳嗽有关。

2. 睡眠型态紊乱　与夜间频繁咳嗽有关。

3. 营养失调：低于机体需要量　与长期频繁咳嗽所致能量消耗增加、营养摄入不足有关。

4. 潜在并发症　自发性气胸。

五、咯血

咯血是指喉及喉部以下呼吸道任何部位出血经口排出者，包括大量咯血、血痰或痰中带血。

（一）病因与发生机制

1. 气管及肺部疾病　常见有支气管扩张、慢性支气管炎、支气管内膜结核、肺结核、肺炎、肺脓肿、肺癌和肺栓塞。肺结核仍是我国最常见的咯血原因。其发生机制主要是以上各种原因使支气管黏膜或毛细血管通透性增加，或黏膜下血管破裂出血所致。

2. 心血管疾病　较常见于二尖瓣狭窄、肺梗死、先天性心脏病所致肺动脉高压、原发性肺动脉高压及左心衰竭等。其发生机制为肺淤血使肺泡壁或支气管内膜毛细血管破裂，或支气管黏膜下层支气管静脉曲张，导致不同程度的咯血。

3. 其他　血液病（如白血病、血小板减少性紫癜、血友病、再生障碍性贫血等）、某些急性传染病（如流行性出血热、肺出血型钩端螺旋体病等）、结缔组织疾病（结节性多动脉炎）及支气管子宫内膜异位症等均可引起咯血。

（二）临床表现

1. 咯血量　一般认为每日咯血量在 100 ml 以内为少量，100～500 ml 为中等量，500 ml 以上或一次咯血 100～500 ml 为大量。大量咯血主要见于空洞型肺结核、支气管扩张和慢性肺脓肿。支气管肺癌主要表现为持续或间断性痰中带血。咯血量的多少主要与受损血管的性质和数量有关，与病情严重程度并不完全一致。

2. 颜色和性状　肺结核、支气管扩张、出血性疾病咯血为鲜红色，铁锈色血痰主要见于大叶性肺炎和肺吸虫病，砖红色胶冻样血痰主要见于克雷伯杆菌肺炎，肺梗死为黏稠的暗红色血痰，左心衰竭肺水肿时咯粉红色泡沫样痰。

（三）护理评估

1. 收集主观资料

（1）确认是否咯血：少量咯血，需与鼻咽部、口腔出血相区别。鼻出血多从前鼻孔溢出，后鼻腔、咽部出血，有时在睡眠时不自觉坠入气道，此类出血一般量少、色黑，多于清晨咯出。大量咯血，需与呕血相鉴别（表 2-1）。

表 2-1 咯血与呕血的鉴别

项 目	咯 血	呕 血
病因	肺部、支气管疾病及某些心脏病等	消化道疾病
出血前症状	咳嗽、喉部痒感、胸闷等	上腹不适、恶心、呕吐等
出血方式	咯出	呕出,可呈喷射状
血色	鲜红色	棕色或暗红色,偶见鲜红色
血中混有物	痰、泡沫	食物残渣、胃液
酸碱反应	碱性	酸性
黑便	除非咽下血液,否则没有	有,呕血停止后仍持续数日
出血后痰的性状	有血痰数日	无痰

(2)评估咯血量:咯血量的多少可与疾病严重程度不完全一致,少量间断咯血,不会造成严重后果,但可能是严重疾病或肿瘤的早期信号。一次大量咯血,可窒息致死。

(3)心理反应:无论咯血量多少,患者均可产生不同程度的恐惧与焦虑。

(4)既往史:询问有无呼吸系统、循环系统疾病,有无误吸异物,有无到过疫区,是否有从事有害粉尘作业,是初次咯血还是间歇性或经常性咯血,咯血与月经周期有无关系等。

(5)伴随症状:咯血伴胸痛,可见于肺炎、肺梗死及支气管肺癌等。咯血伴发热或大量脓臭痰,常见于肺脓肿或支气管扩张并发感染。咯血伴低热、盗汗及乏力,提示有肺结核可能。咯血伴慢性咳嗽、大量脓痰,见于支气管扩张。

2. 收集客观资料

(1)评估生命体征及神志变化,注意周围静脉特别是颈静脉充盈情况,及时发现休克征象和早期窒息表现。

(2)检查肺部:肺部听诊有弥漫干啰音,可能为慢性支气管肺炎。有局限性湿啰音,可能为支气管扩张。有局限性干啰音,应考虑支气管肺癌。

(3)检查心脏:听诊心尖部舒张期隆隆样杂音,提示咯血由二尖瓣狭窄造成。

(四)相关护理诊断与合作性问题

1. 有窒息的危险　与大量咯血所致血液堵塞呼吸道有关。

2. 体液不足　与大量咯血所致循环血容量不足有关。

3. 有感染的危险　与支气管内血液滞留有关。

4. 焦虑/恐惧　与咯血不止或大咯血有关。

5. 潜在并发症　肺不张。

六、发绀

发绀旧称紫绀,是指血液中脱氧血红蛋白增多,或血中含有异常血红蛋白衍生物所致的皮肤和黏膜青紫。发绀常表现在皮肤较薄、色素较少和毛细血管丰富的末梢部位,如口唇、鼻尖、颊部及甲床。

(一)发生机制

发绀是由于血红蛋白氧合不全或部分血红蛋白丧失携氧能力所致。当毛细血管内血液的还原血红蛋白绝对量 >50 g/L 时,可出现发绀;或血液中高铁血红蛋白达 30 g/L 或硫化血红蛋白达 5 g/L 时,也可出现发绀。临床上所见的发绀,并不能全部确切反映动脉血氧下降的情况,如重度贫血(Hb<60 g/L)的患者,虽然 SaO_2 明显降低,但常不能表现出发绀。

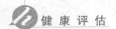

（二）病因及临床表现

1. 血液中还原血红蛋白增多

（1）中心性发绀：由于心、肺疾病导致动脉血氧饱和度降低所致。其病因包括：①肺性发绀：肺炎、阻塞性肺气肿、肺间质性疾病、肺淤血、肺水肿和胸腔大量积液。②心性发绀：心力衰竭及发绀型先天性心脏病，如法洛四联症。中心性发绀的特点为全身性发绀，包括四肢、颜面、黏膜（如舌、口腔黏膜）及躯干皮肤，但皮肤温暖，常伴有杵状指（趾）及红细胞增多。

（2）周围性发绀：由于周围循环障碍或周围血管收缩、组织缺氧所致。①淤血性周围性发绀：见于右心衰竭、缩窄性心包炎等。②缺血性周围性发绀：常见于严重休克、雷诺病及血栓闭塞性脉管炎。周围性发绀的特点为肢体末梢与下垂部位发绀，如肢端、耳垂及鼻尖，发绀部位皮肤温度较低，按摩或加温后发绀可消失。

（3）混合性发绀：中心性发绀与周围性发绀同时存在，可见于心力衰竭等。

2. 血液中存在异常血红蛋白衍生物

（1）高铁血红蛋白血症：包括先天性和后天获得性。

先天性高铁血红蛋白血症自幼即有发绀，而无心、肺疾病及引起异常血红蛋白的其他原因，有家族史，身体一般状况良好。后天获得性高铁血红蛋白血症以药物或化学物质中毒所致者多见，如磺胺类、亚硝酸盐、硝基苯等。其特点为发绀急骤出现、暂时性和病情危重，通过氧疗青紫仍不消失。若静脉注射亚甲蓝或大剂量维生素C，可使青紫消退。

（2）硫化血红蛋白血症：为后天获得性，一般认为本病患者须同时有便秘或服用含硫药物在肠内形成大量硫化氢为先决条件。发绀特点是持续时间长，可达数月以上，血液呈蓝褐色。

（三）护理评估

1. 收集主观资料

（1）既往史：出生及幼年时期就出现发绀，多由先天性心脏病、先天性高铁血红蛋白血症等引起，由心肺疾病引起的发绀常有心肺功能不全及呼吸道感染表现，发绀是否与摄入相关药物、化学物质及变质蔬菜等有关。

（2）伴随症状：发绀伴意识障碍主要见于药物或化学物质中毒、休克及急性肺部感染；发绀伴呼吸困难常见于心力衰竭、呼吸衰竭；发绀伴头痛、头晕，常由缺氧引起；发绀伴杵状指（趾）提示病程较长，见于先天性心脏病及某些慢性肺部疾病。

2. 收集客观资料

（1）生命体征：观察神志变化，测量体温、脉搏和血压，注意呼吸的频率、节律和深度。

（2）发绀的部位及特点：评估发绀的类型。

（3）检查心肺：呼吸型态、胸廓、呼吸音、心界大小及心脏杂音等。

（四）相关护理诊断

1. 气体交换受损　与心肺功能不全所致的肺淤血有关。

2. 活动无耐力　与心肺功能不全所致机体缺氧有关。

3. 低效性呼吸型态　与肺泡通气、换气、弥散功能障碍有关。

4. 焦虑/恐惧　与呼吸费力有关。

七、呼吸困难

呼吸困难是指患者主观感到空气不足、呼吸费力，客观上表现为呼吸运动用力，可伴呼吸频率、深度与节律的异常。重者可出现张口呼吸、鼻翼扇动、端坐呼吸，甚至出现发绀，辅助呼吸肌参与呼吸运动。

（一）病因与发生机制

1. 肺源性呼吸困难　是由于呼吸系统疾病引起通气、换气功能障碍导致缺氧和（或）二氧化碳潴留所致。常见原因如下。

（1）气道阻塞：如支气管哮喘、阻塞性肺气肿及喉、气管、支气管的炎症、水肿、肿瘤或异物等所致的狭窄或阻塞。

（2）肺部疾病：如肺炎、肺结核、肺不张、肺癌和肺水肿等。

（3）胸壁、胸廓、胸膜腔疾病：如胸腔积液、自发性气胸、广泛胸膜粘连和胸廓畸形等。

（4）神经肌肉疾病：如脊髓灰质炎、重症肌无力及多发性神经炎等。

（5）运动障碍：如膈麻痹、大量腹腔积液和妊娠末期等。

2. 心源性呼吸困难　主要由心力衰竭所致，尤其是左心衰竭时呼吸困难严重。

3. 中毒性呼吸困难　常由血中酸性代谢产物或某些药物、化学毒物等刺激呼吸中枢所致，如酮症酸中毒、亚硝酸盐中毒、一氧化碳中毒、吗啡、巴比妥类药物或有机磷杀虫剂中毒等。

4. 血源性呼吸困难　为红细胞携氧减少，血氧含量减少刺激呼吸中枢所致，如重度贫血、高铁血红蛋白血症。大出血休克时，因缺氧及血压下降，呼吸中枢受到刺激而引起呼吸增快。

5. 神经精神性呼吸困难　因颅内压增高、局部供血减少而刺激呼吸中枢或心理因素等引起的呼吸困难，如脑出血、脑外伤、脑肿瘤、脑炎、脑膜炎和脑脓肿等颅脑疾病及癔病等精神性疾病。

（二）临床表现

1. 肺源性呼吸困难

（1）吸气性呼吸困难：患者感到吸气费力，吸气时间延长，严重者由于呼吸肌极度用力，吸气时可见"三凹征"，即胸骨上窝、锁骨上窝和肋间隙明显凹陷。常见于喉部、气管、大支气管的狭窄或阻塞。

（2）呼气性呼吸困难：呼气时费力，呼气时间延长而缓慢，常伴有哮鸣音。主要是由于肺泡弹性减弱和（或）小支气管痉挛所致。见于慢性阻塞性肺气肿、慢性支气管炎、支气管哮喘等。

（3）混合性呼吸困难：吸气时与呼气时均费力，呼吸浅快，常伴有病理性呼吸音，主要由于肺呼吸面积减少导致换气功能障碍所致。见于肺部严重病变及大量胸腔积液和气胸等。

2. 心源性呼吸困难　心力衰竭时呼吸困难的特点为：劳力性呼吸困难、夜间阵发性呼吸困难和端坐呼吸。活动时呼吸困难出现或加重，休息时减轻或消失；卧位加重，坐位或立位时减轻；病情严重的患者，常被迫采取半坐位或端坐呼吸。急性左心衰竭时，可出现夜间阵发性呼吸困难，患者多于熟睡中胸闷、憋气，被迫坐起，惊恐不安。轻者数分钟至数十分钟后症状减轻或消失；重者可见端坐呼吸、面色发绀、大汗、有哮鸣音，咯粉红色泡沫样痰，肺底较多湿啰音，心率增快，可有奔马律。此种呼吸困难又称"心源性哮喘"。

3. 中毒性呼吸困难　代谢性酸中毒时可出现深而规则的呼吸，呼吸频率增快，称为酸中毒大呼吸（Kussmaul 呼吸）。见于尿毒症、糖尿病酮症等。某些药物或化学药物中毒可抑制呼吸中枢引起呼吸缓慢，可有呼吸节律异常，如潮式呼吸或间停呼吸。

4. 血源性呼吸困难　由于红细胞携氧量减少，血氧含量减低所致，表现为呼吸浅快和心率加快。

5. 神经精神性呼吸困难　神经性呼吸困难主要是由于呼吸中枢受增高的颅内压影响，呼吸表现为慢而深，并常伴有呼吸节律的改变，如双吸气（抽泣样呼吸）和呼吸遏制（吸气时突然停止）等。精神性呼吸困难，主要表现为呼吸频率快而浅，伴有叹息样呼吸或出现手足搐搦。

（三）护理评估

1. 收集主观资料

（1）既往史：询问以往有无呼吸困难发作，有无心、肺疾病，有无吸入刺激性气体和粉尘，有无过

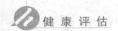

敏史,了解患者的职业及年龄。

(2)发作的时间、速度和诱因:输液时及睡眠中突然发生的呼吸困难多见于急性左心衰竭,接触过敏物质和感染后发生呼吸困难应考虑支气管哮喘,使用中枢抑制剂或接触化学物质者发生呼吸困难应考虑中毒造成,屏气或用力过猛时突然发作的呼吸困难常由自发性气胸引起,慢性进行性呼吸困难是慢性阻塞性肺疾病的表现。

(3)伴随症状:呼吸困难伴有发热常见于肺炎、胸膜炎和急性心包炎等。呼吸困难伴一侧胸痛,见于大叶性肺炎、急性渗出性胸膜炎、肺栓塞、气胸和急性心肌梗死等。呼吸困难伴咳嗽咳痰见于慢性阻塞性肺疾病并发感染。呼吸困难伴粉红色泡沫样痰见于急性左心衰竭。呼吸困难伴意识障碍见于脑出血、休克型肺炎、糖尿病酮症酸中毒、肺性脑病及急性中毒等。

2.收集客观资料

(1)视诊:观察呼吸的频率、节律和深度,有无胸廓畸形及异常运动、鼻翼扇动、"三凹征"等,有无皮肤苍白或发绀。

(2)触诊:语颤增强见于肺实变,语颤减弱见于肺气肿和胸腔积液。

(3)叩诊:过清音见于肺气肿,浊音见于肺实变,实音见于胸腔积液。

(4)听诊:呼吸音是否正常及有无哮鸣音和啰音。

(四)相关护理诊断

1.**低效性呼吸型态**　与呼吸道阻塞有关;与心肺功能不全有关。

2.**活动无耐力**　与呼吸困难所致能量消耗增加和缺氧有关。

3.**气体交换受损**　与心肺功能不全有关;与肺部感染等引起的有效肺组织减少、肺泡弹性减退有关。

4.**自理能力缺陷**　与呼吸困难引起的活动受限有关。

5.**语言沟通障碍**　与严重喘息有关。

八、心悸

心悸是指一种自觉心脏跳动的不适感或心慌感,临床上很常见,发生时心率可以正常,可以加快、减慢,可有心律失常,常见于心脏病患者,亦可见于部分正常人。

(一)病因

1.**心脏搏动增强**　由于身体耗能增加使组织对血流量的需求增加,心率加快和心肌收缩力加强,从而引起心悸。

(1)生理性:①健康人在剧烈运动或精神过度紧张时。②饮酒、浓茶或咖啡后。③应用某些药物,如阿托品、麻黄碱、咖啡因、肾上腺素或甲状腺激素类药物。④妊娠。

(2)病理性

1)心室肥大:高血压性心脏病、主动脉瓣关闭不全或二尖瓣关闭不全等可引起左心室肥大,心肌收缩力增强,引起心悸。动脉导管未闭、室间隔缺损等,由于回心血流量增多,心脏负荷量增加,心室肥大,也可引起心悸。此外,心肌代谢障碍性疾病,如维生素 B_1 缺乏,导致回心血流增多,心脏负荷量增加,也可出现心悸。

2)其他疾病:①甲状腺功能亢进症。②贫血,尤其急性失血时心悸更明显。③发热。④低血糖。⑤嗜铬细胞瘤引起的肾上腺素分泌增多。

2.**心律失常**

(1)心动过速:窦性心动过速、室性或室上性心动过速,均可发生心悸。

(2)心动过缓:显著窦性心动过缓或高度房室阻滞,由于心率缓慢,舒张期延长,心室充盈增加,每搏量增加,可导致心悸。

(3) 其他:房性、室性期前收缩或心房颤动,由于心脏跳动不规则或有长代偿间歇,可出现心悸甚至停跳感。

3. 心脏神经官能症 自主神经功能紊乱引起,心脏本身并无器质性病变。多见于青年女性。

(二) 发生机制

心悸的发生机制尚未完全清楚。一般认为心脏活动过度是心悸发生的基础,由于心脏活动引起心率、心律及心排血量改变所致,并受心律失常出现的频率及存在时间的长短、精神因素及注意力的影响。突然发生的阵发性心动过速,心悸往往较明显;而慢性心律失常,可因逐渐适应而无明显心悸;焦虑、紧张及注意力集中时易出现心悸。心悸与心脏病不能完全等同,心悸不一定有心脏病,而心脏病患者也可不发生心悸,如无症状的冠状动脉粥样硬化性心脏病无心悸发生。

(三) 临床表现

患者自觉心跳或心慌,常伴随心前区疼痛、呼吸困难、头晕、出冷汗、恐惧感等。

(四) 护理评估

1. 收集主观资料

(1) 心悸的特点:心悸是持续发作还是偶然发作,持续多长时间,有无诱因(体位改变、体力活动、精神压力和药物),是否在绝经期出现,是否反复发作。

(2) 伴随症状:发作时是否伴有心前区疼痛、晕厥、呼吸困难、抽搐、发热、贫血、消瘦及出汗等症状,是否有自主神经功能紊乱及内分泌功能紊乱的表现。

2. 收集客观资料

(1) 评估心悸发生时患者呼吸、血压、脉搏的变化,有无脉压增大,有无意识改变和周围循环衰竭的表现。

(2) 检查有无颈动脉搏动和心尖搏动增强,检查心脏有无震颤,脉搏的频率、节律,有无脉搏增强、水冲脉或脉搏短绌,有无心界增大,检查心率、心律和心脏杂音等。

(五) 相关护理诊断

1. 活动无耐力 与心悸发作所致疲乏无力有关。
2. 焦虑 与心悸发作所致不适及担心预后有关。
3. 睡眠形态紊乱 与心悸发作所致不适有关。

九、恶心与呕吐

恶心与呕吐是临床常见的一组症状。恶心为一种特殊的上腹部不适、紧迫欲吐的感觉。呕吐是胃或小肠的内容物经食管和口腔排出体外的现象。呕吐是机体的一种保护措施,它可以把对机体有害的物质驱逐出体外。

(一) 病因

1. 反射性呕吐 指由来自内脏末梢神经的冲动,经自主神经传入纤维刺激呕吐中枢引起的呕吐。

(1) 消化系统疾病:①口咽部刺激:如吸烟、剧咳及鼻咽部炎症等。②胃肠疾病:如急慢性胃炎、消化性溃疡、幽门梗阻、肠梗阻及急性阑尾炎等。③肝、胆、胰疾病:如急性肝炎、肝硬化、急性胆囊炎及急性胰腺炎等。④腹膜及肠系膜疾病:如急性腹膜炎等。

(2) 前庭功能障碍:见于迷路炎和晕动病等。

(3) 其他系统疾病:包括青光眼、屈光不正、尿路结石、急性肾盂肾炎、急性盆腔炎、急性心肌梗

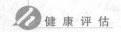

死和心力衰竭等。

2. 中枢性呕吐　指由来自中枢神经系统或化学感受器的冲动,刺激呕吐中枢引起的呕吐。

(1) 中枢神经系统病变:①颅内感染:如脑炎和脑膜炎等。②脑血管病:如脑出血、脑栓塞、高血压脑病及偏头痛等。③颅脑损伤:如脑挫裂伤和颅内血肿。④颅内占位性病变。⑤癫痫,特别是持续状态。

(2) 全身性因素:包括尿毒症、糖尿病酮症酸中毒、妊娠、甲状旁腺危象、甲状腺危象、低钠血症和低钾血症等。

(3) 药物性因素:如洋地黄、抗生素、吗啡、抗肿瘤药物等可引起呕吐中枢兴奋而致呕吐。

(4) 中毒性因素:如一氧化碳、有机磷农药和鼠药等中毒。

(5) 精神性因素:如胃肠神经症、神经性厌食和癔病等。

(二)发生机制

呕吐是一个复杂的反射动作,包括恶心、干呕和呕吐3个阶段。恶心时胃张力和蠕动减弱,十二指肠张力增强,可伴有或不伴十二指肠液反流;干呕时胃上部放松而胃窦部短暂收缩;呕吐时胃窦部持续收缩,贲门开放,腹肌与膈肌收缩,腹压增加,迫使胃内容物迅速而猛烈地从胃反流,经食管和口腔排出体外。

(三)临床表现

恶心常为呕吐的前驱表现,恶心后随之呕吐,但两者也可以单独出现,有恶心感时多伴有皮肤苍白、流涎、出汗、心率减慢、血压降低等迷走神经兴奋的表现,呕吐后常有轻松感。①反射性呕吐常有恶心先兆,且胃排空后仍干呕不止。②中枢性呕吐多无恶心先兆,呕吐剧烈呈喷射状,吐后不感轻松,可伴剧烈头痛和不同程度的意识障碍。③由前庭功能障碍引起的呕吐与头部位置改变有关,常有恶心先兆,并伴有眩晕、眼球震颤等。④由精神性因素引起的呕吐,表现为进食过程中或餐后即刻发生少量多次呕吐,呕吐前可伴有或不伴有呕吐症状。⑤由消化道梗阻引起的呕吐,呕吐物的性状与梗阻部位有关。低位肠梗阻的呕吐物常有粪臭味。高位肠梗阻的呕吐物常含较多胆汁。幽门梗阻的呕吐物多为隔夜宿食,有酸臭味,且常于数餐后或夜间发生。

(四)护理评估

1. 收集主观资料

(1) 既往史:有无恶心、呕吐相关疾病史或诱发因素。

(2) 呕吐物的特点:包括呕吐发生与持续的时间、频率,与体位、进食、药物、运动、情绪的关系,以及呕吐物的量、性状及气味等。

(3) 伴随症状:急性胃肠炎和细菌性食物中毒患者呕吐时多伴腹泻。胆囊炎或胆结石患者多伴右上腹痛及发热、寒战或黄疸。颅内压增高或青光眼患者伴头痛并且呕吐呈喷射性。前庭障碍性疾病患者呕吐伴眩晕、眼球震颤。

(4) 评估呕吐的身体反应:对长期频繁呕吐者,应评估其有无脱水、营养不良等。儿童、老人及有意识障碍者发生呕吐时,应注意其面色,呼吸道是否通畅等,警惕有无窒息情况发生。

(5) 评估恶心呕吐的心理反应:频繁呕吐可使患者产生紧张、恐惧等情绪反应。

2. 收集客观资料

(1) 观察生命体征,评估有无发热、呼吸困难,呼吸有无酮味,血压是否升高。

(2) 记录出入液量,特别是呕吐物的量。

(3) 评估有无头痛、眩晕,有无巩膜黄染、有无眼睛痛、视力下降、瞳孔是否等大等圆,有无运动与感觉障碍及脑膜刺激征等。

(4) 检查腹部有无胃型、肠型、肝脾肿大,有无腹部压痛、反跳痛、叩击痛及腹部包块。

（五）相关护理诊断与合作性问题

1. 体液不足或有体液不足的危险 与呕吐所致体液丢失及摄入量不足有关。
2. 营养失调,低于机体需要量 与长期频繁呕吐和食物摄入量不足有关。
3. 有误吸的危险 与呕吐物吸入肺内有关。
4. 潜在并发症 窒息。

十、呕血与便血

（一）呕血

呕血是由上消化道疾病(指屈氏韧带以上的消化器官,包括食管、胃、十二指肠、肝、胰、胆道、胃空肠吻合术后的空肠)或全身性疾病引起的上消化道出血,血液经口腔呕出的现象。

1. 病因

（1）消化道疾病

1) 食管疾病:如食管炎、食管憩室炎、食管癌、食管异物、食管贲门黏膜撕裂、食管裂孔疝及食管外伤等。大量呕血常由门脉高压所致的食管静脉破裂所致,也可见于食管异物戳穿主动脉,常危及生命。

2) 胃及十二指肠疾病:最常见的是消化性溃疡,其次为慢性胃炎及由于服用非甾体类消炎药(如阿司匹林、吲哚美辛等)和应激所引起的急性消化道黏膜病变,胃泌素瘤、胃动脉硬化、胃黏膜脱垂及胃癌等亦可引起呕血。

3) 肝、胆疾病:肝硬化门静脉高压引起的食管胃底静脉曲张破裂出血,肝癌、肝脓肿、肝动脉瘤破裂出血,胆囊和胆道结石、寄生虫及恶性肿瘤等均可引起呕血。

4) 胰腺疾病:如急性胰腺炎合并脓肿破裂出血和胰腺癌等。

（2）血液系统疾病:如过敏性紫癜、血小板减少性紫癜、血友病、白血病、弥散性血管内凝血及应用过量抗凝药物等。

（3）其他:急性传染病(如流行性出血热、钩端螺旋体病、登革热及急性重型肝炎等)、结缔组织病(系统性红斑狼疮、皮肌炎、结节性多动脉炎累及上消化道等)、尿毒症等。

2. 临床表现 患者呕血前常有上腹不适及恶心,随后呕出血性胃内容物。其颜色随出血量、胃内停留时间及出血部位不同而变化。若出血量多、胃内停留时间短、出血位于食管则血色鲜红或混有凝血块,或为暗红色;当出血量较少或在胃内停留时间较长,因血红蛋白与胃酸作用形成硫化铁血红蛋白,故呕吐物可呈咖啡渣样,为棕褐色。呕血的同时因部分血液经肠道排出体外,可便血或形成黑便。出血量占循环血容量 10% 以下时,患者一般无明显症状;出血量占循环血容量 10%～20% 时,可有头晕、乏力,多无血压、脉搏变化;出血量达循环血容量 20% 以上时,可有冷汗、心慌、脉搏加快等急性失血症状。出血量达循环血容量 30% 以上时,可有神志不清、血压下降、脉搏细数、面色苍白等急性周围循环衰竭的表现。

（二）便血

便血是指消化道出血,血液由肛门排出。便血颜色可呈鲜红色、暗红色或黑色。少量出血不造成粪便颜色改变,需经粪便隐血试验才能确定者,称为隐血。

1. 病因

（1）小肠疾病:如肠结核、克罗恩病、小肠肿瘤、小肠血管瘤、空肠憩室炎或溃疡、梅克尔憩室炎或溃疡、急性出血性坏死性肠炎、肠套叠以及肠伤寒等。

（2）结肠疾病:如结肠癌、溃疡性结肠炎、急性细菌性痢疾、阿米巴痢疾、结肠憩室炎、结肠息肉及缺血性结肠炎等。

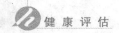

(3) 直肠肛管疾病：如直肠肛管损伤、非特异性直肠炎、直肠癌、直肠息肉、痔、肛裂及肛瘘等。

(4) 其他：血液疾病(如白血病、血小板减少性紫癜、血友病)、急性传染病(如流行性出血热、急性重症肝炎)以及败血症等。

2. 临床表现　便血的临床特点因出血量、出血速度、出血部位及病因不同而异。出血量多、速度快或在肠道停留时间短者呈鲜红色便；在肠道停留时间长则为暗红色。上消化道或小肠出血，血液可与粪便混合或全为血液。直肠、肛门或肛管出血，血色鲜红附于粪便表面，或为便后有鲜血滴出。急性出血性坏死性肠炎可排出洗肉水样血性便，有特殊腥臭味。急性细菌性痢疾为黏液血便或脓血便。短时间内大量便血，可致急性失血性贫血及周围循环衰竭，但临床少见。长期慢性便血可出现乏力、头晕、活动后心悸气促等贫血症状。

(三) 护理评估

1. 收集主观资料

(1) 确定是否为呕血和便血：判断为呕血时，注意排除鼻咽部出血、咯血；确定是否为便血时，应排除：①因食用过多肉类、动物肝脏、动物血所致黑便，此类黑便隐血试验阳性，但素食后即转为阴性。②服用铁剂、铋剂、炭粉或中药所致黑便，此类黑便一般外观呈灰黑色无光泽，隐血试验阴性。

(2) 评估出血量、次数、颜色及性状：以此可以粗略判断出血量。成人每日消化道出血>5~10 ml，粪便隐血试验出现阳性，每日出血量50~100 ml可出现黑便。胃内储积血量在250~300 ml可引起呕血。一次出血量不超过400 ml，一般不引起全身症状。出血量超过400~500 ml，可出现全身症状，如头晕、心悸、乏力等。短期内出血量超过1 000 ml，可出现周围循环衰竭表现。

(3) 伴随症状：排便后腹痛减轻者见于细菌性痢疾、阿米巴痢疾、溃疡性结肠炎，腹痛不减轻者常为小肠疾病。便血伴里急后重提示病变累及直肠，如细菌性痢疾、直肠炎和直肠癌。便血伴发热常见于传染性疾病、急性出血性坏死性肠炎、肠道恶性肿瘤等。伴有腹部包块者见于肠道肿瘤、肠梗阻和肠套叠等。伴有皮肤黏膜出血者见于流行性出血热、重症肝炎、白血病及血友病等。

(4) 继续出血的判断：①反复便血，由黑便转为鲜红色。②便血次数增加且稀薄，肠鸣音亢进。③周围循环衰竭持续存在。④红细胞计数、血红蛋白、血细胞比容下降，网织红细胞计数持续升高。

2. 收集客观资料

(1) 观察生命体征的变化、神志情况和营养状况，了解患者尿量及其改变。

(2) 检查皮肤黏膜有无出血、有无苍白、发绀、黄疸、蜘蛛痣及肝掌。锁骨上淋巴结是否肿大。腹部有无压痛、肿块、脾肿大、腹壁静脉曲张、腹水等与呕血和便血有关的体征。

(3) 观察腹部有无膨隆、肠蠕动波、肿块及压痛、反跳痛、肌紧张，听诊有无肠鸣音亢进或减弱等。

(四) 相关护理诊断与合作性问题

1. 组织灌注无效(外周)　与上消化道出血所致血容量不足有关。

2. 活动无耐力　与呕血与便血所致的贫血有关。

3. 恐惧　与大量呕血有关。

4. 焦虑　与长期呕血、便血病因不明有关。

5. 有误吸的危险　与呕吐物误吸入肺内有关。

6. 潜在并发症　休克。

十一、腹泻

腹泻是指排便次数增多，粪质稀薄，或带有黏液、脓血或未消化的食物。腹泻可分为急性与慢性两种，病程超过2个月者为慢性腹泻。

(一) 病因

1. 急性腹泻

(1) 急性肠道疾病：包括由病毒、细菌、真菌、原虫和蠕虫等感染所引起的肠炎及急性出血性坏死性肠炎、克罗恩病、溃疡性结肠炎急性发作等。

(2) 急性中毒：进食毒蕈、河豚、鱼胆及砷、磷、铅、汞等化学物质所致的腹泻。

(3) 全身性感染：败血症、伤寒或副伤寒、流行性感冒和钩端螺旋体病等。

(4) 其他：过敏性紫癜、变态反应性肠炎、甲状腺功能亢进症、尿毒症等。服用某些药物如氟尿嘧啶、利血平及新斯的明等引起的腹泻。

2. 慢性腹泻

(1) 消化系统疾病：①胃肠部疾病：慢性萎缩性胃炎、胃大部切除后胃酸缺乏、肠结核、慢性细菌性痢疾、血吸虫病、钩虫病、结肠恶性肿瘤、克罗恩病、溃疡性结肠炎及吸收不良综合征等。②胰腺疾病：慢性胰腺炎和胰腺癌等。③肝胆疾病：肝硬化、慢性胆囊炎与胆石症等。

(2) 全身性疾病：甲状腺功能亢进症、肾上腺皮质功能减退、尿毒症、肠易激综合征。

(3) 药物不良反应：服用利血平、甲状腺素、洋地黄类、某些抗肿瘤药物和抗生素等引起的腹泻。

(二) 发生机制

腹泻发生机制较为复杂，多为非单一因素所致，从病理生理角度可归纳为下列几个方面。

1. 分泌性腹泻 因胃肠黏膜分泌过多液体超过肠黏膜吸收能力而引起。霍乱弧菌外毒素引起的大量水样腹泻即属于典型的分泌性腹泻。产毒素的大肠埃希菌感染，某些胃肠道内分泌肿瘤如胃泌素瘤所致的腹泻也属分泌性腹泻。

2. 渗透性腹泻 因肠腔内容物渗透压增高，阻碍肠内水与电解质吸收而引起，如乳糖酶缺乏，乳糖不能水解即形成肠内高渗，服用硫酸镁、甘露醇等所致腹泻亦属此型。

3. 渗出性腹泻 肠黏膜炎性渗出大量黏液、脓血而致腹泻，如炎症性肠病、感染性肠炎、缺血性肠炎、放射性肠炎等。

4. 动力性腹泻 因肠蠕动过快，肠内食糜停留时间过短，未被充分吸收所致的腹泻，见于肠炎、胃肠功能紊乱和甲状腺功能亢进症等。

5. 吸收不良性腹泻 由于肠黏膜面积减少或吸收障碍引起，见于小肠大部切除、吸收不良综合征及小儿乳糜泻等。

(三) 临床表现

1. 起病及病程 急性腹泻起病急、病程短，多为感染或食物中毒所致。慢性腹泻起病缓慢、病程较长，多见于慢性感染、非特异性炎症、吸收不良、肠道肿瘤等。

2. 腹泻次数及粪便性质 急性感染性腹泻每日排便次数可达 10 次以上，常有黏液血便或脓血便。慢性腹泻常每天排便数次，稀便，亦可带黏液、脓血。

3. 腹泻与腹痛的关系 急性腹泻常有腹痛，尤以感染性腹泻更为明显。小肠疾病引起的腹泻，疼痛常在脐周，便后腹痛缓解不明显。而结肠疾病疼痛多在下腹，且便后常可缓解。分泌性腹泻往往无明显腹痛。急性严重腹泻可因短时间丢失大量水分及电解质而引起失水、电解质紊乱及代谢性酸中毒。长期慢性腹泻可致营养不良、维生素缺乏、体重下降，甚至发生营养不良性水肿。排便频繁可因粪便刺激引起肛周皮肤糜烂及破损。严重腹泻可干扰患者的休息和睡眠。

(四) 护理评估

1. 收集主观资料

(1) 评估患者的全身表现：有无精神不振、乏力、消瘦、食欲下降等脱水和电解质紊乱的症状。

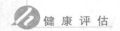

（2）评估排便情况：包括腹泻次数、间隔时间，粪便量、颜色、性状和气味，有无黏液、脓、血或未消化的食物。

（3）伴随症状：腹泻伴有发热时提示急性细菌性痢疾、伤寒和病毒性肠炎等。急性腹泻常伴腹痛，腹泻伴里急后重常见于急性痢疾和直肠癌患者。

2. 收集客观资料

（1）评估患者的体温、体重、出入液量，有无发热、疼痛、皮疹或皮下出血等，检查腹部有无压痛及包块，肠鸣音是否＞5 次/min。

（2）伴随体征：腹泻伴关节肿胀或关节痛提示系统性红斑狼疮、肠结核等，腹泻伴明显消瘦和腹部包块多为胃肠恶性肿瘤，分泌性腹泻常伴重度脱水，败血症和过敏性紫癜患者腹泻常伴皮疹或皮下出血。

（五）相关护理诊断

1. 腹泻　与疾病所致肠道功能紊乱有关。
2. 体液不足或有体液不足的危险　与急性腹泻所致体液丢失过多有关。
3. 营养失调：低于机体需要量　与长期慢性腹泻有关。
4. 有皮肤完整性受损的危险　与排便次数增多及排泄物对肛周皮肤的刺激有关。

十二、便秘

便秘是指排便次数减少，一般每周少于 3 次，伴排便困难，粪便干结。

（一）病因

1. 功能性便秘　①进食量少或摄入纤维素不足，对结肠运动的刺激减少。②因生活无规律、工作时间变化、精神紧张或环境变化等打乱了正常的排便习惯。③腹肌及盆腔肌张力不足导致排便动力缺乏，如多次妊娠。④结肠运动功能障碍，常见于肠易激综合征，由结肠和乙状结肠痉挛引起，部分患者可表现为便秘与腹泻交替出现。⑤结肠冗长。⑥年老体弱或活动减少致结肠功能减退，从而导致排便困难。⑦长期滥用泻药造成对药物的依赖，停用则会造成排便困难；应用镇静止痛药、麻醉剂、抗抑郁药、抗胆碱能药、钙通道阻滞剂、神经阻滞剂等可使肠肌松弛引起便秘。

2. 器质性便秘　①直肠或肛门病变引起肛门括约肌痉挛、排便疼痛而惧怕排便，如肛裂、肛瘘、痔疮或肛周脓肿。②结肠肿瘤、肠梗阻、肠粘连、先天性巨结肠、克罗恩病等致结肠梗阻或痉挛。③腹腔或盆腔内肿瘤的压迫，如子宫肌瘤。④全身性疾病致肠肌松弛，排便无力，如尿毒症、糖尿病、甲状腺功能低下等。此外，血卟啉病及铅中毒引起肠肌痉挛，也可导致便秘。

（二）临床表现

急性便秘多有器质性病变，患者常有腹痛、腹胀，甚至恶性和呕吐。多见于各种原因的肠梗阻。慢性便秘多属单纯功能性便秘，多无特殊表现，部分患者有口苦、食欲减退、腹胀、下腹不适或头晕、头痛、疲乏等神经功能紊乱的症状，但不严重。粪便坚硬，可有左腹部或下腹部痉挛性疼痛和下坠感，在左下腹可触及痉挛的乙状结肠。排便严重困难者可因痔疮血管破裂或肛裂引起便血。慢性习惯性便秘多发生于中老年人，尤其是经产妇女，可能与腹肌、盆底肌张力减低有关。

（三）护理评估

1. 收集主观资料

（1）评估全身症状：有无口苦、食欲减退、腹胀及下腹不适等。

（2）评估排便情况：排便次数、间隔时间、排便是否困难、粪便性状、量、硬度等。

（3）伴随症状：肠梗阻患者便秘伴有呕吐、肠绞痛。便秘伴有腹部包块者应注意结肠肿瘤、肠结核及克罗恩病。

2. 收集客观资料

（1）检查腹部有无鼓胀，肠鸣音减弱，有无腹部包块。

（2）检查肛门有无肛周脓肿、肛裂及痔等。

（四）相关护理诊断

1. 便秘　与饮食中纤维素量过少有关；与运动量过少有关；与排便环境改变有关；与长期卧床有关；与精神紧张有关。

2. 疼痛　与粪便过于干硬、排便困难有关。

3. 组织完整性受损　与便秘所致肛周组织损伤有关。

4. 知识缺乏　缺乏预防便秘的知识。

5. 焦虑　与长期排便困难有关。

十三、黄疸

黄疸是由于血清中胆红素浓度增高，致皮肤、黏膜和巩膜发黄的症状和体征。

（一）病因及发病机制

1. 溶血性黄疸　凡能引起溶血的疾病都可产生溶血性黄疸。由于红细胞破坏过多，形成大量的非结合胆红素，超过肝细胞摄取、结合和排泌能力，此外，溶血所致的贫血、缺氧和红细胞破坏产物的毒性作用，降低了肝细胞对胆红素的代谢能力，使得非结合胆红素在血中潴留，超过正常水平而出现黄疸。

（1）先天性溶血性贫血：如遗传性球形红细胞增多症和血红蛋白病等。

（2）获得性免疫性溶血性贫血：如自身免疫性溶血性贫血、新生儿溶血、不同血型输血后溶血、蚕豆病、某些药物或毒物（如蛇毒）引起的溶血等。

2. 肝细胞性黄疸　各种使肝细胞严重损害的疾病均可导致肝细胞性黄疸。由于肝细胞的损伤使其对胆红素的摄取、结合及排泌能力降低，导致血中非结合胆红素增加。而未受损的肝细胞仍能够将非结合胆红素转化为结合胆红素，但部分结合胆红素因肝细胞肿胀压迫毛细胆管和胆小管等原因反流入血中，导致血中结合胆红素也增加，从而引起黄疸。见于各种肝病、钩端螺旋体病及败血症等。

3. 胆汁淤积性黄疸　由于各种原因引起胆道阻塞，使阻塞上方胆管内压力增高、胆管扩张，最终导致小胆管与毛细胆管破裂，胆汁中的胆红素反流入血而使血中结合胆红素升高。也可因肝内原因使胆汁生成和（或）胆汁内成分排出障碍引起。胆汁淤积可分为肝内性和肝外性，前者见于肝内胆管结石、毛细胆管型病毒性肝炎、原发性胆汁性肝硬化、肝癌等；后者多见于胆总管结石、狭窄、炎性水肿、肿瘤及蛔虫等引起的胆管阻塞。

4. 先天性非溶血性黄疸　由肝细胞对胆红素的摄取、结合和排泄有缺陷所致的黄疸，临床上较少见。如 Gilbert 综合征、Dubin-Johnson 综合征、Rotor 综合征以及 Crigler-Najiar 综合征等。

（二）临床表现

1. 溶血性黄疸　表现为轻度黄疸，皮肤呈浅柠檬色，不伴皮肤瘙痒。急性溶血时可有高热、寒战、头痛及腰背痛，并有明显贫血和血红蛋白尿（尿呈酱油色或浓茶色）。重者可有急性肾功能衰竭。慢性溶血多为先天性，除有贫血外常伴有脾大。

2. 肝细胞性黄疸　皮肤、黏膜呈浅黄至深黄色，可有皮肤瘙痒，并常伴有乏力、食欲减退、肝区不适或疼痛等症状，重者可有出血倾向、腹水和昏迷等。

3. 胆汁淤积性黄疸　黄疸多较严重，皮肤呈暗黄色，完全梗阻者可为黄绿色，并伴有皮肤瘙痒及心动过缓。尿色加深如浓茶，粪便颜色变浅，完全梗阻者粪便呈白陶土色。

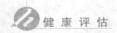

4. **先天性非溶血性黄疸** 临床上少见。

（三）护理评估

1. 收集主观资料

（1）黄疸发生的缓急、持续时间：黄疸发生急骤者应多考虑病毒性肝炎、中毒性肝炎、胆石症和急性溶血。发生缓慢或隐匿者可考虑肝硬化、慢性胰腺炎、壶腹周围癌等。病毒性肝炎和溶血性黄疸约持续1个月逐渐消退，壶腹周围梗阻引起的黄疸可持续加重，而胆总管结石引起的黄疸可呈持续性或间歇性。原发性胆汁性肝硬化患者的黄疸可长时间持续不退，但稍有波动。

（2）评估皮肤、粪便、尿颜色深浅、是否伴有皮肤瘙痒及其程度：一般而言，黄疸程度与病因和病情轻重有关。梗阻越完全，皮肤瘙痒越严重，粪便颜色越浅；黄疸伴皮肤瘙痒常提示黄疸程度较重，瘙痒减轻则表明病情好转。

（3）既往史：有无长期酗酒或肝胆疾病史，有无外出旅游史和药物使用史等。

（4）伴随症状：黄疸伴有发热见于感染或肝细胞坏死，也可见于急性溶血；黄疸伴有右上腹剧痛或绞痛者可见于胆道结石、胆道蛔虫；持续右上腹痛，可见于肝癌、肝脓肿；轻度腹痛见于病毒性肝炎或中毒性肝炎；黄疸伴有腹水者见于肝硬化失代偿期。

2. 收集客观资料

（1）观察皮肤、巩膜黄染程度、范围和色泽：胆汁淤积性黄疸可有皮肤搔抓痕，肝硬化者可见蜘蛛痣、肝掌，伴有腹水时可见腹部膨隆、蛙腹等。

（2）检查腹部：有无腹部疼痛、肝脾肿大、腹水和 Murphy 征阳性等。

（四）相关护理诊断

1. 睡眠型态紊乱 与阻塞性黄疸所致皮肤瘙痒有关。

2. 身体意象紊乱 与黄疸所致皮肤、黏膜和巩膜发黄有关。

3. 有皮肤完整性受损的危险 与皮肤瘙痒有关。

十四、血尿

血尿包括镜下血尿和肉眼血尿，前者指尿色正常，须经显微镜检查方能确定，通常离心沉淀后的尿液镜检每高倍视野有红细胞3个以上。后者是指尿呈洗肉水色或血色，肉眼即可见的血尿。

（一）病因

引起血尿的原因很多，约98%由泌尿系本身疾病引起，仅2%由全身或泌尿系邻近器官病变所致。

1. 泌尿系统疾病 原发性或继发性肾小球肾炎、遗传性肾炎、泌尿系统感染或结核、多囊肾、泌尿系统结石、肿瘤、外伤、血管畸形等。

2. 全身系统疾病 ①血液病：白血病、血友病、再生障碍性贫血、过敏性紫癜及血小板减少性紫癜等。②免疫和自身免疫性疾病：系统性红斑狼疮、皮肌炎、结节性多动脉炎及类风湿关节炎等。③感染性疾病：感染性心内膜炎、败血症、流行性出血热、猩红热及丝虫病等。④心血管疾病：慢性心力衰竭等。⑤内分泌代谢疾病：糖尿病和痛风等。

3. 尿路邻近器官疾病 前列腺炎、急性阑尾炎、急性盆腔炎、宫颈癌、直肠和结肠癌等。

4. 药物与化学因素 磺胺类药物、甘露醇、环磷酰胺、抗凝剂过量等可引起血尿，汞、铅、镉等重金属对肾小管损害也可引起血尿。

5. 其他 运动性血尿和特发性血尿等。

（二）临床表现

血尿病因比较复杂，临床表现亦不相同。尿液酸性时呈棕色或褐色，碱性时呈红色。尿中有血凝块,常提示非肾小球性。血尿要与血红蛋白尿相鉴别,血红蛋白尿由于溶血引起,尿液呈均匀暗红色或酱油色,显微镜检查,无红细胞。起始段血尿见于尿道疾病;终末血尿见于膀胱颈、三角区、后尿道、精囊或前列腺疾病;全程血尿提示肾脏或输尿管出血。肾小球源性血尿以畸形红细胞为主,非肾小球源性血尿时红细胞形态正常。

(三)护理评估

1. 收集主观资料

(1)既往史:详细询问饮食、服药情况,女性患者还需询问其月经史和疾病史。

(2)出血部位:血尿出现在尿程的哪一段,是否为全程血尿,有无血块。

(3)伴随症状:伴有尿路刺激症状者多为泌尿系统感染所引起。伴肾绞痛是肾或输尿管结石的特征。伴有腰腹部肿块可见于肾肿瘤、肾积水、肾下垂等。伴水肿、高血压和蛋白尿见于肾小球肾炎或高血压肾病。伴有其他部位出血多见于感染性疾病和血液病。

2. 收集客观资料

(1)测量生命体征,注意有无高血压。

(2)观察尿液的颜色、量和性状。

(3)检查腹部有无肿块、疼痛,检查腰部有无压痛、肿块,检查全身有无水肿等。

(四)相关护理诊断

1. 排尿型态异常 与泌尿系疾病有关;与某些全身疾病有关。

2. 焦虑 与长期血尿原因不明有关。

3. 知识缺乏 缺乏血尿的相关知识。

十五、惊厥

惊厥指四肢、躯干与面部骨骼肌非自主的强直性与阵挛性抽搐,多呈全身性和对称性,可伴有或不伴有意识丧失。惊厥与癫痫有相同与不同之处,癫痫大发作与惊厥的概念相同,而癫痫小发作则不属于惊厥。

(一)病因

惊厥的病因可分为特发性和症状性。特发性常由于先天性脑部不稳定状态所致。症状性病因如下所述。

1. 脑部疾病 ①感染:见于各种脑炎、脑膜炎、脑脓肿、脑结核瘤等。②肿瘤:生长于额叶及中央前回皮质附近的胶质细胞瘤、脑膜瘤、星形细胞瘤等脑原发性肿瘤和脑转移瘤。③外伤:颅脑外伤和产伤等。④脑血管疾病:脑出血、蛛网膜下腔出血、高血压脑病和脑栓塞。⑤脑缺氧:脑缺氧造成大脑神经元坏死和胶质增生,在婴儿和儿童中较为常见。⑥寄生虫病:脑囊虫病、脑血吸虫、弓形虫和脑型疟疾等。⑦其他:先天性脑发育障碍和原因未明的大脑变性等。

2. 全身性疾病 ①感染:急性胃肠炎、中毒型菌痢、败血症,急性感染所致的小儿高热惊厥等。②中毒:包括外源性(如酒精、砷、汞、铅、一氧化碳、有机磷等)中毒和内源性(如尿毒症、肝性脑病等)中毒。③心脑血管疾病:阿-斯综合征和高血压脑病等。④代谢障碍:低血糖、低钙血症、低镁血症、维生素 B_6 缺乏及子痫等。⑤风湿病:系统性红斑狼疮和脑血管炎等。⑥其他:如突然撤停安眠药、抗癫痫药,还可见于热射病、溺水、触电等。

3. 神经症 癔病性惊厥。

(二)临床表现

患者突然意识模糊或丧失、全身强直、呼吸暂停和发绀,继而发生阵挛性抽搐、呼吸不规则,排尿失控,30～60 s 自行停止,也可反复发作或呈持续状态。发作时两侧瞳孔散大,对光反射消失或迟

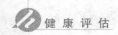

钝,眼球上翻可能咬破舌头,双侧病理反射阳性等。发作停止后不久意识恢复。发作时出现心率加快,血压升高,汗、唾液和支气管分泌物增加等。

(三)护理评估

1. 收集主观资料

(1)惊厥发作情况:发作时有无意识丧失、外伤、大小便失禁、发作姿态、身体抽搐的顺序、持续时间、发作频率、病程长短等。有无跌伤、舌咬伤及大小便失禁等。患者心理状况。

(2)伴随症状:惊厥伴发热可见于感染性疾病;伴高血压可见于高血压脑病、子痫等;伴有脑膜刺激征可见于蛛网膜下腔出血、颅内感染;伴剧烈头痛、呕吐见于颅脑外伤、颅内占位性病变等。

(3)既往史:有无脑部疾病、全身疾病、癫病,有无毒物接触史、外伤史及服药史,有无犬咬伤史及家族史。

2. 收集客观资料

(1)观察生命体征,注意呼吸频率、节律和深度,注意心率和心律的变化及血压情况。有无意识障碍、瞳孔散大和对光反射消失、病理反射阳性等。

(2)检查颈部,有颈强直者,可考虑脑膜炎或蛛网膜下腔出血。

(四)相关护理诊断

1. 有受伤的危险　与惊厥发作所致的非自主性强直性肌肉收缩和意识丧失有关。

2. 有窒息的危险　与惊厥伴意识障碍所致呼吸道分泌物误吸有关;与惊厥所致舌后坠堵塞呼吸道有关。

3. 完全性尿失禁和(或)排便失禁　与惊厥发作所致的短暂意识丧失有关。

4. 恐惧　与不可预知的惊厥发作有关。

5. 照顾者角色紧张　与照顾接受者的健康不稳定性及照顾情景的不可预测性等有关。

十六、意识障碍

意识障碍是指人体对周围环境及自身状态的识别和觉察能力出现障碍,由弥漫性的大脑皮质或脑干网状结构损害或功能抑制所造成。

(一)病因

1. 重症急性感染　败血症、中毒性肺炎、中毒型菌痢、伤寒、颅内感染(脑炎、脑膜炎、脑型疟疾)等。

2. 颅脑非感染性疾病　脑肿瘤、脑血管疾病、脑外伤、癫痫直接损害大脑皮质或中枢神经网状激活系统。

3. 内分泌与代谢障碍　糖尿病酮症酸中毒、低血糖昏迷、肝性脑病、肺性脑病、尿毒症、甲状腺危象及甲状腺功能减退等。

4. 水、电解质平衡紊乱　低钠血症、高氯性酸中毒、低氯性碱中毒等。

5. 心血管疾病　心律失常引起的阿-斯综合征及严重休克等。

6. 外源性中毒　各种镇静剂、安眠药、酒精、吗啡、一氧化碳、麻醉剂及有机磷杀虫药等中毒。

7. 物理性及缺氧性损害　高温中毒、日射病、电击伤和高山病等。

(二)临床表现

意识障碍可有下列不同程度的表现。

1. 嗜睡　是最轻的意识障碍。患者处于持续睡眠状态,可被唤醒,并能正确回答和做出各种反应,但当刺激停止后立即进入熟睡。

2. 意识模糊　较嗜睡程度深的一种意识障碍。患者能保持简单的精神活动,但对时间、地点、人物的定向能力发生障碍。

3. 昏睡 为接近人事不省的意识状态。患者处于熟睡状态,不易唤醒,在较强烈刺激下(如压迫眶上神经、摇动患者身体等)可被唤醒,但很快又入睡。醒时答话含糊或答非所问。

4. 昏迷 严重的意识障碍,表现为持续中断或完全丧失。按程度不同可分为3度。

(1)轻度昏迷:意识大部分丧失,无自主运动,对声、光刺激无反应,对疼痛刺激可出现痛苦的表情或肢体退缩等防御反应。角膜反射、瞳孔对光反射、眼球运动、吞咽反射等可存在。

(2)中度昏迷:对周围事物及各种刺激均无反应,对剧烈刺激可出现防御反射。角膜反射减弱、瞳孔对光反射迟钝,眼球无转动。

(3)深度昏迷:全身肌肉松弛,对各种刺激均无反应。深、浅反射均消失。

5. 谵妄 是一种以兴奋性增高为主的高级神经中枢急性活动失调状态。表现为意识模糊、定向力丧失、幻觉、错觉、躁动不安及言语杂乱等。

(三)护理评估

1. 收集主观资料

(1)发病情况:昏迷发病急骤并成为疾病首发症状的常见于颅脑损伤、脑血管意外、外源性中毒、中枢神经系统急性感染。缓慢发生的昏迷多见于脑肿瘤和代谢性疾病,如肝性脑病、尿毒症昏迷。阵发性昏迷见于肝硬化、胰岛细胞瘤等,阵发性昏迷伴有精神症状者,可考虑间脑病变。对昏迷的患者应询问昏迷的程度由浅逐渐加重,还是从深昏迷逐渐转为浅昏迷。

(2)伴随症状:有无屏气或呼吸异常、口腔有无特殊气味、有无高热、腹泻、呕吐。

(3)既往史:过去是否曾经发生昏迷,有无与意识障碍相关的疾病。有无外伤史、服用药物史,有无毒物、乙醇或煤气等化学物质接触史。

2. 收集客观资料

(1)评估意识障碍程度:根据患者的语言反应、对答是否切题,对疼痛刺激的反应、肢体活动、瞳孔大小及对光反射等判断有无意识障碍及程度。也可按格拉斯哥昏迷评定标准法,从睁眼动作、言语反应和运动反应3个方面对意识障碍的程度进行评定,再将各个项目分值相加求其总和,判断意识障碍程度。正常人14～15分,8～13分为程度不等的意识障碍,7分以下为昏迷(表2-2)。

表2-2 格拉斯哥昏迷评分标准

观察项目	反 应	得分
睁眼反应	正常睁眼	4
	呼叫后睁眼	3
	疼痛刺激后睁眼	2
	任何刺激均无睁眼反应	1
言语反应	具备定向力及识别力	5
	语言对答错乱	4
	语言混乱,答非所问	3
	不能理解的语言反应	2
	无语言反应	1
运动反应	能按指令运动	6
	刺激后作保护反应	5
	刺激后出现逃避反应	4
	异常屈曲动作	3
	痉挛性肌过度伸展状态	2
	无运动反应	1

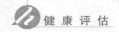

（2）生命体征：评估体温、脉搏、呼吸、血压的变化。注意有无发热或体温过低、有无血压增高或降低的改变。注意呼吸气味（酒味、烂水果味、尿素味及大蒜味），观察呼吸频率、节律和深度。

（3）检查皮肤与黏膜改变：如一氧化碳中毒时皮肤呈樱桃红色，感染与乙醇中毒者皮肤潮红，黄染提示肝胆疾病或溶血，缺氧性心肺疾病皮肤发绀等。

（4）检查神经系统改变：有无脑膜刺激征，对于昏迷者应评估瞳孔大小、对称性及对光反射。注意体位、肢体姿势、不自主运动及肌张力、深、浅反射及病理反射。

（5）注意患者有无头、面部伤痕、颅骨骨折，特别注意心、肺功能的评估。

（四）相关护理诊断

1. 急性意识障碍　与脑出血有关；与肝性脑病有关等。

2. 清理呼吸道无效　与意识障碍所致咳嗽、吞咽反射减弱或消失有关。

3. 口腔黏膜受损　与意识障碍、丧失自理能力及唾液减少有关。

4. 完全性尿失禁　与意识丧失所致排尿失控有关。

5. 排便失禁　与意识障碍所致排便失控有关。

6. 有受伤的危险　与意识障碍所致躁动不安有关。

7. 营养失调：低于机体需要量　与意识障碍不能正常进食有关。

8. 有皮肤完整性受损的危险　与意识障碍所致自主运动消失有关；与意识障碍所致排便、排尿失禁有关。

9. 有感染的危险　与意识障碍所致咳嗽、吞咽反射减弱或消失有关；与侵入性导尿装置有关。

10. 照顾者角色紧张　与长期昏迷所致照顾角色负荷过重有关。

复 习 题

【A 型题】

1. 小儿高热易发生：　　　　　　　　　　　　　　　　　　　　　　　　　　　　（　　）
   A. 昏迷　　　　　　　　　B. 消瘦　　　　　　　　　C. 惊厥
   D. 失水　　　　　　　　　E. 出血

2. 心源性水肿首先发生的部位是：　　　　　　　　　　　　　　　　　　　　　　（　　）
   A. 身体下垂部位　　　　　B. 眼睑　　　　　　　　　C. 颜面
   D. 腹部　　　　　　　　　E. 双下肢

3. 急性肺水肿时痰液常表现为：　　　　　　　　　　　　　　　　　　　　　　　（　　）
   A. 鲜红色泡沫样　　　　　B. 粉红色泡沫样　　　　　C. 红棕色黏液样
   D. 铁锈色泡沫样　　　　　E. 砖红色胶冻样

4. 大咯血过程出现烦躁不安、大汗淋漓、颜面青紫或意识障碍，应考虑：　　　　　（　　）
   A. 窒息可能　　　　　　　B. 肺不张　　　　　　　　C. 感染
   D. 失血性休克可能　　　　E. 昏迷

5. 深昏迷最突出特点是：　　　　　　　　　　　　　　　　　　　　　　　　　　（　　）
   A. 是否能被唤醒　　　　　　　　　　　B. 意识全部丧失，深浅反射均消失
   C. 排便、排尿失禁　　　　　　　　　　D. 肌肉松弛
   E. 仅能保持简单的精神活动

6. 以下是内源性致热源的是：　　　　　　　　　　　　　　　　　　　　　　　　（　　）

A．抗原抗体复合物　　　　　　　　　　B．坏死组织和炎性渗出物

C．多糖体、淋巴细胞激活因子　　　　D．白细胞介素-1

E．细菌、病毒或细菌毒素

7．呼气性呼吸困难常见于：　　　　　　　　　　　　　　　　　　（　　）

A．慢性支气管炎　　　　　B．喉头水肿　　　　　　C．支气管哮喘

D．左心衰竭　　　　　　　E．气管异物

8．鉴别咯血与呕血最有意义的是：　　　　　　　　　　　　　　（　　）

A．出血形式　　　　　　　B．出血颜色　　　　　　C．出血的量

D．血中混合物　　　　　　E．出血症状

9．中等量咯血是指：　　　　　　　　　　　　　　　　　　　　（　　）

A．100～400 ml　　　　　B．100～500 ml　　　　　C．100～200 ml

D．100～150 ml　　　　　E．50～100 ml

10．吸气性呼吸困难的突出症状为：　　　　　　　　　　　　　　（　　）

A．呼吸变深　　　　　　　B．呼吸变浅　　　　　　C．三凹征

D．呼吸加快　　　　　　　E．呼吸节律不齐

11．内源性致热原不包括：　　　　　　　　　　　　　　　　　　（　　）

A．白介素-1　　　　　　　B．淋巴细胞激活因子　　C．肿瘤坏死组织

D．干扰素　　　　　　　　E．巨噬细胞炎症蛋白-1

12．稽留热是指：　　　　　　　　　　　　　　　　　　　　　　（　　）

A．体温持续在 39～40℃,日内波动不超过 1℃

B．体温持续在 39～40℃,持续 2 d　　　C．体温高达 39℃,每日波动在 2℃以上

D．体温高达 39～41℃,持续 3 d　　　　E．体温高达 39℃,持续 1 周

13．弛张热体温波动范围在：　　　　　　　　　　　　　　　　　（　　）

A．1℃以上　　　　　　　B．3℃以上　　　　　　　C．2℃以上

D．0.5℃以上　　　　　　E．1～2℃之间

14．干咳无痰见于：　　　　　　　　　　　　　　　　　　　　　（　　）

A．慢性支气管炎　　　　　B．支气管哮喘　　　　　C．支气管扩张

D．肺脓肿　　　　　　　　E．胸膜炎

15．咳嗽伴咯血见于：　　　　　　　　　　　　　　　　　　　　（　　）

A．上呼吸道感染　　　　　B．风湿性心脏病二尖瓣狭窄　C．百日咳

D．气管异物　　　　　　　E．胸膜炎

16．鸡鸣样咳嗽见于：　　　　　　　　　　　　　　　　　　　　（　　）

A．纵隔肿瘤　　　　　　　B．声带炎　　　　　　　C．支气管扩张

D．百日咳　　　　　　　　E．声带麻痹

17．咯鲜红色血主要见于：　　　　　　　　　　　　　　　　　　（　　）

A．急性左心衰竭.　　　　　B．肺结核　　　　　　　C．克雷伯杆菌肺炎

D．肺炎球菌肺炎　　　　　E．肺炎杆菌肺炎

18．咳铁锈色痰见于：　　　　　　　　　　　　　　　　　　　　（　　）

A．支气管扩张　　　　　　B．支气管哮喘　　　　　C．肺炎球菌肺炎

D．肺水肿　　　　　　　　E．克雷伯杆菌肺炎

19．突然剧烈疼痛伴呕吐、脑膜刺激征阳性、不发热,见于：　　　（　　）

A．脑梗死　　　　　　　　B．化脓性脑膜炎　　　　C．脑肿瘤

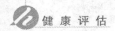

D. 高血压   E. 蛛网膜下腔出血

20. 咳砖红色胶冻样痰见于: （   ）
 A. 支原体肺炎   B. 支气管哮喘   C. 克雷伯杆菌肺炎
 D. 肺炎球菌肺炎   E. 金黄色葡萄球菌肺炎

21. 发热伴皮肤黏膜出血见于: （   ）
 A. 疟疾   B. 大叶性肺炎   C. 麻疹
 D. 斑疹伤寒   E. 风湿热

22. 干性咳嗽见于: （   ）
 A. 慢性支气管炎   B. 肺脓肿   C. 支气管扩张
 D. 胸膜炎   E. 肺炎

23. 咳嗽带血丝并有午后低热多见于: （   ）
 A. 肺脓肿   B. 肺炎链球菌肺炎   C. 肺结核
 D. 军团菌肺炎   E. 支气管扩张

24. 咳嗽伴声音嘶哑见于: （   ）
 A. 纵隔肿瘤压迫喉返神经   B. 慢性支气管炎   C. 支气管扩张
 D. 咽炎   E. 肺结核

25. 大量咯血最常见于: （   ）
 A. 肺梗死   B. 肺炎   C. 支气管哮喘
 D. 支气管扩张   E. 肺脓肿

26. 大叶性肺炎的典型热型为: （   ）
 A. 弛张热   B. 稽留热   C. 间歇热
 D. 回归热   E. 波状热

27. 发热伴皮肤黏膜出血、淋巴结肿大常见于: （   ）
 A. 斑疹伤寒   B. 疟疾   C. 急性白血病
 D. 败血症   E. 胆道感染

28. 夜间阵发性呼吸困难常见于: （   ）
 A. 左心衰竭   B. 右心衰竭   C. 慢性支气管炎
 D. 咽炎   E. 胸腔积液

29. 右心功能不全引起的水肿主要是由于: （   ）
 A. 淋巴回流受阻   B. 毛细血管内压力增高 C. 血浆蛋白降低
 D. 下肢静脉血栓   E. 以上均不是

30. 下列引起胸痛的胸壁疾病的是: （   ）
 A. 自发性气胸   B. 支气管肺癌   C. 肋间神经炎
 D. 胸膜炎   E. 急性心肌梗死

31. 我国最常见的咯血原因是: （   ）
 A. 支气管肺癌   B. 支气管扩张   C. 风湿性心脏病二尖瓣狭窄
 D. 慢性支气管炎   E. 肺结核

32. 局部性水肿常见于: （   ）
 A. 心力衰竭   B. 肝硬化   C. 局部静脉回流受阻
 D. 营养不良   E. 肾病综合征

33. 水肿及大量蛋白尿常见于: （   ）
 A. 甲状腺功能低下   B. 心力衰竭   C. 局部淋巴回流受阻

D．肾性水肿　　　　　　　　　E．局部静脉血栓形成

34. 下列支持咯血的诊断的是：　　　　　　　　　　　　　　　　　　（　　）
A．经口腔排出　　　　　　　　B．有消化性溃疡病史　　　　C．有心脏病史
D．呈碱性　　　　　　　　　　E．颜色为鲜红或暗红色

35. 下列能支持呕血的诊断的是：　　　　　　　　　　　　　　　　　　（　　）
A．经口腔排出　　　　　　　　B．有心脏病史　　　　　　　　C．呈酸性
D．有肝硬化史　　　　　　　　E．颜色为鲜红或暗红色

36. 心悸伴消瘦、出汗常见于：　　　　　　　　　　　　　　　　　　　（　　）
A．心脏神经症　　　　　　　　B．风湿性心脏病　　　　　　　C．甲状腺功能亢进症
D．贫血　　　　　　　　　　　E．先天性心脏病

37. 下列疾病出现胸骨后疼痛伴烧灼感的是：　　　　　　　　　　　　　（　　）
A．心绞痛　　　　　　　　　　B．慢性胃炎　　　　　　　　　C．肠梗阻
D．反流性食管炎　　　　　　　E．消化性溃疡

38. 下列为慢性腹痛的是：　　　　　　　　　　　　　　　　　　　　　（　　）
A．急性胆囊炎　　　　　　　　B．胆囊结石　　　　　　　　　C．急性胰腺炎
D．肾结石　　　　　　　　　　E．结核性腹膜炎

39. 进食油腻后右上腹剧痛常见于：　　　　　　　　　　　　　　　　　（　　）
A．急性胃炎　　　　　　　　　B．急性胆囊炎　　　　　　　　C．急性胰腺炎
D．肝硬化　　　　　　　　　　E．肠梗阻

40. 呕吐伴有上腹疼痛、发热并可伴黄疸常见于：　　　　　　　　　　　（　　）
A．消化性溃疡　　　　　　　　B．急性胃炎　　　　　　　　　C．急性阑尾炎
D．急性胆囊炎　　　　　　　　E．胃肠穿孔

41. 呕吐物有粪臭味见于：　　　　　　　　　　　　　　　　　　　　　（　　）
A．肠梗阻　　　　　　　　　　B．幽门梗阻　　　　　　　　　C．反流性食管炎
D．急性胰腺炎　　　　　　　　E．急性胆囊炎

42. 慢性、周期性、节律性的上腹疼痛见于：　　　　　　　　　　　　　（　　）
A．慢性胆囊炎　　　　　　　　B．消化性溃疡　　　　　　　　C．慢性肝炎
D．胰腺炎　　　　　　　　　　E．急性阑尾炎

43. 呕吐伴腹泻见于：　　　　　　　　　　　　　　　　　　　　　　　（　　）
A．肝炎　　　　　　　　　　　B．肝硬化　　　　　　　　　　C．急性胃肠炎
D．消化性溃疡　　　　　　　　E．急性腹膜炎

44. 腹部绞痛是因为：　　　　　　　　　　　　　　　　　　　　　　　（　　）
A．胃肠穿孔　　　　　　　　　B．管腔脏器痉挛或梗阻　　　　C．胃及十二指肠溃疡
D．急性胰腺炎　　　　　　　　E．肝癌

45. 呕吐伴颈强直可见于：　　　　　　　　　　　　　　　　　　　　　（　　）
A．脑膜炎　　　　　　　　　　B．脑出血　　　　　　　　　　C．青光眼
D．脑肿瘤　　　　　　　　　　E．内耳迷路病变

46. 突发性腹痛、休克见于：　　　　　　　　　　　　　　　　　　　　（　　）
A．肾结石　　　　　　　　　　B．胆道蛔虫症　　　　　　　　C．急性胆囊炎
D．肝或脾破裂　　　　　　　　E．卵巢囊肿蒂扭转

47. 服用阿司匹林引起的消化道出血为：　　　　　　　　　　　　　　　（　　）
A．食管炎　　　　　　　　　　B．急性胃炎　　　　　　　　　C．消化性溃疡

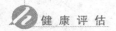

D. 胃黏膜脱垂　　　　　　　　E. 胃肠黏膜出（渗）血

48. 暗红色、果酱样脓血便常见于：　　　　　　　　　　　　　　　　（　　）
  A. 肠结核　　　　　　　B. 急性细菌性痢疾　　　　C. 阿米巴痢疾
  D. 疟疾　　　　　　　　E. 急性出血性坏死性肠炎

49. 大便呈洗肉水样,有特殊臭味多见于：　　　　　　　　　　　　　（　　）
  A. 肠结核　　　　　　　B. 溃疡性结肠炎　　　　　　C. 结肠癌
  D. 结核性腹膜炎　　　　E. 急性出血性坏死性肠炎

50. 下列是器质性便秘的原因的是：　　　　　　　　　　　　　　　　（　　）
  A. 肠痉挛　　　　　　　B. 肠易激综合征　　　　　　C. 先天性巨结肠
  D. 进食缺乏纤维素　　　E. 阑尾炎

51. 全身黄疸、粪便呈白陶土色常见于：　　　　　　　　　　　　　　（　　）
  A. 急性肝炎　　　　　　B. 胆囊炎　　　　　　　　　C. 肝硬化
  D. 胰头癌　　　　　　　E. 肝癌

52. 无痛性血尿多见于：　　　　　　　　　　　　　　　　　　　　　（　　）
  A. 前列腺肥大　　　　　B. 膀胱结石　　　　　　　　C. 肾盂肾炎
  D. 膀胱癌　　　　　　　E. 输尿管结石

53. 血尿最常见的原因是：　　　　　　　　　　　　　　　　　　　　（　　）
  A. 急性盆腔炎　　　　　B. 泌尿系结石　　　　　　　C. 溶血性贫血
  D. 流行性出血热　　　　E. 白血病

54. 当血中高铁血红蛋白量达下列哪项数值时可出现发绀：　　　　　　（　　）
  A. 60 g/L　　　　　　　B. 40 g/L　　　　　　　　　C. 30 g/L
  D. 50 g/L　　　　　　　E. 20 g/L

55. 甲状腺功能减退时水肿常出现的部位是：　　　　　　　　　　　　（　　）
  A. 眼睑部　　　　　　　B. 头面部　　　　　　　　　C. 颈胸部
  D. 足背及踝部　　　　　E. 胫骨前下 1/3 部位

56. 下列疾病不发生惊厥的是：　　　　　　　　　　　　　　　　　　（　　）
  A. 脑膜炎　　　　　　　B. 癔病　　　　　　　　　　C. 脑栓塞
  D. 肝性脑病　　　　　　E. 癫痫小发作

57. 进行性排尿困难并伴有尿潴留见于：　　　　　　　　　　　　　　（　　）
  A. 膀胱炎　　　　　　　B. 良性前列腺肥大　　　　　C. 膀胱结石
  D. 尿道炎　　　　　　　E. 膀胱癌

58. 糖尿病酮症酸中毒呼出气体的气味为：　　　　　　　　　　　　　（　　）
  A. 蒜臭味　　　　　　　B. 苦杏仁味　　　　　　　　C. 苯酚味
  D. 烂苹果味　　　　　　E. 氨味

59. 按格拉斯哥的评分标准昏迷为：　　　　　　　　　　　　　　　　（　　）
  A. <10　　　　　　　　B. <7　　　　　　　　　　　C. <12
  D. <14　　　　　　　　E. <5

60. 脱氧血红蛋白绝对量超过多少时可出现发绀：　　　　　　　　　　（　　）
  A. 50 g/L　　　　　　　B. 60 g/L　　　　　　　　　C. 30 g/L
  D. 40 g/L　　　　　　　E. 20 g/L

61. 下列疾病常表现为弛张热的是：　　　　　　　　　　　　　　　　（　　）
  A. 大叶性肺炎　　　　　B. 败血症　　　　　　　　　C. 疟疾

D．斑疹伤寒　　　　　　　　E．霍奇金病

62. 三叉神经痛多为面部阵发性： （ ）

A．搏动性疼痛　　　　B．钳夹样疼痛　　　　C．针刺样疼痛

D．电击样疼痛　　　　E．浅表性疼痛

63. 恶臭痰提示有： （ ）

A．病毒感染　　　　　B．支原体感染　　　　C．厌氧菌感染

D．寄生虫感染　　　　E．真菌感染

64. 下列说法正确的是： （ ）

A．咯血量多少与病情严重程度一致　　　B．咯血量多少与受损血管的性质和数量有关

C．100～500 ml 为少量咯血　　　D．大量咯血主要见于支气管肺癌

E．砖红色胶冻样痰主要见于肺吸虫病

65. 代谢性酸中毒时可出现： （ ）

A．抽泣样呼吸　　　　B．比奥呼吸　　　　C．呼吸遏制

D．叹气样呼吸　　　　E．潮式呼吸

66. 下列除哪项外均可引起心悸： （ ）

A．精神紧张　　　　　B．甲状腺功能亢进症　　　　C．低血糖

D．心动过速　　　　　E．昏迷

67. 下列不属于中枢性呕吐的特点为： （ ）

A．多无恶心先兆　　　B．呕吐呈喷射状　　　　C．吐后不感轻松

D．可伴有剧烈头痛　　E．胃排空后扔干呕不止

68. 呕血量达循环血容量达_____以上时,可有急性周围循环衰竭的表现： （ ）

A．10%以下　　　　　B．10%～20%　　　　C．20%～30%

D．30%以上　　　　　E．15%～30%

69. 下列哪项不是长期慢性腹泻引起的症状： （ ）

A．代谢性酸中毒　　　B．营养不良　　　　C．维生素缺乏

D．体重下降　　　　　E．营养不良性水肿

70. 昏迷发生急骤并成为疾病首发症状常见于： （ ）

A．肝性脑病　　　　　B．脑血管意外　　　　C．脑肿瘤

D．间脑病变　　　　　E．胰岛细胞瘤

【X型题】

1. 周围性发绀表现为： （ ）

A．可发生于右心功能不全　　B．出现在肢体末梢部位　　C．发绀部位皮肤温度较低

D．发绀部位皮肤温暖　　　　E．按摩或加温后可减轻或消失

2. 呕吐时尤应密切观察其面色和有无呛咳的人群是： （ ）

A．幼儿　　　　　　　B．老年人　　　　　　C．肥胖者

D．意识障碍者　　　　E．发热患者

3. 长期慢性腹泻患者常可出现： （ ）

A．体重下降　　　　　B．脱水　　　　　　　C．代谢性酸中毒

D．肛周皮肤破损　　　E．营养不良性水肿

4. 判断患者是否发生便秘应考虑： （ ）

A．排便次数　　　　　B．粪便干硬程度　　　　C．排便费力程度

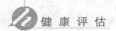
  D．以往排便情况   E．粪便的量

5. 胆汁淤积性黄疸可伴有：   （   ）
  A．皮肤瘙痒   B．出血倾向   C．贫血
  D．尿色变浅   ·E．粪色变浅

6. 下列能引起惊厥的疾病有：   （   ）
  A．脑膜炎   B．脑栓塞   C．肝性脑病
  D．癫痫小发作   E．癔病

7. 癫痫大发作的典型表现有：   （   ）
  A．瞳孔缩小   B．意识丧失   C．尿失禁
  D．肌肉强直性痉挛   E．呼吸暂停

8. 消化系统引起的呕吐见于：   （   ）
  A．内耳迷路病变   B．消化性溃疡   C．尿毒症
  D．急性腹膜炎   E．急性胰腺炎

9. 下列是心源性呼吸困难的特征的是：   （   ）
  A．坐位时减轻   B．劳动时加重   C．休息后缓解
  D．平卧时加重   E．平卧时减轻

10. 符合心源性水肿描述的是：   （   ）
  A．常伴有低蛋白血症   B．常伴有颈静脉怒张
  C．常伴有肝大   D．严重者可出现胸腔积液和腹腔积液
  E．常伴有胃肠道淤血症状

【填空题】

1. 引起发热的病因分为_____和_____两大类，其中以_____发热最多见。

2. 急性头疼发热见于_____，头痛并有颅内压增高见于颅内_____病变。

3. 肺源性呼吸困难分为_____性呼吸困难、_____性呼吸困难和_____性呼吸困难3种类型。

4. 咳嗽无痰称为_____咳嗽，咳嗽有痰称为_____咳嗽。

5. 心源性水肿最先发生于人体的_____部位，并逐渐_____蔓延，严重者可伴有_____和（或）_____积液。

6. 血液随咳嗽由口腔排出称为_____，常伴有_____；血液由口腔呕出并伴有食物残渣称为_____。

7. 发热分为低热：37.4～_____℃，中等度热：_____～_____℃，高热：_____～_____℃，超高热：_____℃以上。

8. 临床上按黄疸的发病机制不同分为_____黄疸、_____黄疸、_____黄疸和_____黄疸。

9. 呕吐隔夜食物提示有_____。

10. 意识障碍根据程度不同可表现为_____、_____和_____。

11. _____性发热是导致发热的主要因素。

12. 由于组织细胞坏死、组织蛋白分解及组织坏死产物的吸收，导致的无菌性炎症而引起的发热，称为_____。

13. 发热分为_____、_____和_____3期。

14. 临床上一般将腹痛按起病缓急、病程长短分为_____和_____。

15. 咳嗽是由于_____咳嗽中枢受刺激引起的。

16. 痰的性质可分为_____、浆液性、_____和_____。

17. 一般认为每日咯血量_____以上为大量咯血,主要见于_____、_____和_____。

18. 心力衰竭时呼吸困难的特点为_____、_____和_____。

19. 腹泻可分为急性与慢性两种,病程超过_____者为慢性腹泻。

20. 镜下血尿通常离心沉淀后的尿液镜检每高倍镜视野有红细胞_____以上。

【名词解释】

1. 症状　　2. 发绀　　3. 呼吸困难　　4. 咯血　　5. 三凹征　　6. 发热　　7. 中心性发绀
8. 周围性发绀　　9. 心悸　　10. 呕血　　11. 黄疸　　12. 水肿　　13. 呕吐　　14. 腹泻
15. 惊厥　　16. 昏睡　　17. 昏迷　　18. 嗜睡　　19. 意识障碍　　20. 便血　　21. 心源性
哮喘　　22. 稽留热　　23. 弛张热　　24. 间歇热　　25. 波状热　　26. 咳嗽　　27. 热型
28. 便秘　　29. 谵妄　　30. 吸收热　　31. 问诊

【简答题】

1. 列举3个与水肿有关的护理诊断以及相关因素。

2. 列举与发热有关的护理诊断及其相关因素。

3. 如何评估呕血患者的出血量?

4. 怎样区分周围性发绀与中心性发绀?

5. 列举与疼痛有关的护理诊断及其相关因素。

6. 如何区分反射性呕吐与中枢性呕吐?

7. 如何评估不同程度的意识障碍?

8. 呕血与咯血的鉴别要点有哪些?

9. 引起消化道出血的常见病因有哪些?

10. 简述急性腹痛的常见病因。

11. 列举与黄疸有关的护理诊断及其相关因素。

12. 列举与意识障碍有关的护理诊断及其相关因素。

13. 如何评估不同程度的昏迷?

14. 列举与呼吸困难有关的护理诊断及其相关因素。

15. 列举与呕血有关的护理诊断及其相关因素。

16. 简述发热的机制。

17. 列举与惊厥有关的护理诊断及其相关因素。

18. 产生水肿的因素有哪些?

19. 格拉斯哥昏迷评定标准法是从哪几方面评定意识障碍的? 如何判断意识障碍的程度?

20. 对腹泻患者进行护理评估时应从哪几方面收集资料?

第三章

体格检查

导学

内容及要求

体格检查是评估机体健康状况的重要方法,是获取护理诊断依据的重要手段。要求学生能够融会贯通、综合运用所学的知识和技能,面对具体病例实施系统而有序的全身检查。检查内容包括一般检查、头部、颈部、胸部、血管、腹部、生殖器、肛门和直肠、脊柱与四肢和神经系统检查。此部分内容实践性很强,既要注重理论学习,更要注意实践操作。检查前要准备充分,既包括环境和器械的准备、洗手、简要的自我介绍以及患者体位的安排等,更要结合问诊制定重点突出的检查方案。不仅可以提高效率,避免遗漏,还可以避免给患者带来不适或不必要的负担。

检查过程要动作轻柔、应按人体部位分段与各系统体格检查相结合的方式,遵循合理、规范和有序的逻辑顺序,检查时做到正确而规范。检查过程中应注意与患者进行适当的交流,边检查边思考,将检查结果进行综合分析与判断。

重点、难点

本章的重点是掌握名词的概念,熟练掌握各系统的检查方法,并在此基础上养成缜密的临床思维模式和规范有序的操作习惯。本章的难点是肺部异常呼吸音、啰音的听诊;心脏异常心音、额外心音和心脏杂音的听诊;腹部的肝脏、胆囊和脾脏的触诊;神经系统的神经反射检查。

专科生的要求

难点内容要求本科学生一般掌握,专科学生为了解内容。

第一节 概 述

一、体格检查的目的

体格检查是指护士运用自己的感官或借助于体温计、血压计、听诊器、电筒和叩诊锤等检查器具,客观地评估患者身体状况的最基本的检查方法。体格检查的目的是进一步验证问诊中所获得的有临床意义的症状,发现患者存在的体征,为确认护理诊断寻找客观依据。

二、体格检查的基本方法

(一) 视诊

视诊是以视觉来观察患者全身或局部状态有无异常的评估方法。

(二) 触诊

触诊是检查者通过手与被检查部位接触后的感觉,或观察患者的反应判断其身体某个部位有无异常的检查方法。手的不同部位对触觉的敏感度不同,指腹对触觉较敏感,掌指关节的掌面对震动较敏感,手背皮肤对温度较敏感。触诊的适用范围很广,尤以腹部检查最常用。

1. 触诊方法

(1)浅部触诊法:将一手轻置于被检查部位,利用掌指关节和腕关节的协同动作以旋转或滑动的方式轻压触摸。主要用于检查腹部有无压痛、抵抗感、包块或某些脏器肿大。

(2)深部触诊法:用一手或双手重叠,由浅入深,逐步施加压力以达深部。主要用以察觉腹腔内病变和脏器的情况。根据检查目的和不同手法可分为深部滑行触诊法、双手触诊法和深压触诊法。①深部滑行触诊法:检查时嘱患者张口呼吸,尽量放松腹肌,检查者以并拢的示指、中指和环指末端逐渐触向腹腔脏器或包块,并在其上做上下左右滑动触摸。常用于腹腔深部包块和胃肠病变的检查。②双手触诊法:将左手掌置于被检查脏器或包块后部,并将被检查部位推向右手方向,以利于右手触摸。③深压触诊法:以右手并拢的 2～3 个手指逐渐深压腹壁被检查部位达 4～5 cm,以探测腹腔深在病变的部位或确定腹部压痛点,如阑尾压痛点和胆囊压痛点等。检查反跳痛是在手指深压基础上迅速将手抬起,同时询问患者有无疼痛加剧或观察其面部有否痛苦表情。

2. 注意事项

(1)触诊前应向患者说明目的。触诊过程中,由于施力,可能会有不适或疼痛,嘱咐患者有不适时,随时提出。

(2)保持双手温暖、清洁及干爽,使患者有舒适感。

(三) 叩诊

叩诊是用手指叩击或手掌拍击被检查部位表面,使之震动产生音响,根据听到的震动和音响特点来判断被检查部位的脏器有无异常的检查方法。

1. 叩诊方法　常用的叩诊方法有两种,即间接叩诊法和直接叩诊法。

(1)间接叩诊法:检查者以左手中指第 2 指节紧贴叩诊部位,其他手指稍抬起,勿与体表接触。右手自然弯曲,以中指指端叩击左手中指第 2 指关节处或第 2 节指骨的远端。叩击方向与叩诊部位的体表垂直,叩诊时应以腕关节与掌关节的活动为主,肘关节和肩关节不参加运动,叩击后右手中指立即抬起。叩击力量均匀、叩击动作灵活、短促和富有弹性。同一部位,每次连续叩击 2～3 下。叩诊过程中左手中指第 2 指节移动时应抬起离开皮肤。该法目前应用最为普遍。检查者将左手掌平置于被检查部位,右手握拳,用尺侧叩击左手手背,询问患者有无疼痛的检查方法也属于间接叩诊法。主要用于检查患者肝区或肾区有无叩击痛。

(2)直接叩诊法:检查者用右手示指、中指和环指掌面直接拍击被检查部位,据拍击的反响和指下的振动感来判断病变情况。主要适用于胸部或腹部面积较广泛的病变,如大量胸腔积液、腹水或气胸等。

2. 叩诊音　由于被叩击部位的组织或脏器因致密度、弹性、含气量及与体表距离的不同,叩击时所产生的音调高低、音响强弱及振动持续时间亦不同。临床上将叩诊音分为清音、浊音、实音、鼓音和过清音。①清音:为正常肺部的叩诊音,是一种音调较低、音响较强、振动时间较长的叩诊音。②浊音:是一种音调较高、强度较弱、振动持续时间较短的叩诊音。正常情况下,叩诊被少量含气组

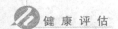

织覆盖的实质脏器时可产生,如心脏和肝脏的相对浊音区。病理情况下,可见于肺部炎症所致肺组织含气量减少时。③实音:是一种音调比浊音更高、强度更弱,振动持续时间更短的叩诊音。正常情况下,见于叩击实质性脏器如心脏和肝脏。病理状态下,见于大量胸腔积液或肺实变等。④鼓音:是一种音响较清音更强,振动持续时间亦较长的叩诊音。于叩击含有大量气体的空腔脏器时产生。正常情况下见于左前下胸部的胃泡区及腹部。病理情况下,见于肺内空洞、气胸或气腹等。⑤过清音:是一种介于鼓音与清音之间的病态叩诊音,音调较清音低,音响较清音强,临床上主要见于肺组织含气量增多且弹性减弱时,如肺气肿。

3. 注意事项

(1) 保持环境安静,以免噪音干扰对叩诊的辨别。

(2) 根据不同的叩诊部位,选择适当的叩诊方法和体位,如叩诊胸部可取坐位或卧位,叩诊腹部采取仰卧位。

(3) 充分暴露被检查部位,肌肉放松,并注意对称部位的比较。

(4) 除注意辨别叩诊音的变化外,还要注意指下振动感的差异。

(四) 听诊

听诊是以听觉听取发自身体各部的声音,并判断其正常与否的检查方法。听诊是体格检查的重要手段,在心、肺检查中尤为重要。常用以听取正常与异常呼吸音、心音、杂音及心律等。

1. 听诊方法　分为直接听诊法和间接听诊法。

(1) 直接听诊法:用耳直接贴于受检部位体表进行听诊的方法。该法听到的体内声音微弱,仅用于某些特殊或紧急情况时。

(2) 间接听诊法:应用听诊器进行听诊的方法。此法除可用于心、肺、腹部听诊外,还可听取血管音、关节活动音和骨折面摩擦音等。

2. 注意事项

(1) 环境安静,注意室内温度。

(2) 根据病情,采取适当体位。

(3) 正确使用听诊器,听诊时,听诊器要紧贴检查部位,避免与皮肤摩擦而产生附加音。

(五) 嗅诊

嗅诊是以嗅觉判断患者发出的异常气味与疾病之间关系的检查方法。这些异常气味大多来自皮肤、黏膜、呼吸道的分泌物,胃肠道的呕吐物和排泄物,以及脓液和血液。嗅诊时用手将患者的气味扇向自己的鼻部,仔细辨别气味的特点和性质。通过嗅诊为临床护理提供有价值的线索。常见的异常气味及其临床意义如下所述。①汗液:酸性汗味常见于发热性疾病或长期口服解热镇痛药的患者。②痰液:血腥味见于大量咯血者,恶臭味多见于支气管扩张或肺脓肿。③脓液:恶臭味提示有气性坏疽或厌氧菌感染的可能。④呕吐物:酸性为胃内有宿食,粪便味提示低位肠梗阻。⑤粪便:腐败味见于消化不良,腥臭味见于细菌性痢疾。⑥尿液:浓烈的氨味见于膀胱炎。⑦呼出气体:浓烈的酒味见于饮酒后,蒜味见于有机磷中毒,烂苹果味见于糖尿病酮症酸中毒,肝腥味见于肝性脑病。

第二节　一般检查

一般检查包括全身状态检查、皮肤检查和浅表淋巴结检查,是身体评估的第一步。

一、全身状态

全身状态检查是对患者一般状况的概括性观察,检查方法以视诊为主,必要时配合触诊、听诊和嗅诊等进行检查。检查内容包括性别、年龄、生命体征、发育与体型、营养状态、意识状态、面容与表情、体位、姿势与步态等。

（一）性别

性别的判断主要依据是性征的发育情况。正常人性征明显，性别容易判断。但检查时还应注意性别与疾病的关系，如有些疾病的发生有明显的性别差异，而某些疾病可引起性征发生改变。

1. 某些疾病对性征的影响　如肾上腺皮质肿瘤或长期使用肾上腺皮质激素，可使女性发生男性化；肾上腺皮质肿瘤可使男性乳房发育以及出现第二性征的改变。

2. 性别与某些疾病的发生率有关　如甲状腺疾病和系统性红斑狼疮多发生于女性，而甲型血友病仅见于男性。

3. 性染色体异常对性征的影响　性染色体数目和结构异常可致两性畸形。

（二）年龄

年龄大小可通过问诊获知，病历上应记载患者实足年龄，幼儿具体到月，新生儿具体到天。但在某些情况下，如意识障碍、死亡、故意隐瞒真实年龄时，需通过观察皮肤的弹性与光泽、肌肉状态、毛发的颜色与分布、面与颈部皮肤的皱纹以及牙齿的状态等进行判断。年龄与疾病的发生和预后密切相关，佝偻病、麻疹、白喉多见于幼儿及儿童；结核病、风湿热多见于青少年；动脉硬化性疾病多见于老年人。青年患病后较易康复，而老年人则较慢。

（三）生命体征

生命体征是标志生命活动存在与否及其质量的重要征象，为身体评估的重要项目之一，其内容包括体温、脉搏、呼吸和血压，其测量方法及正常值范围详见《基础护理学》相关内容。

（四）发育与体型

1. 发育　发育是否正常应通过年龄、智力和体格成长状态，如身高、体重及第二性征之间的关系来综合判断。发育正常者，年龄、智力与体格的成长状态是均衡一致的。成年以前，随年龄增长体格不断生长，至青春期生长速度加快，称为青春期急激生长，属正常发育状态。

判断成人发育正常的指标为：头部的长度为身高的 $1/7 \sim 1/8$，胸围为身高的 $1/2$，两上肢水平展开的长度约等于身高，身体上部量（头顶至耻骨联合上缘的距离）与下部量（身高减去上部量，或耻骨联合上缘至足底的距离）之比约 $1:1$。

正常发育与种族遗传、内分泌、营养代谢、生活条件和体育锻炼等多种因素密切相关。临床上病态发育与内分泌改变的关系最为密切。如在发育成熟前，因垂体功能减退所致的垂体性侏儒症、因小儿甲状腺功能减退所致的呆小症均可出现体格异常矮小，表现为成年男性身高 <145 cm，女性 <135 cm。在发育成熟前，因垂体前叶功能亢进所致的巨人症可出现体格异常高大。

2. 体型　体型是身体各部发育的外观表现，包括骨骼、肌肉的生长与脂肪分布的状态等。临床上将成年人的体型分为 3 种类型。

（1）无力型（瘦长型）：体高肌瘦、颈细长、肩窄下垂及胸廓扁平，腹上角 $<90°$。

（2）超力型（矮胖型）：体短粗壮、颈粗短、肩宽平及胸围大，腹上角 $>90°$。

（3）正力型（均称型）：身体各部分结构匀称适中，腹上角约 $90°$。正常成人多为此型。

（五）营养状态

营养状态与食物的摄入、消化、吸收和代谢等因素有关，是评估健康和疾病严重程度的指标之一。营养过度和营养不良均属于营养状态异常，前者引起肥胖，后者引起消瘦。营养状态通常可依据皮肤、毛发、皮下脂肪及肌肉发育情况，结合年龄、身高和体重进行综合评估。

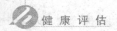

1. 常用的检查方法

（1）体重与体重指数：在一定时期内测量体重的变化是观察营养状态最常用的方法，应于清晨、空腹和排便排尿后，在体重计上进行测量。成人的理想体重可以用下列公式粗略估算。

$$理想体重(kg)＝身高(cm)－105$$

一般认为体重在理想体重±10％的范围内为正常；超过理想体重的10％～20％为超重，超过理想体重的20％为肥胖；低于理想体重的10％～20％为消瘦，低于理想体重的20％以上为明显消瘦，极度消瘦称恶液质。

由于体重受身高影响较大，目前常用体重指数（BMI）作为衡量标准体重的常用指标，不受性别的影响。我国BMI的正常标准是18.5～23.9，BMI＜18.5为消瘦，BMI≥28为肥胖。

$$BMI＝体重(kg)/身高^2(m^2)$$

（2）皮褶厚度：临床上皮褶厚度可通过皮褶计简单测量皮下脂肪厚度来评估脂肪的贮存情况，常用部位有肱三头肌、肩胛下和脐旁，以肱三头肌皮褶厚度测量最常用。具体测量方法是：患者取立位，两上肢自然下垂，检查者站在患者背后，以拇指和示指在一侧肩峰至尺骨鹰嘴连线中点的上方2 cm处捏起皮褶，捏起点两边的皮肤须对称，然后用重量压力为10 g/mm² 的皮褶计测量，一般取3次测量的均值。健康成年男性皮褶厚度为13.1±6.6 mm，女性为21.5±6.9 mm。

2. 营养状态分级　临床上常用良好、中等、不良3个等级对营养状态进行描述。

（1）良好：黏膜红润、皮肤有光泽、弹性好，皮下脂肪丰满，皮褶厚度正常或增大，肌肉结实，指甲、毛发润泽，肋间隙及锁骨上窝深浅适中，肩胛部和股部肌肉丰满，体重和体质指数在正常范围或略高于正常。

（2）不良：皮肤黏膜干燥、弹性降低，皮下脂肪菲薄，皮褶厚度低于正常，肌肉松弛无力，指甲粗糙无光泽，毛发稀疏，肋间隙、锁骨上窝凹陷，肩胛骨和髂骨嶙峋突出，体重和体重指数明显低于正常。

（3）中等：介于良好和不良之间。

3. 异常营养状态

（1）营养不良：临床表现为消瘦，重者可呈恶病质。其发生多为摄食不足或消耗增多引起，多见于长期或严重的疾病，如消化道疾病所致摄食障碍或消化吸收不良；神经系统、肝和肾病变引起的严重恶心和呕吐；活动性结核、糖尿病、甲状腺功能亢进症和肿瘤等均可引起热量、蛋白质、脂肪消耗过多而发生营养不良。

（2）肥胖：为体内中性脂肪过多积聚的表现。按病因可将肥胖分为原发性肥胖和继发性肥胖。

1）原发性肥胖：主要是摄食过多超过消耗量所致，常有一定的遗传倾向，与生活方式、运动和精神因素等有关。表现为全身脂肪分布均匀，儿童期者表现为生长较快，青少年期者可有外生殖器发育迟缓。

2）继发性肥胖：多由某些内分泌与代谢性疾病引起，见于甲状腺功能减退症、肾上腺皮质功能亢进和胰岛素瘤等。其中表现为体内脂肪沉积是以心脏和腹部为中心而开始发展的一种肥胖，体形最粗的部位是在腹部，腰围往往大于臀围，被称为向心性肥胖。向心性肥胖者发生各种并发症的危险性较高，其并发动脉硬化、脑卒中、高血压、冠状动脉粥样硬化性心脏病（简称冠心病）、糖尿病和高脂血症等各种并发症的危险性是全身匀称性肥胖者的2～3倍，而且腰围越粗，危险性越高。

（六）意识

意识状态是人对周围环境和自身状态的认知和觉察能力，为脑功能活动的综合表现。正常人意识清晰，反应敏捷精确，思维活动正常，语言流畅、准确，表达能力良好，定向力正常。凡能影响大脑功能活动的疾病都可引起不同程度的意识改变,称为意识障碍。根据意识障碍的程度,临床上将其分为嗜睡、意识模糊、昏睡、昏迷和谵妄。意识障碍的临床表现及评估见第二章第二节。

(七)语调与语态

语调是指言语过程中的音调。音调与神经和发音器官有关,如声音嘶哑可见于喉返神经麻痹、喉炎、声带水肿和声带息肉等。急性鼻炎或鼻窦炎时可出现鼻音。脑血管意外可引起音调变浊和发音困难。语音障碍可分为失音、失语和口吃。语态是指语言的速度和节律。语言的速度和节律的改变可以造成语态异常,通常表现为语速缓慢或快慢不均、音节不清、字音模糊,常见于震颤性麻痹、舞蹈症和脑血管病等。许多口腔或咽腔、鼻腔的病变如张口困难、舌体肿瘤、扁桃体周围脓肿等,均可出现言语含混不清、语调和语态改变。严重的呼吸困难因呼吸急促可使语态明显改变。

(八)面容与表情

面容与表情是反映个体情绪状态的重要指标。健康人表情自然,神态安详。当某些疾病发展到一定程度时,会出现一些特征性的面容和表情,对于疾病的诊断有重要的临床价值。常见的典型面容与表情如下所述。

1. 急性面容 面色潮红,表情痛苦,躁动不安,呼吸急促,鼻翼扇动,可伴口唇疱疹等。见于急性发热性疾病如大叶性肺炎、疟疾和流行性脑脊髓膜炎等。

2. 慢性面容 面容憔悴,表情忧虑,精神萎靡,面色灰暗或苍白,双目无神。见于慢性消耗性疾病,如恶性肿瘤、肝硬化和严重结核病等。

3. 贫血面容 面色苍白,唇舌色淡,表情疲惫。见于各种类型贫血。

4. 肝病面容 面色晦暗,额、鼻、双颊有褐色色素沉着,有时可见蜘蛛痣。见于慢性肝脏疾病。

5. 肾病面容 面色苍白,眼睑、颜面部水肿,舌质色淡,舌缘有齿痕。见于慢性肾脏疾病。

6. 甲状腺功能亢进症面容 表情惊愕,眼裂增宽,眼球突出,少瞬目,易激动,以及兴奋不安(图3-1)。见于甲状腺功能亢进症。

7. 黏液性水肿面容 面色苍黄,颜面部水肿,睑厚面宽,目光呆滞,反应迟钝,眉毛和头发稀疏。见于甲状腺功能减退症。

8. 二尖瓣面容 双颊紫红,面色晦暗,口唇发绀。见于风湿性心瓣膜病二尖瓣狭窄(图3-2)。

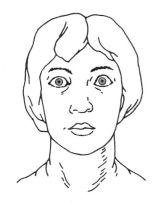

图3-1 甲状腺功能亢进症面容

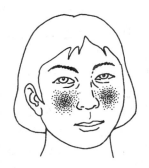

图3-2 二尖瓣面容

9. 肢端肥大症面容 头颅增大,面部变长,下颌增大向前突,眉弓及两颧隆起,唇舌肥厚,耳鼻增大(图3-3)。见于肢端肥大症。

10. 满月面容 面如满月,皮肤发红,常伴痤疮。见于库欣综合征(Cushing syndrome)及长期应用肾上腺糖皮质激素者(图3-4)。

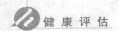
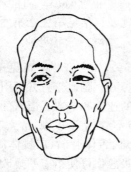

图3-3　肢端肥大症面容

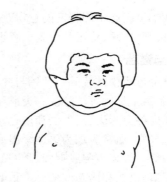

图3-4　满月面容

11. 面具面容　面部呆板无表情,似面具样。见于帕金森病及脑炎等。

12. 脱水面容　眼窝凹陷,颧骨隆起,唇焦舌燥,皮肤干燥无弹性。见于各种原因所致脱水的患者。

13. 病危面容　面容瘦削,面色灰白或铅灰,表情淡漠,目光无神,眼眶凹陷,鼻尖峭耸。见于大出血、严重休克、脱水等。

(九) 体位

体位是指患者身体所处的状态。体位的改变对某些疾病的诊断具有一定的意义,常见体位有以下几种。

1. 自动体位　身体活动自如,不受限制。见于正常人、病情较轻或疾病早期者。

2. 被动体位　患者不能自己随意调整或变换肢体、躯干的位置。见于极度衰弱或意识丧失者。

3. 强迫体位　患者为减轻疾病的痛苦,被迫采取的体位。

(1) 强迫仰卧位:仰卧位,伴双腿屈曲,以减轻腹部肌肉的紧张。见于急性腹膜炎和胸腹部手术等。

(2) 强迫俯卧位:俯卧位可减轻脊背肌肉的紧张度。见于脊柱疾病。

(3) 强迫侧卧位:患侧卧位,以减轻疼痛和利于健侧代偿性呼吸,减轻呼吸困难。见于一侧胸膜疾病和大量胸腔积液者。

(4) 强迫坐位:又称端坐呼吸,患者坐于床沿,两手置于膝盖或床边。该体位有助于胸廓和辅助呼吸肌运动,可使膈肌活动度加大,增加肺通气量,并可减少回心血量,减轻心脏负担。见于心肺功能不全者。

(5) 强迫蹲位:患者在活动过程中,因感到呼吸困难和心悸,采取蹲踞体位或膝胸位以缓解症状。见于发绀型先天性心脏病者。

(6) 强迫停立位:患者在步行时,心前区疼痛突然发作,被迫立即站立,并以手按抚心前区,待症状稍缓解后才继续行走。见于心绞痛。

(7) 辗转体位:患者腹痛发作时,辗转反侧,坐卧不安。见于胆石症、胆道蛔虫症和肠绞痛等。

(8) 角弓反张位:患者因颈及脊背肌肉强直,出现头向后仰,胸腹前凸,背过伸,躯干呈弓形。见于破伤风、脑炎及小儿脑膜炎。

(十) 姿势

姿势是患者举止的表现状态。正常的姿势主要依靠身体的神经系统、骨骼结构和肌肉紧张度的协调来保持,但亦受身体健康状况和精神状态的影响。观察患者的姿势可以了解其健康状况和精神状态,或是否患有某些疾病。如颈部活动受限提示颈椎或颈部肌肉病变。

（十一）步态

步态即行走时所表现的姿态。正常人的步态因年龄、健康状态和所受训练的影响而有不同的表现。常见异常步态如下所述。

1. **蹒跚步态**　走路时身体左右摇摆如鸭步。见于佝偻病、大骨节病、进行性肌营养不良或双侧先天性髋关节脱位等。

2. **酒醉步态**　行走时躯干重心不稳，步态紊乱如醉酒状。见于小脑疾患、乙醇或巴比妥中毒。

3. **共济失调步态**　行走不稳，起步时一脚高抬，骤然垂落，双目下视，两脚间距很宽，闭目时不能保持平衡。见于脊髓疾病。

4. **慌张步态**　起步困难，起步后小步急行前冲，身体前倾，难以止步（图3-5）。见于帕金森病。

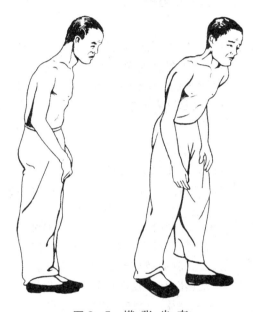

图3-5　慌　张　步　态

5. **跨阈步态**　因踝部肌腱、肌肉弛缓，患足下垂，行走时必须高抬患侧下肢才能起步（图3-6）。见于腓总神经麻痹。

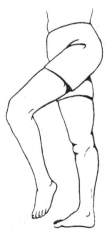

图3-6　跨阈步态

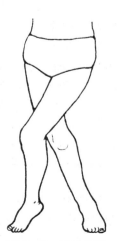

图3-7　剪刀步态

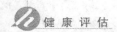

6. 剪刀步态　因双下肢肌张力增高,移步时下肢内收过度,两腿交叉呈剪刀状(图3-7)。见于脑性瘫痪与截瘫。

7. 间歇性跛行　因步行中下肢突发性酸痛乏力,患者被迫停止行进,需休息片刻方能继续行走。见于动脉硬化性疾病和高血压。

二、皮肤

皮肤是身体与外在环境的一层屏障。皮肤本身的疾病及某些全身疾病,都可伴随着多种皮肤病变和反应。皮肤病变的反应可以是局部的,也可以是全身的。因而,全面地检查皮肤是身体评估不可或缺的重要内容。皮肤检查的方法主要为视诊,有时需配合触诊。其检查的内容主要包括颜色、温度、湿度、弹性、水肿及皮疹、出血点和压疮等皮肤损害。

(一) 质地、厚度

皮肤的质地反映皮肤的营养状态,同时还受体内激素水平的影响。营养好的皮肤柔细平滑。甲状腺功能减退的患者,可因甲状腺激素不足表现为皮肤增厚粗糙。

正常皮肤厚度因部位不同而有所区别。皮肤厚度的变化可以反映营养状态,营养性萎缩的皮肤薄而发亮,如肾病综合征伴有全身高度水肿者皮肤菲薄而发亮。暴露、气候和环境等因素可导致皮肤增厚。

(二) 颜色

皮肤颜色与种族和遗传有关,而血液充盈度、色素量、毛细血管分布及皮下脂肪的厚薄均可影响肤色。肤色深者皮肤颜色改变较难评估,应结合巩膜、结膜、颊黏膜、舌、唇、手掌和脚掌等处的检查和比较来确定。

1. 苍白　皮肤黏膜苍白可由贫血、末梢毛细血管痉挛或充盈不足引起。见于惊恐、寒冷、休克、虚脱以及主动脉瓣关闭不全等。检查时,应以观察甲床、掌纹、结膜、口腔黏膜及舌质颜色为宜。

2. 发红　因毛细血管扩张充血、血流加速或红细胞数量增多所致。生理情况下见于饮酒、运动、情绪激动等;病理情况下多见于发热性疾病或阿托品、一氧化碳中毒等。皮肤持久性发红,见于库欣综合征、长期服用肾上腺糖皮质激素及真性红细胞增多症者。

3. 发绀　由于单位容积血液中脱氧血红蛋白量增高,引起皮肤黏膜呈青紫色,常出现于舌、口唇、耳垂、面颊及肢端等部位。见于心、肺疾病和亚硝酸盐中毒等。

4. 黄染　因溶血性疾病、肝细胞损害或胆道阻塞致血清内胆红素浓度增高,使皮肤黏膜甚至体液及组织黄染,称为黄疸。黄疸先出现于巩膜、硬腭后部及软腭黏膜,较明显时才致皮肤黄染。

黄疸所致的巩膜黄染是连续的,近角巩膜缘处黄染轻,远角巩膜缘处黄染重、颜色深。此外,过多食用胡萝卜、橘子和南瓜等引起血中胡萝卜素含量增高也可使皮肤黄染,多见于手掌、足底、前额及鼻部皮肤,而巩膜和口腔黏膜黄染一般不会出现;长期服用盐酸米帕林(阿的平)、呋喃类等含有黄色素的药物也可引起皮肤黄染,以角巩膜缘处黄染最明显,以此可与黄疸相区别。

5. 色素沉着　因表皮基底层的黑色素增多,使部分或全身皮肤色泽加深,称为色素沉着。正常人身体的外露部分、乳晕、乳头、腋窝、关节、肛门周围及外应部位皮肤色素较深。妊娠妇女面部、额部可有色素沉着,称妊娠斑;老年人面部也可出现散在的色素沉着,称老年斑。全身皮肤色素加深明显或其他部位出现色素沉着,则为病理性表现,常见于肾上腺皮质功能减退症、肝硬化、肝癌以及使用砷剂、抗肿瘤药物者。

6. 色素脱失　由于酪氨酸酶缺乏致黑色素形成障碍,使皮肤丧失原有色素称为色素脱失。常见有白癜风、白斑和白化病。白癜风为多形性大小不等,边缘不规则的色素脱失斑片,多见于身体外露部位,无自觉症状,也不引起生理功能改变,见于白癜风。白斑多呈圆形或椭圆形色素脱失斑片,常发生于口腔黏膜和女性外阴部,部分白斑可能为癌前期病变。白化病为全身皮肤和毛发色素脱失,头发可呈浅黄色或金黄色,为先天性酪氨酸酶合成障碍所致,是一种遗传性疾病。

(三)湿度

皮肤的湿度与汗腺的分泌功能、气温及湿度的变化有关。正常人在气温高、湿度大的环境中,出汗增多是正常生理调节反应。病理情况下,出汗过多可见于风湿病、结核病及甲状腺功能亢进症;夜间睡后出汗为盗汗,是结核病的重要征象;大汗淋漓伴手脚皮肤发凉为冷汗,见于休克和虚脱;皮肤无汗、干燥见于维生素 A 缺乏、尿毒症、脱水及黏液性水肿等。

(四)弹性

皮肤弹性与年龄、营养状态、皮下脂肪及组织间隙含液量有关。儿童与青年皮肤弹性好;中年以后皮肤弹性减弱;老年人皮肤弹性差。检查时常取手背或上臂内侧部位,用示指和拇指将皮肤捏起,片刻后松手,观察皮肤皱褶平复速度。正常人于松手后皮肤皱褶迅速平复。皮肤弹性减弱,表现为皮肤皱褶平复缓慢,见于长期消耗性疾病、营养不良或严重脱水者。

(五)皮肤完整性

皮肤完整性与身体的营养状态、局部血液循环密切相关,是皮肤功能的保证。检查时注意皮肤有无破损及其原因、部位和大小深度等。对护理评估而言,常见的皮肤损害是压疮。

压疮是身体局部组织长期受压、血液循环障碍、局部组织持续缺血缺氧、营养缺乏,致使皮肤失去正常功能而引起的组织破损和坏死。最容易发生在枕部、耳郭、肩胛部、肘部、髋部、骶尾部、膝关节内外侧、内外踝和足跟等身体易受压的骨突部位。

(六)皮疹和脱屑

皮疹多为全身性疾病的征象之一。常见于传染病、皮肤病、药物及其他物质所致的过敏反应等。皮疹的出现规律和形态有一定特异性,检查时应详细观察其出现与消失的时间、发展顺序、分布部位、形状、大小、平坦或隆起、颜色、压之是否褪色、有无瘙痒及脱屑等。常见皮疹有以下几种。

1. 斑疹 表现为局部皮肤发红,一般不隆起于皮肤表面。见于斑疹伤寒、丹毒和风湿性多形性红斑等。

2. 玫瑰疹 是一种鲜红色的圆形斑疹,直径 2～3 mm,压之褪色,多出现于胸腹部,为伤寒或副伤寒的特征性皮疹。

3. 丘疹 为局限性、实质性、隆起的皮肤损害,伴有皮肤颜色改变。见于药物疹、麻疹、猩红热和湿疹等。

4. 斑丘疹 丘疹周围有皮肤发红的底盘称为斑丘疹。见于风疹、药物疹和猩红热。

5. 荨麻疹 为局部皮肤暂时性的水肿性隆起,又称风团,大小形态不等,苍白或淡红,伴瘙痒,消退后不留痕迹。为速发性皮肤变态反应所致,常见于各种过敏反应。

6. 疱疹 为局限性高于平面的腔性皮损,颜色可因腔内所含液体而异,见于单纯疱疹、水痘、糖尿病足和烫伤。

(七)皮下出血和黏膜出血

皮下出血的特点为局部皮肤呈青紫或黄褐色(陈旧性),压之不褪色,除血肿外,一般不高出皮肤表面。出血直径<2 mm 者称为瘀点;直径 3～5 mm 称为紫癜;直径 5 mm 以上称为瘀斑;片状出血伴皮肤明显隆起称为血肿。检查时应注意对小的瘀点和红色的皮疹相鉴别,皮疹受压时一般可褪色或消失。皮下出血常见于造血系统疾病、重症感染、某些毒物或药物中毒及外伤等。

(八)蜘蛛痣和肝掌

蜘蛛痣是皮肤小动脉末端分支性扩张所形成的血管痣,形似蜘蛛,大小不等(图 3-8)。多出现

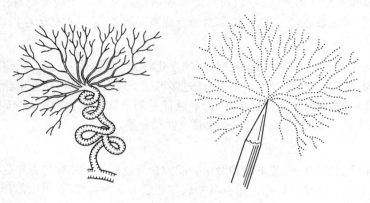

图 3-8　蜘　蛛　痣

在面、颈、手背、上臂、前臂、前胸和肩部等上腔静脉分布的区域内。检查时用棉签或火柴棒压迫蜘蛛痣中心,其辐射状小血管网褪色或消失,去除压力后重新出现。

慢性肝病者手掌大小鱼际处皮肤常发红,加压后褪色,称为肝掌。一般认为蜘蛛痣和肝掌的发生与肝脏对雌激素的灭活作用减弱,使体内雌激素水平升高有关,见于急、慢性肝炎及肝硬化。

(九) 水肿

水肿是皮下组织的细胞内或组织间隙液体积聚过多所致。检查水肿可通过视诊和触诊来确定。通常取胫骨前内侧皮肤,用手指按压被检查部位 3～5 s,若按压部位的组织发生凹陷,称为压陷性水肿。颜面、胫骨前内侧及手足背皮肤水肿,伴皮肤苍白、干燥和粗糙,但指压后无组织凹陷,称为黏液性水肿,见于甲状腺功能减退。下肢不对称性皮肤增厚、粗糙、毛孔增大,有时伴皮肤皱褶,指压无凹陷,亦可累及阴囊、大阴唇和上肢,称为象皮肿,见于丝虫病。临床上根据水肿程度可将水肿分为以下三度。

1. 轻度水肿　仅见于眼睑、眶下软组织,踝部、胫前等皮下组织及下垂部位,指压后出现轻度凹陷,平复较快。

2. 中度水肿　全身疏松组织均可见明显水肿,指压后有明显凹陷,平复缓慢。

3. 重度水肿　全身组织严重水肿,低垂部位皮肤紧张发亮,外阴部或阴囊也可有明显水肿,甚至有液体渗出,可伴胸腔、腹腔积液。

(十) 瘢痕

瘢痕是指皮肤受损、外伤或病变愈合后结缔组织增生形成的斑块。表面低于周围正常皮肤者为萎缩性瘢痕,高于周围正常皮肤者为增生性瘢痕。外伤、感染及手术等均可在皮肤上遗留瘢痕,是曾患某些疾病或曾接受过某种手术的证据,癫痫患者于摔伤后常出现额部与面部瘢痕;患过皮肤疮疖者在相应部位可遗留瘢痕;患过天花者,在其面部或其他部位有多数大小类似的瘢痕;颈淋巴结结核破溃愈合后的患者常遗留颈部皮肤瘢痕。

(十一) 毛发

毛发的颜色、分布、曲直、多少可因种族与年龄而有不同,亦受性别、遗传、营养和精神状态的影响。正常人毛发的多少存在一定差异,一般男性体毛较多,阴毛呈菱形分布,以耻骨部最宽,上方尖端可达脐部,下方尖端可延至肛门前方;女性体毛较少,阴毛多呈倒三角形分布。

毛发的多少及分布变化对临床诊断有辅助意义。毛发增多见于一些内分泌疾病,如库欣综合征及长期使用肾上腺皮质激素及性激素者。女性患者除一般体毛增多外,尚可生长胡须。中年以后因毛发根部的血运和细胞代谢减退,头发可逐渐减少或色素脱失,形成秃顶或白发。病理性毛发脱落常见于以下原因。①头部皮肤性疾病:如脂溢性皮炎、螨寄生可呈不规则脱发,以顶部为显著。②神经营养性障碍:如斑秃,脱发多为圆形,范围大小不等,发生突然,可以再生。③某些发热性疾病:如肠伤寒。④某些内分泌疾病:如甲状腺及垂体功能减退。⑤理化因素性脱发:如过量的放射线影响,某些抗癌药物如环磷酰胺等。

(十二)皮下结节

皮下结节较大的通过视诊即可发现,对较小的结节则必须触诊方能查及。无论大小结节均应触诊检查,注意其大小、硬度、部位、活动度及有无压痛等。不同原因导致的皮下结节有不同的特点。①位于关节附近,骨隆突附近,无压痛,圆形硬质小结多为风湿结节。②位于皮下肌肉表面,豆状硬韧可推动小结,无压痛,多为猪绦虫囊蚴结节。③如结节沿末梢动脉分布,可为结节性多动脉炎。④游走性皮下结节,见于一些寄生虫疾病。⑤无明显局部炎症,生长迅速的皮下结节,见于肿瘤所致皮下转移。

三、浅表淋巴结

淋巴结分布于全身,一般检查只能发现身体各部位的浅表淋巴结的变化。正常情况下,浅表淋巴结较小,直径多在 0.2~0.5 cm,质地柔软,表面光滑,与相邻组织无粘连,无压痛,不易触及。

(一)浅表淋巴结的分布部位

1. **头颈部淋巴结群** ①耳前淋巴结:位于耳屏前方。②耳后淋巴结:位于耳后乳突表面和胸锁乳突肌止点处,亦称为乳突淋巴结。③枕后淋巴结:位于枕部皮下,斜方肌起点与胸锁乳突肌止点之间。④颌下淋巴结:位于颌下腺附近,在下颌角与颏部的中间部位。⑤颏下淋巴结:位于颏下三角内,下颌舌骨肌表面,两侧下颌骨前端中点后方。⑥颈前淋巴结:位于胸锁乳突肌表面及下颌角处。⑦颈后淋巴结:位于斜方肌前缘。⑧锁骨上淋巴结:位于锁骨与胸锁乳突肌所形成的夹角处(图 3-9)。

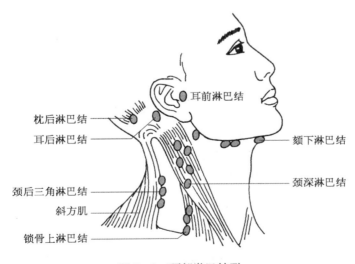

图 3-9 颈部淋巴结群

2. **上肢** ①腋窝淋巴结:是上肢最大的淋巴结组群,可分为 5 群:外侧淋巴结群、胸肌淋巴结群、肩胛下淋巴结群、中央淋巴结群和腋尖淋巴结群(图 3-10)。②滑车上淋巴结:位于上臂内侧,内上髁上方 3~4 cm 处,肱二头肌和肱三头肌之间的间沟内。

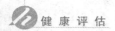

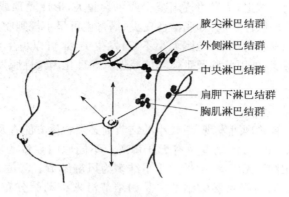

图 3 - 10 腋窝淋巴结的分布

3. 下肢　①腹股沟淋巴结:位于腹股沟韧带下方股三角内,分上下两群。②腘窝淋巴结:位于小隐静脉和腘静脉的汇合处。

浅表淋巴结以组群分布,一个组群的淋巴结收集一定区域的淋巴液。耳后、乳突区的淋巴结收集头皮范围内的淋巴液;颌下淋巴结群收集口底、颊黏膜和牙龈等处的淋巴液;颏下淋巴结收集颏下三角区内组织、唇和舌部的淋巴液;颈深淋巴结上群收集鼻咽部淋巴液,下群收集咽喉、气管、甲状腺等处的淋巴液;锁骨上淋巴结群左侧收集食管、胃等器官的淋巴液,右侧收集气管、胸膜、肺等处的淋巴液;腋窝淋巴结群收集躯干上部、乳腺和胸壁等处的淋巴液;腹股沟淋巴结群收集下肢及会阴部的淋巴液。局部炎症或肿瘤可引起相应区域的淋巴结肿大。

(二)淋巴结的检查

1. 检查方法　视诊和触诊是检查淋巴结的方法。视诊时要注意局部征象,包括皮肤是否隆起,颜色有无变化,有无瘢痕、瘘管等,也要注意全身状态。触诊是检查淋巴结的主要方法。检查时由浅入深滑动触诊。检查颈部淋巴结时让患者头稍低,使皮肤或肌肉放松,便于触诊。检查锁骨上淋巴结时,患者头部稍向前屈,用双手进行触诊,左手触诊右侧,右手触诊左侧。检查腋窝淋巴结时应以手扶患者前臂使其稍外展,以右手检查左侧,左手检查右侧,依次触诊腋尖群、中央群、胸肌群、肩胛下群和外侧群淋巴结。

发现淋巴结肿大时应注意其部位、大小、数目、硬度、活动度、有无压痛、有无粘连,局部皮肤有无红肿、瘢痕和瘘管等,同时寻找引起淋巴结肿大的原发病灶。

2. 检查顺序　淋巴结的检查可在全身体格检查时在相应身体部位检查过程中进行。为了避免遗漏应特别注意淋巴结检查的顺序。头颈部的检查顺序是:耳前、耳后、枕部、颌下、颏下、颈前、颈后及锁骨上淋巴结。上肢淋巴结的检查顺序是:腋窝淋巴结和滑车上淋巴结。下肢淋巴结的检查顺序是:腹股沟部(先查上群,后查下群)和腘窝淋巴结。

(三)淋巴结肿大的临床意义

1. 局部淋巴结肿大

(1)非特异性淋巴结炎:由引流区域的急、慢性炎症所引起。急性化脓性扁桃体炎、牙龈炎均可引起颈部淋巴结肿大。急性炎症初始,肿大的淋巴结柔软、有压痛、表面光滑、无粘连,肿大至一定程度即停止。慢性炎症时,淋巴结较硬,最终淋巴结可缩小或消退。

(2)淋巴结结核:常发生在颈部血管周围,呈多发性,质地较硬,大小不等,可互相粘连,或与周围组织粘连,如发生干酪性坏死,可触及波动感。晚期破溃后形成瘘管,愈合后可形成瘢痕。

(3)恶性肿瘤淋巴结转移:转移所致肿大的淋巴结,质地坚硬,或有橡皮感,表面可光滑或突起,与周围组织粘连,不易推动,一般无压痛。头颈部肿瘤如鼻咽癌可向颈部淋巴结转移;胸部肿瘤如肺癌可向右侧锁骨上或腋窝淋巴结群转移;胃癌和食管癌多向左侧锁骨上淋巴结群转移。

2. 全身淋巴结肿大 肿大的淋巴结可遍及全身,大小不等,无粘连。多见于淋巴瘤、白血病和传染性单核细胞增多症。

第三节 头部检查

头部及其器官是人体最重要的外形特征之一,是护士最先和容易见到的部分,仔细检查常常能提供很多有价值的资料,应进行全面的检查。

一、头皮和头发

1. 头发 头发的颜色、曲直和疏密度可因种族遗传因素和年龄而不同。儿童和老年人头发较稀疏,头发逐渐变白也是老年性改变。检查时要注意头发颜色、疏密度、质地、分布,有无脱发及其类型与特点。脱发可由疾病引起,如甲状腺功能减退、伤寒、斑秃、头皮脂溢性皮炎、发癣等疾病,或因放射治疗和肿瘤化疗引起。检查时要注意其发生部位、形状与头发改变的特点。

2. 头皮 检查时要在自然光线下分开头发观察头皮颜色,有无头皮屑、头癣、疖痈、外伤及瘢痕等。

二、头颅

头颅检查主要用视诊和触诊。应注意头颅大小、外形变化和有无异常活动。用双手仔细触诊头颅的每一个部位,了解其外形,有无压痛和异常隆起。

头颅的大小以头围来衡量,测量时以软尺自眉间绕到颅后通过枕骨粗隆绕头一周。成人头围平均≥53 cm。头颅畸形常见有以下几种。

1. 小颅 囟门过早闭合可形成小头畸形,常伴有智力发育障碍。

2. 巨颅 头颅的额、顶、颞及枕部突出膨大呈圆形,颈部静脉充盈,对比之下颜面很小。且由于颅内压增高,压迫眼球,形成双目下视,巩膜外露的特殊表情,称为落日现象,见于脑积水(图3-11)。

3. 方颅 前额左右突出,头顶平坦呈方形,多见于小儿佝偻病或先天性梅毒。

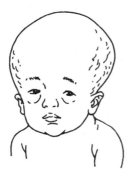

图3-11 脑积水

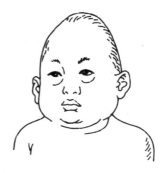

图3-12 尖颅

4. 尖颅 头顶部尖突高起,造成与颜面的比例异常,也称为塔颅。这是由于矢状缝和冠状缝过早闭合所致,见于先天性疾患尖颅并指(趾)畸形(图3-12)。

头部的运动异常,一般视诊即可发现。头部活动受限见于颈椎疾病;头部不随意颤动见于震颤麻痹;与颈动脉搏动一致的点头运动,称 Musset 征,见于重度主动脉瓣关闭不全。

三、颜面及其器官

颜面为头部前面不被头发遮盖的部分,一般分为椭圆形、方形和三角形。面部有诸多肌群,神经血管丰富,构成脸部特征和表情。面部器官主要有眼、耳、鼻和口腔。检查方法主要采用视诊和触诊。

(一) 眼

眼的检查包括视功能、外眼、眼前节和内眼检查 4 个部分。视功能检查包括视力、视野、色觉和立体视觉等检查;外眼检查包括眼睑、泪器、结膜、眼球位置和眼压检查;眼前节检查包括角膜、巩膜、前房、虹膜、瞳孔和晶状体;内眼检查即眼球后部,包括玻璃体和眼底,需用检眼镜在暗室内进行检查。

1. 视功能

(1) 视力:视力分为远视力和近视力,视力检测采用通用国际标准视力表进行。远视力检测采用远距离视力表。近视力检测采用近距离视力表。近视力检查能了解眼的调节能力,与远视力检查配合则可初步诊断是否有屈光不正(包括散光、近视及远视)和老视,或是有器质性病变,如白内障和眼底病变等。

(2) 视野:是指当眼球向正前方固视不动时所见的空间范围,与中央视力相对而言,它是周围视力,是检查黄斑中心凹以外的视网膜功能。采用手试对比检查法可粗略地测定视野。检查时护士和患者相对而坐,距离约 1 m,两眼分别检查。如检查右眼,则嘱其用手遮住左眼,右眼注视护士的左眼,此时护士亦将自己的右眼遮盖;然后护士将其手指置于自己与患者中间等距离处,分别自上、下、左、右等不同方位从外周逐渐向眼的中央部移动,嘱患者在发现手指时,立即示意。如能在各方向同时看到手指,则大致属正常视野。若对比检查法结果异常或疑有视野缺失,可利用视野计作精确的视野测定。

(3) 色觉:色觉异常分为色弱和色盲两种。色弱为对某种颜色的识别能力减低;色盲为对某种颜色的识别能力丧失。色盲又分为先天性与后天性两种。先天性色盲是遗传性疾病,以红绿色盲最常见;后天性者多由视网膜病变、视神经萎缩和球后视神经炎引起。

色觉检查应在适宜的光线下进行,让受检者在 50 cm 距离处读出色盲表上的数字或图像,若 5～10 s 内不能读出表上的彩色数字或图像,则可按色盲表的说明判断为某种色盲或色弱。

2. 外眼检查　眼的外部结构包括以下内容(图 3-13)。

(1) 眼眉:正常人眉毛内侧与中间部分比较浓密,外侧部分较稀。如外 1/3 的眉毛过于稀疏或

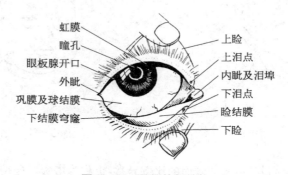

图 3-13　眼的外部结构

脱落,见于黏液性水肿、腺垂体功能减退症和麻风病。

（2）眼睑:常见的眼睑异常有以下几种。①睑内翻:由于瘢痕形成使睑缘向内翻转,常见于沙眼。②上睑下垂:双侧上睑下垂见于重症肌无力;单侧上睑下垂见于蛛网膜下腔出血、白喉、脑脓肿、脑炎及外伤等引起的动眼神经麻痹。③眼睑闭合不全:双侧眼睑闭合不全见于甲状腺功能亢进症;单侧闭合不全见于面神经麻痹。④眼睑水肿:眼睑皮下组织疏松,轻度或初发水肿常在眼睑表现出来。常见于肾炎、营养不良、慢性肝病、贫血和血管神经性水肿等。此外,还应注意眼睑有无包块、压痛、倒睫等。

（3）结膜:结膜分为睑结膜、穹窿部结膜与球结膜 3 个部分。检查上睑结膜时需翻转眼睑。翻眼睑时动作要轻巧、柔和,以免引起患者的痛苦和流泪,检查后要使眼睑恢复正常位置。

结膜常见的改变有:充血见于结膜炎、角膜炎;颗粒与滤泡见于沙眼;结膜苍白见于贫血;结膜发黄见于黄疸;如有散在不等的出血点,见于亚急性感染性心内膜炎;如伴充血和分泌物,见于急性结膜炎;若有大片的结膜下出血,见于高血压和动脉硬化。

（4）泪囊:请患者向上看,检查者用双手拇指轻压患者双眼内眦下方,即骨性眶缘下内侧,挤压泪囊,同时观察有无分泌物或泪液自上、下泪点溢出。若有黏液脓性分泌物流出,应考虑慢性泪囊炎。有急性炎症时应避免作此检查。

（5）眼球:检查时注意眼球的外形和运动（图 3-14）。眼球的异常表现有眼球突出、眼球下陷和眼球运动异常。①眼球突出:双侧眼球突出见于甲状腺功能亢进症;单侧眼球突出,多由于局部炎症或眶内占位性病变所致,偶见于颅内病变。②眼球下陷:双侧下陷见于严重脱水,老年人由于眶内脂肪萎缩亦有双眼眼球后退;单侧下陷,见于霍纳综合征和眶尖骨折。③眼球运动异常:检查者将示指置于患者眼前 30～40 cm 处,嘱其固定头部,眼球随检查者示指所指方向移动,按左、左上、左下、右、右上、右下 6 个方向的顺序进行。当动眼、滑车、展神经麻痹时,眼球运动障碍伴复视。由支配眼肌运动的神经麻痹所产生的斜视,称为麻痹性斜视,多由颅脑外伤、鼻咽癌、脑炎、脑膜炎、脑脓肿和脑血管病变所引起。双侧眼球有规律的快速往返运动,称为眼球震颤。自发性眼球震颤见于耳源性眩晕、小脑疾患和视力严重低下等。

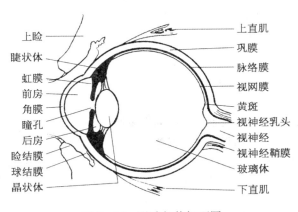

上睑　　　　　　　　　　上直肌
睫状体　　　　　　　　　巩膜
虹膜　　　　　　　　　　脉络膜
前房　　　　　　　　　　视网膜
角膜　　　　　　　　　　黄斑
瞳孔　　　　　　　　　　视神经乳头
后房　　　　　　　　　　视神经
睑结膜　　　　　　　　　视神经鞘膜
球结膜　　　　　　　　　玻璃体
晶状体　　　　　　　　　下直肌

图 3-14　眼球矢状切面图

（6）眼内压:眼内压可采用触诊法或眼压计来检查。眼内压减低见于眼球萎缩或脱水,眼内压增高见于青光眼等。

3. 眼前节检查

（1）角膜:是位于眼球前部略向前凸透明横椭圆形透明组织。其表面有丰富的感觉神经末梢,因而感觉十分灵敏。检查时用斜照光更易观察其透明度,注意有无云翳、白斑、软化、溃疡及新生血

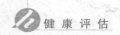

管等。云翳与白斑如发生在角膜的瞳孔部位可影响视力;角膜周围血管增生见于严重沙眼;角膜软化见于婴幼儿营养不良、维生素 A 缺乏等;角膜边缘及周围出现灰白色混浊环,多见于老年人,又称老年环,是类脂质沉着的结果,患者无自觉症状,不妨碍视力;角膜边缘出现黄色或棕褐色的色素环,是铜代谢障碍的结果,见于肝豆状核变性。

(2) 巩膜:正常巩膜不透明,又因血管极少,故为瓷白色。在发生黄疸时,巩膜比黏膜更先出现黄染而容易被发现。中年以后在内眦部可出现黄色斑块,为脂肪沉着所形成,这种斑块呈不均匀分布,应与黄疸鉴别。

(3) 虹膜:虹膜是眼球葡萄膜的最前部分,中央有圆形孔洞即瞳孔,虹膜内有瞳孔括约肌和扩大肌,能调节瞳孔的大小。正常虹膜纹理近瞳孔部分呈放射状排列,周边呈环形排列。纹理模糊或消失见于虹膜炎症、水肿和萎缩。虹膜形态异常或有裂孔见于虹膜后粘连、外伤和先天性虹膜缺损等。

(4) 瞳孔:检查时应注意瞳孔的形状、大小、双侧是否等圆、等大,对光反射及集合反射等。①形状与大小:瞳孔正常为圆形,直径 3~4 mm,双侧等大。青光眼或眼内肿瘤时可呈椭圆形,虹膜粘连时形状可不规则。瞳孔缩小见于虹膜炎症、有机磷类农药中毒、药物(毛果芸香碱、吗啡和氯丙嗪)反应等。瞳孔扩大见于外伤、颈交感神经受刺激、青光眼绝对期、视神经萎缩、药物(阿托品和可卡因)影响等。双侧瞳孔大小不等,常提示有颅内病变,如脑外伤、脑肿瘤、中枢神经梅毒及脑疝等。双侧瞳孔不等,且变化不定,可能是中枢神经和虹膜的神经支配障碍。②对光反射:是判断瞳孔功能活动的检查,分为直接对光反射和间接对光反射。直接对光反射是指用手电筒直接照射一侧瞳孔,当眼受到光线刺激后同侧瞳孔立即缩小,移开光源后瞳孔迅速复原。间接对光反射是指光线照射一眼时,另一眼瞳孔立即缩小,移开光线,瞳孔复原。瞳孔对光反射迟钝或消失,见于昏迷患者;双侧瞳孔散大伴对光反射消失为濒死状态的表现。③集合反射:嘱患者注视 1 m 以外的目标,通常是检查者的示指尖,然后将目标逐渐移至近眼球 5~10 cm 处,正常人可见双眼内聚,瞳孔缩小,称为集合反射。动眼神经功能损害时,睫状肌和双眼内直肌麻痹,集合反射和调节反射均消失。

4. 眼底检查　眼底需借助检眼镜进行检查。检查眼底主要观察的项目有视神经乳头、视网膜血管、黄斑区和视网膜各象限。应注意视神经乳头的颜色、边缘、大小、形状、视网膜有无出血和渗出物、动脉有无硬化等。高血压、动脉硬化、慢性肾炎、糖尿病等可有视神经乳头及视网膜血管的特征性异常改变。视神经乳头水肿常见于颅内肿瘤、脑脓肿、外伤性脑出血、脑膜炎及脑炎等引起颅内压增高的疾病,其发生的原理是颅内压增高后影响视网膜中央静脉的回流。

(二) 耳

耳是听觉和平衡器官,分外耳、中耳和内耳 3 个部分。

1. 外耳

(1) 耳郭:检查时注意有无发育畸形、瘘管、外伤瘢痕、红肿、结节和低垂耳等。痛风患者可在耳郭上触及痛性小结节,为尿酸钠沉着的结果。耳郭红肿并有局部发热和疼痛,见于感染。牵拉和触诊耳郭引起疼痛,常提示有炎症。

(2) 外耳道:观察皮肤是否正常、有无溢液。有黄色液体流出并有疼痛为外耳道炎,外耳道内有局部红肿疼痛,并有耳郭牵拉痛则为疖肿。有脓液流出并有全身中毒症状,则应考虑急性中耳炎。有血液或脑脊液流出,提示颅底骨折。对耳鸣患者则应注意是否存在外耳道瘢痕狭窄、耵聍或异物堵塞。

2. 中耳　观察鼓膜是否穿孔,注意穿孔位置,如有溢脓并有恶臭,可能为胆脂瘤型中耳炎。

3. 乳突　为耳郭后方的骨性隆起,内腔为大小不等的骨松质小房,与中耳相通。患化脓性中耳炎引流不畅时可蔓延为乳突炎,检查时可见耳郭后皮肤红肿,乳突有明显压痛,严重时可继发耳源性脑脓肿或脑膜炎。

4. 听力　粗略的检查可在静室内完成,患者闭目坐于椅上,用手指堵塞非受检耳,检查者立于背后,手持嘀哒手表或用捻指声从 1 m 以外逐渐向耳部移动,直至听到为止。听力正常时在 1 m 处即可听到嘀哒声或捻指声。精确法为使用规定频率的音叉或电测听器设备进行测试,对明确诊断更有价值。听力减退见于外耳道有耵聍或异物、局部或全身血管硬化、听神经损害、中耳炎和耳硬化等。

(三)鼻

检查鼻部皮肤颜色和外形,鼻道是否通畅,有无脓、血性分泌物,鼻窦有无压痛。

1. 外形　鼻根部皮肤较薄,鼻尖部最厚。检查时注意鼻部皮肤颜色和鼻形的改变。鼻梁皮肤出现黑褐色斑点或斑片为日晒后或慢性肝病所致的色素沉着。鼻梁部皮肤出现红色斑块,病损处高起皮面并向两侧面颊部扩展,见于系统性红斑狼疮。鼻尖和鼻翼部位的皮肤发红,并有毛细血管扩张和组织肥厚,见于酒渣鼻。鼻腔完全堵塞,鼻梁宽平如蛙状,称为蛙状鼻,见于肥大的鼻息肉患者。鼻骨破坏后鼻梁塌陷,称鞍鼻,见于鼻骨骨折、鼻骨发育不良、先天性梅毒和麻风病。

2. 鼻翼煽动　吸气时鼻孔开大,呼气时鼻孔回缩,见于大叶性肺炎、支气管哮喘和心源性哮喘发作时。

3. 鼻中隔　正常成人的鼻中隔很少完全正中,多数稍有偏曲。如有明显偏曲,并产生呼吸障碍,称为鼻中隔偏曲,严重的高位偏曲可压迫鼻甲,引起神经性头痛,也可因偏曲部骨质刺激黏膜而引起出血。鼻中隔出现孔洞称为鼻中隔穿孔,吸气时可听到鼻腔中有哨声,检查时用小型手电筒照射一侧鼻孔,可见对侧有亮光透入。穿孔多为鼻腔慢性炎症、外伤等引起。

4. 鼻出血　多为单侧,见于外伤、鼻腔感染、局部血管损伤、鼻腔肿瘤、鼻中隔偏曲等。双侧出血多由全身性疾病引起,如流行性出血热、伤寒等发热性传染病,血小板减少性紫癜、再生障碍性贫血、白血病和血友病等血液系统疾病,高血压、肝脏疾病、维生素 C 或维生素 K 缺乏等。妇女如发生周期性鼻出血则应考虑子宫内膜异位症。

5. 鼻腔黏膜　急性鼻黏膜肿胀伴有鼻塞和流涕,见于急性鼻炎。慢性鼻黏膜肿胀见于慢性鼻炎。鼻黏膜萎缩、鼻腔分泌物减少、鼻甲缩小、鼻腔宽大、嗅觉减退或丧失,见于慢性萎缩性鼻炎。

6. 鼻腔分泌物　鼻腔黏膜受到各种刺激时会产生过多的分泌物。清稀无色的分泌物为卡他性炎症,黏稠发黄或发绿的分泌物为鼻或鼻窦的化脓性炎症所致。

7. 鼻窦　鼻窦为鼻腔周围含气的骨质空腔,共 4 对(图 3-15)。皆有窦口与鼻腔相通,当引流不畅时易发生炎症。鼻窦炎时可出现鼻塞、流涕、头痛和鼻窦压痛。各鼻窦区压痛检查法如下。

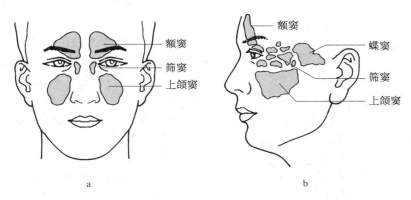

图 3-15　鼻窦位置示意图
a. 正面图;b. 侧面图

(1)上颌窦:检查者双手固定于患者的两侧耳后,将拇指分别置于左右颧部向后按压,询问有无压痛,并比较两侧压痛有无区别。

(2)额窦:检查者两手固定于患者两侧耳后,双手拇指分别置于左右眼眶上缘内侧,用力向后向

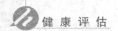

上按压。询问有无压痛,两侧有无差异。

(3)筛窦:双手固定于患者两侧耳后,双侧拇指分别置于鼻根部与眼内眦之间向后方按压,询问有无压痛。

(4)蝶窦:解剖位置较深,不能在体表进行检查。

(四)口

口的检查从外向内顺序检查口唇、口腔内器官和组织以及口腔气味等。

1. **口唇** 注意口唇颜色、有无疱疹、口角糜烂或歪斜。口唇被覆黏膜,毛细血管丰富。正常人口唇红润光泽。口唇苍白见于贫血、虚脱;口唇发绀为血液中还原血红蛋白增加所致,见于心肺功能不全;口唇呈樱桃红色见于一氧化碳中毒。急性发热性疾病者常有口唇疱疹,多为单纯疱疹病毒感染所致。口角糜烂见于核黄素缺乏。口角歪斜见于面神经瘫痪或脑血管意外。

2. **口腔黏膜** 注意口腔黏膜颜色,有无出血点、溃疡及真菌感染。正常口腔黏膜光洁呈粉红色。口腔黏膜苍白见于贫血。黏膜白斑是指黏膜上出现点片状白色病变,如表面突起或与周边有明显界限可为癌前病变。如出现蓝黑色色素沉着斑片多为肾上腺皮质功能减退症。黏膜瘀点、瘀斑,见于出血性疾病。相当于第二磨牙的颊黏膜处针尖大小白色斑点,称为麻疹黏膜斑,为麻疹早期特征。黏膜溃疡见于口腔炎症,可为慢性复发性口疮。鹅口疮为白念珠菌感染所引起,黏膜上有白色或灰白色凝乳块状物,多见于重病衰弱者或长期使用广谱抗生素和抗肿瘤药物后。

3. **牙齿** 检查时注意有无龋齿、残根、缺牙和义齿等,有牙齿疾患时,应按下列格式标明部位。

上

右	8	7	6	5	4	3	2	1	1	2	3	4	5	6	7	8	左
	8	7	6	5	4	3	2	1	1	2	3	4	5	6	7	8	

下

1. 中切牙 2. 侧切牙 3. 尖牙 4. 第一前磨牙 5. 第二前磨牙 6. 第一磨牙 7. 第二磨牙 8. 第三磨牙

正常牙齿呈瓷白色。黄褐色牙称斑釉牙,为长期饮用含氟量较高的水所致。如发现中切牙切缘呈月牙形凹陷且牙间隙分离过宽,称为哈钦森牙,为先天性梅毒的重要体征之一;单纯牙间隙过宽见于肢端肥大症。特别要注意有无活动义齿并详细记录,对患者进行特殊检查、手术前准备和抢救有特殊意义。

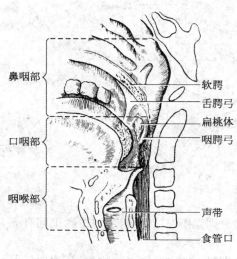

图 3-16 咽部分区

鼻咽部
软腭
舌腭弓
扁桃体
咽腭弓
口咽部
咽喉部
声带
食管口

4. **牙龈** 正常牙龈呈粉红色,检查时注意牙龈颜色,有无肿胀、溢脓及出血。牙龈肿胀、溢脓见于慢性牙周炎。牙龈出血见于牙石、肝脏疾病或出血性疾病。牙龈游离缘出现蓝灰色点线称为铅线,是铅中毒的特征。

5. **舌** 正常人舌质淡红,表面湿润,覆有薄白苔,伸出居中,活动自如无颤动。检查时嘱患者伸出舌体,舌尖翘起,左右侧移,以观察舌质、舌苔及舌的运动状态。舌头萎缩,舌面光滑呈粉红色或红色,见于贫血或营养不良。舌呈紫色见于心功能不全。舌鲜红伴舌乳头肿胀凸起,称草莓舌,见于猩红热或长期发热的患者。舌面干燥,舌体缩小,称干燥舌,见于严重脱水、阿托品作用或放射治疗后。伸舌有细微震颤,见于甲状腺功能亢进症;舌偏斜见于舌下神经麻痹。

6. **咽部及扁桃体** 咽部分为3个部分(图3-16):鼻咽、口咽和喉咽。

（1）鼻咽：位于软腭平面之上、鼻腔的后方，在儿童期这个部位淋巴组织丰富称为腺状体，青春期前后萎缩，如过度肥大，可发生鼻塞、张口呼吸和语音单调。如一侧有血性分泌物和耳鸣、耳聋，应考虑早期鼻咽癌。

（2）口咽：位于软腭平面之下、会厌上缘的上方；前方直对口腔，软腭向下延续形成前后两层黏膜皱襞，前面的黏膜皱襞称为舌腭弓，后称为咽腭弓。扁桃体位于舌腭弓和咽腭弓之间的扁桃体窝中。咽腭弓的后方称咽后壁，一般咽部检查即指这个范围。

检查咽部时，嘱患者坐于椅上，头稍后仰，张口发"啊"音，此时检查者用压舌板在舌的前2/3与后1/3交界处迅速下压，此时软腭上抬，在照明的配合下可见软腭、腭垂、软腭弓、扁桃体和咽后壁等。注意颜色、对称性、有无充血、肿胀、分泌物及扁桃体大小。

急性咽炎时，咽部黏膜充血、红肿、黏液分泌增多。慢性咽炎时，咽部发红，表面粗糙，可见淋巴滤泡呈簇状增生。急性扁桃体炎时，腺体肿大，扁桃体隐窝内有黄白色分泌物形成假膜，易拭去，此可与咽白喉鉴别。扁桃体肿大分为三度：不超过咽腭弓者为Ⅰ度；超过咽腭弓者为Ⅱ度；达到或超过咽后壁中线者为Ⅲ度（图3-17）。

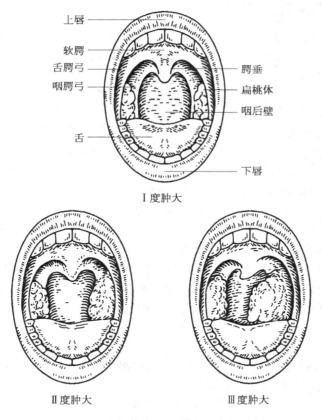

图3-17 扁桃体位置及其大小分度示意图

（3）喉咽：位于口咽之下，其前方通喉腔，下端通食管，此部分的检查要用间接或直接喉镜才能进行。

7. 喉 位于喉咽之下，向下连接气管。喉为软骨、肌肉韧带、纤维组织及黏膜所组成的一个管腔结构，是发音的主要器官。急性炎症时可出现急性声音嘶哑或失音，喉癌时可出现慢性失音。喉的神经支配有喉上神经与喉返神经。上述神经受到损害，如纵隔或喉肿瘤时，可引起声带麻痹以至失音。

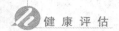

8. 口腔的气味　健康人口腔无特殊气味。如有特殊气味称为口臭,可由口腔局部或全身性疾病引起。牙龈炎、龋齿及牙周炎可产生口臭。疾病引起的口臭可包括:糖尿病酮症酸中毒患者有烂苹果味,尿毒症患者有尿味,肝坏死患者口腔中有肝臭味,肝脓肿患者呼吸时可发生组织坏死的臭味,有机磷杀虫药中毒的患者口腔中可闻及大蒜味。

9. 腮腺　正常人腮腺体薄而软,不能触及其轮廓。腮腺导管开口位于上颌第二磨牙相对的颊黏膜上。检查时注意导管口有无分泌物。急性腮腺炎时,腮腺肿大,视诊可见以耳垂为中心的隆起,有压痛,腮腺导管口红肿。腮腺混合瘤时,质韧呈结节状,边界清楚、可移动。腮腺恶性肿瘤质硬,有痛感,发展迅速,与周围组织有粘连,可伴有面瘫。

第四节　颈　部　检　查

颈部检查应在平静、自然状态下进行,患者尽量取舒适坐位,充分暴露颈部和肩部,手法应轻柔。

一、颈部外形与运动

正常人颈部直立,两侧对称,屈伸、转动自如。男性甲状软骨较突出,女性则平坦不显著,转头时可见胸锁乳突肌突起。头稍后仰,更易发现颈部有无包块、瘢痕和两侧是否对称。

检查时应注意颈部静态与动态时的改变。头部向一侧偏斜称为斜颈,见于颈肌外伤、瘢痕收缩、先天性颈肌挛缩或斜颈。如头不能抬起,见于严重消耗性疾病的晚期、重症肌无力和进行性肌萎缩等。颈部活动受限伴疼痛,可见于软组织炎症、颈肌扭伤、肥大性脊椎炎、颈椎结核或肿瘤等。颈项强直为脑膜刺激征,见于脑膜炎、蛛网膜下腔出血等。

二、颈部皮肤与包块

1. 颈部皮肤　检查时应注意有无蜘蛛痣、瘢痕、瘘管、感染和神经性皮炎等局限性或广泛性病变。

2. 颈部包块　发现包块时应注意其部位、数目、大小、质地、活动度、有无压痛和与周围组织的关系。如为颈部淋巴结肿大,质地不硬,有轻度压痛时,可能是非特异性淋巴结炎;如质地较硬,且有头颈部、胸腔、纵隔病变的症状或体征,一定要考虑恶性肿瘤的淋巴结转移;如果为全身性、无痛性淋巴结肿大,多见于血液系统疾病。如包块圆形、表面光滑、有囊性感且无全身症状,则应考虑囊肿的可能。肿大的甲状腺和甲状腺源的包块可随吞咽动作上下移动,可与颈部包块鉴别。

三、颈部血管

正常人去枕平卧时颈静脉是充盈的,充盈的水平仅限于锁骨上缘至下颌角的下 2/3 内。在坐位或半坐位(即上身与水平面呈 45°)时,颈静脉是塌陷的。如果在坐位或半坐位时静脉充盈度超过正常水平,称为颈静脉怒张。颈静脉怒张提示静脉压增高,见于右心衰竭、缩窄性心包炎、心包积液或上腔静脉阻塞综合征,以及胸腔、腹腔压力增加等情况。颈静脉搏动可见于三尖瓣关闭不全等。

正常人颈动脉搏动在静息状态下不易看到。如在静息状态下出现明显的颈动脉搏动,称为颈动脉异常搏动,多见于主动脉瓣关闭不全、高血压、甲状腺功能亢进症及严重贫血。因颈静脉和颈动脉都可能发生搏动,而且部位相近,检查时应注意鉴别。一般静脉搏动柔和,范围弥散,触诊时无搏动感。动脉搏动比较强劲,为膨胀性,搏动感明显。

当右心衰竭、心包积液时,由于肝淤血,检查者用手持续按压患者右上腹部 30～60 s 后,其颈静脉怒张更加明显,此为肝颈静脉反流征阳性。

四、甲状腺

正常甲状腺位于甲状软骨下方或两侧(图3-18),表面光滑,柔软不易触及,作吞咽动作时可随吞咽上下移动。检查方法采用视诊、触诊和听诊。

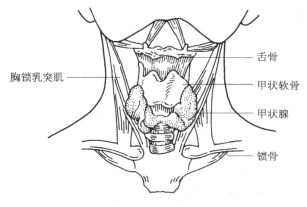

图3-18 甲状腺位置图

1. **视诊** 患者取坐位,头稍后仰,作吞咽动作,甲状腺可随吞咽上下移动。视诊时主要观察甲状腺的大小和对称性。正常人甲状腺外观不突出,青春发育期女性可略增大。

2. **触诊** 包括甲状腺峡部和甲状腺侧叶的检查。

(1) 甲状腺峡部:位于环状软骨下方第2至第4气管环前面。检查时检查者立于患者前面用拇指或立于后面用示指从胸骨上切迹向上触摸,感觉气管前软组织,判断有无增厚,嘱其吞咽,感觉此软组织的滑动,判断有无增大和肿块。

(2) 甲状腺侧叶

1) 前面触诊法:检查者立于患者前面,检查左叶时,检查者右手拇指置于患者环状软骨下气管右侧,将甲状腺轻推向左侧,其余示、中、环三指触摸甲状腺左叶的轮廓、大小及表面情况(图3-19)。用同法检查右侧。

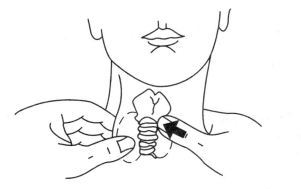

图3-19 从前面触诊甲状腺

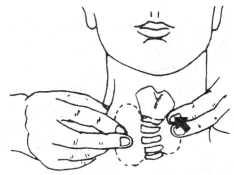

图3-20 从后面触诊甲状腺

2) 后面触诊法:检查者立于患者背面,检查左叶时,右手示指及中指在甲状软骨下气管右侧向左轻推甲状腺右叶,左手示、中、环三指触摸甲状腺左叶,触诊时嘱患者配合吞咽动作,随吞咽而上下移动者即为甲状腺。用同法检查右侧。注意甲状腺的轮廓大小及表面情况,有无压痛及震颤(图3-20)。

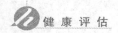

健康评估

3. 听诊　触及肿大的甲状腺时应以听诊器置于肿大的甲状腺上进行听诊。甲状腺功能亢进时,可闻及连续性静脉"嗡鸣"音。弥漫性甲状腺肿伴功能亢进者可听到收缩期动脉杂音。

4. 甲状腺肿大　甲状腺肿大可分 3 度。不能看出肿大但能触及者为Ⅰ度;能看到肿大又能触及,但在胸锁乳突肌以内者为Ⅱ度;超过胸锁乳突肌外缘者为Ⅲ度。引起甲状腺肿大的常见疾病有以下几种。

(1) 甲状腺功能亢进症:肿大的甲状腺质地柔软,触诊时可有震颤,可能听到"嗡鸣"样血管杂音,是血管增多、增粗及血流增速的结果。

(2) 单纯性甲状腺肿:腺体肿大明显,可为弥漫性或结节性,不伴有甲状腺功能亢进体征。

(3) 甲状腺癌:触诊时包块可有结节感,结节不规则、质硬。因发展较慢,体积有时不大,易与甲状腺腺瘤、颈前淋巴结相混淆。

(4) 甲状旁腺腺瘤:甲状旁腺位于甲状腺之后,发生腺瘤时可使甲状腺突出,检查时也随吞咽移动,需结合甲状腺功能亢进的临床表现加以鉴别。

五、气管

正常人气管位于颈前正中部。检查时让患者取坐位或仰卧位,颈部处于正中位置。检查者将右手示指与环指分别置于两侧胸锁关节上,然后将中指置于气管之上,观察中指是否在示指与环指中间。正常人两侧距离相等,示气管居中。两侧距离不等示气管移位。如大量胸腔积液、积气、纵隔肿瘤以及单侧甲状腺肿大可将气管推向健侧,而肺不张、肺纤维化和胸膜增厚粘连可将气管拉向患侧。

第五节　胸部检查

胸部是指颈部以下和腹部以上的区域,主要包括胸壁、胸廓、乳房、气管、支气管、肺、心脏、血管、淋巴结、食管、纵隔等。胸部检查应在安静、温暖和光线充足的环境下进行,被检查者取坐位或卧位。按视、触、叩、听的顺序进行,先检查前胸部和侧胸部,再检查背部,注意两侧的对比。

一、胸部的体表标志

胸部的体表标志包括骨骼标志、自然陷窝和解剖区域人工划线,在胸部检查时用于标记正常胸部脏器的轮廓和位置。

(一) 骨骼标志

1. 胸骨上切迹　位于胸骨柄上方。正常情况下气管位于切迹正中。

2. 胸骨角　又称 Louis 角,由胸骨柄和胸骨体连接处稍向前方突起而成。两侧分别与左右第 2 肋软骨相连,是计数前胸壁肋骨和肋间隙的重要标志。胸骨角的部位相当于左右主支气管的分叉处、心房上缘、上下纵隔交界处及第 4 或第 5 胸椎的水平(图 3-21)。

3. 剑突　为胸骨体下端的突出部分,呈三角形,其底部与胸骨体相连接(图 3-21)。

4. 胸骨下角　又称腹上角。为左右肋弓在胸骨下端会合形成的夹角,正常为 70°~110°,瘦长体型者较锐,矮胖者较钝,深吸气时可稍增宽。其后方为肝脏左叶、胃及胰腺所在的区域(图 3-21)。

5. 肋间隙　两肋骨之间的空隙称为肋间隙,用以标记病变的水平位置。第 1、第 2 肋骨之间的间隙为第 1 肋间隙,依此类推。前胸壁的水平位置常用肋骨或者肋间隙表示(图 3-21)。

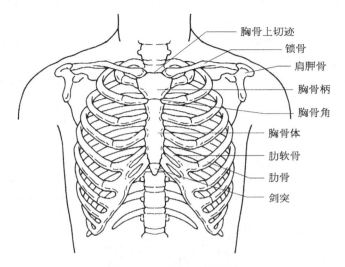

图 3-21 胸壁骨骼标志

6. **肩胛骨** 位于后胸壁第 2~8 肋骨之间,呈三角形扁骨,其最下端称肩胛下角。当患者取直立位两上肢自然下垂时,肩胛下角相当于第 7 或第 8 肋骨水平,或相当于第 8 胸椎水平,常以此作为后胸部计数肋骨的标志(图 3-22)。

7. **脊柱棘突** 为后正中线的标志。以第 7 颈椎棘突最为突出,其下为第 1 胸椎。常以此作为计数胸椎的标志(图 3-22)。

8. **肋脊角** 为第 12 肋骨与脊柱构成的夹角,其前方为肾脏和输尿管上端所在的区域(图 3-22)。

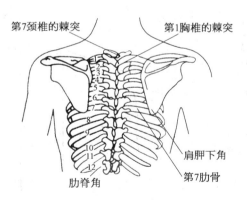

图 3-22 后胸壁骨骼标志

(二)自然陷窝和解剖区域

1. **胸骨上窝** 为胸骨柄上方的凹陷处,正常气管位于其后(图 3-23)。

2. **锁骨上窝(左、右)** 为锁骨上方的凹陷部,相当于两肺尖的上部(图 3-23)。

3. **锁骨下窝(左、右)** 为锁骨下方的凹陷部,其下界为第 3 肋骨下缘,相当于两肺尖的下部(图 3-23)。

4. **腋窝(左、右)** 为上肢内侧与胸壁相连处的凹陷部(图 3-24)。

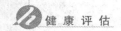

健康评估

5. 肩胛上区（左、右）　为肩胛冈以上的区域，其外上界是斜方肌的上缘，相当于两肺尖的下部（图 3-25）。

6. 肩胛下区（左、右）　为两肩胛下角连线与第 12 胸椎水平线之间的区域，后正中线将此区分为左右两部分（图 3-25）。

7. 肩胛间区（左、右）　为两肩胛骨内缘之间的区域，后正中线将此区分为左右两部分（图 3-25）。

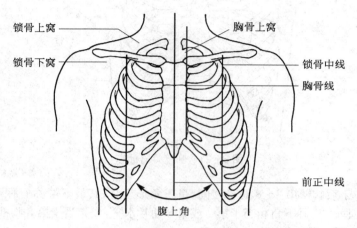

图 3-23　前胸壁自然陷窝和人工划线

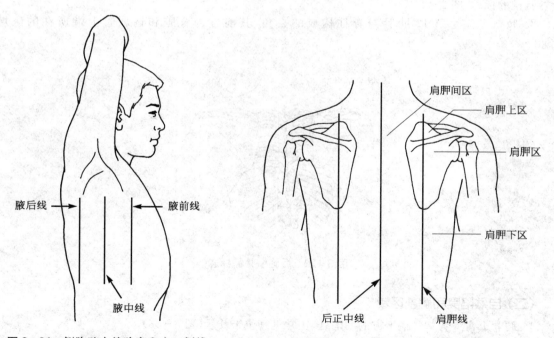

图 3-24　侧胸壁自然陷窝和人工划线　　　　**图 3-25　后胸壁的分区和人工划线**

（三）人工划线

1. 前正中线　即胸骨中线。为通过胸骨正中的垂直线（图 3-23）。

2. 锁骨中线（左、右） 为通过锁骨的肩峰端与胸骨端两者中点的垂直线。即通过锁骨中点向下的垂直线（图 3-23）。

3. 胸骨线（左、右） 为沿胸骨边缘与前正中线平行的垂直线（图 3-23）。

4. 胸骨旁线（左、右） 为通过胸骨线和锁骨中线中间的垂直线（图 3-23）。

5. 腋前线（左、右） 为通过腋窝前皱襞沿前侧胸壁向下的垂直线（图 3-24）。

6. 腋后线（左、右） 为通过腋窝后皱襞沿后侧胸壁向下的垂直线（图 3-24）。

7. 腋中线（左、右） 为自腋窝顶端于腋前线和腋后线之间的中点向下的垂直线（图 3-24）。

8. 后正中线 即脊柱中线。为通过椎骨棘突或沿脊柱正中下行的垂直线（图 3-25）。

9. 肩胛线（左、右） 为两臂自然下垂时通过肩胛下角的垂直线（图 3-25）。

二、胸壁、胸廓和乳房

（一）胸壁

胸壁检查主要通过视诊和触诊进行，除应注意营养状态、皮肤、淋巴结和骨骼肌的发育等情况外，还应注意以下内容。

1. 静脉 正常胸壁无明显静脉可见。当上腔静脉或下腔静脉血流受阻建立侧支循环时，可见胸壁静脉充盈或曲张。上腔静脉阻塞时，静脉血流方向为自上而下；下腔静脉阻塞时，血流方向则自下而上。

2. 皮下气肿 胸部皮下组织有气体积存时称为皮下气肿。视诊可见胸壁外观肿胀，用手按压皮下气肿的皮肤，引起气体在皮下组织内移动，可出现捻发感或握雪感。用听诊器按压皮下气肿部位时，可听到类似捻动头发的声音，即皮下气肿捻发音。胸部皮下气肿多由肺、气管或胸膜受损后，气体自病变部位逸出，存积于皮下组织所致。常见于胸腔穿刺后、外伤、肋骨骨折和自发性气胸等，偶见于产气杆菌感染。严重者气体可由胸壁皮下向颈部、腹部或其他部位的皮下蔓延。

3. 胸壁压痛 正常情况下胸壁无压痛。肋骨骨折、肋软骨炎、肋间神经炎和胸壁软组织炎时，胸壁局部可有压痛。骨髓异常增生时，胸骨下端可有明显压痛和叩击痛，如白血病。

4. 肋间隙 检查时注意肋间隙有无回缩或膨隆。吸气时肋间隙回缩提示呼吸道阻塞，气体不能顺利进入肺内。肋间隙膨隆见于大量胸腔积液、张力性气胸或严重肺气肿患者用力呼气时。胸壁肿瘤、主动脉瘤和儿童心脏明显肿大者，其相应局部的肋间隙常膨出。

（二）胸廓

正常胸廓的大小和外形个体间有一定的差异。一般来说，两侧大致对称，呈椭圆形。胸廓外形可因年龄不同而有变化。成人胸廓前后径较左右径短，两者的比例约为 1:1.5。小儿和老年人胸廓的前后径略小于或者等于左右径，呈圆柱形。常见的胸廓外形改变见图 3-26。

1. 扁平胸 胸廓扁平，前后径短于左右径的一半。见于瘦长体型者，也可见于慢性消耗性疾病，如肺结核、肿瘤晚期等。

2. 桶状胸 胸廓呈圆桶状，前后径增加，可与左右径相等或超过左右径，肋骨上抬，斜度变小，肋间隙增宽饱满，腹上角增大。见于老年人、小儿、矮胖体型者及严重肺气肿患者（图 3-26）。

3. 佝偻病胸 为佝偻病所致的胸廓改变，多见于儿童。常有如下改变。

（1）佝偻病串珠：前胸部两侧各肋软骨与肋骨交界处隆起，呈串珠状。

（2）肋膈沟：下胸部前面的肋骨外翻，自剑突沿膈附着的部位其胸壁向内凹陷形成的沟状带。

（3）漏斗胸：胸骨剑突处显著内陷，胸廓呈漏斗状（图 3-26）。

（4）鸡胸：胸廓前后径稍长于左右径，其上下距离较短，胸骨下端前突，胸廓前侧壁肋骨凹陷，犹如鸡的胸廓（图 3-26）。

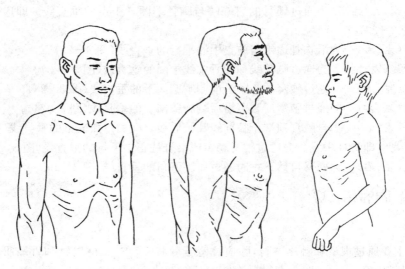

图3-26   正常胸廓及常见胸廓外形的改变

4. 胸廓一侧变形   胸廓一侧膨隆多见于大量胸腔积液、气胸或一侧严重代偿性肺气肿。胸廓一侧平坦或凹陷常见于肺不张、肺纤维化、胸膜广泛粘连和增厚等。

5. 胸廓局部隆起   常见于心脏明显扩大、大量心包积液、幼年时期发生的风湿性心脏瓣膜病、主动脉瘤及胸内或胸壁肿瘤等。此外，还可见于肋软骨炎和肋骨骨折等。

6. 脊柱畸形引起的胸廓改变   严重的脊柱前凸、后凸或侧凸，可使胸廓两侧不对称，肋间隙增宽或变窄，胸腔内器官与胸壁表面体表标志关系发生改变。严重者可引起呼吸、循环功能障碍。常见于脊柱结核和外伤等（图3-26）。

（三）乳房

正常儿童及男性乳房一般不明显，乳头大致位于锁骨中线第4肋间隙。正常女性乳房于青春期逐渐增大，呈半球形，乳头也逐渐长大呈圆柱形，乳头和乳晕色泽较深。妊娠和哺乳期乳房明显增大，乳晕扩大，颜色加深，腋下丰满，乳房皮肤可见浅表静脉扩张。中、老年妇女乳房多下垂。

检查乳房时，患者取坐位或仰卧位，在良好的光线下，充分暴露胸部，一般先视诊，后触诊，按正确的顺序逐步进行。应注意检查双侧乳房，不能仅检查患者主诉不适的部位，以免发生遗漏。除检查乳房外，还应检查引流乳房部位的淋巴结。

1. 视诊

（1）对称性：应注意双侧乳房大小、形状及位置是否对称。正常女性坐位时双侧乳房基本对称，轻度不对称者可为双侧乳房发育程度不同所致。一侧乳房明显增大，见于先天畸形、囊肿、肿瘤或炎症等。一侧乳房明显缩小，则多为发育不全之故。

（2）乳房皮肤：正常时无红肿、溃疡、瘢痕及局部回缩等，皮肤发红提示局部炎症或癌肿累及浅表淋巴管引起的癌性淋巴管炎，常伴有局部红、肿、热、痛；后者局部皮肤常呈深红色，不伴有热痛，可予鉴别。乳房肿瘤时，常因血供增加，皮肤浅表血管清晰可见。乳房水肿可使毛囊和毛囊孔明显可见，见于乳腺癌或炎症。癌性水肿为癌细胞堵塞皮肤淋巴管引起的淋巴水肿，此时，因毛囊及毛囊孔明显下陷，故局部皮肤外观呈"橘皮"或"猪皮"样改变，称为"橘皮征"。炎性水肿则是由于炎症刺激使毛细血管通透性增加，血浆渗出至血管外，并进入细胞间隙所致，常伴有皮肤发红。皮肤回缩可由于外伤或炎症使局部脂肪坏死，成纤维细胞增生，造成受累区域乳房表层和深层之间悬韧带纤维缩短所致。如无明确的乳房炎症或外伤史，则应注意恶性肿瘤的可能，特别是在尚无局部肿块、皮肤固定和溃疡等晚期乳癌表现的患者。轻度的皮肤回缩,常为早期乳癌的征象。为了能早期发现乳房皮肤回缩的现象,检查时嘱患者做能使前胸肌收缩、乳房悬韧带拉紧的上肢动作,如双臂上举过头、两手叉腰或相互推压双手掌面、背部后伸等,均有助于早期发现乳房皮肤回缩的征象。

（3）乳头:应注意乳头的位置、大小,两侧是否对称,有无倒置或内陷以及分泌物等。乳头回缩,如为自幼发生,多为发育异常。如为近期发生,则可能为乳癌。乳头出现分泌物,多为乳腺导管病变所致,应仔细观察分泌物颜色及性状。血性分泌物常见于导管内良性乳头状瘤,亦可见于乳癌患者。分泌物由清亮变为绿色或黄色,常见于慢性囊性乳腺炎。

（4）腋窝和锁骨上窝:完整的乳房视诊还应包括乳房淋巴引流最重要的区域。应仔细观察腋窝和锁骨上窝有无红肿、包块、溃疡、瘘管和瘢痕等。

2. 触诊　触诊乳房时,患者可取坐位或仰卧位。坐位时,先将两臂自然下垂,然后高举过头或双手叉腰再进行检查。仰卧位时,可于肩下垫一小枕以抬高肩部,使乳房能较对称地位于胸壁上。为便于描述和记录病变部位,以乳头为中心作一垂直线和水平线,将乳房分为外上、外下、内上和内下 4 个象限（图 3 - 27）。

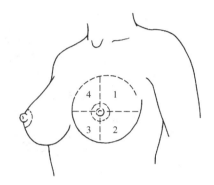

图 3 - 27　乳房划区

触诊时,先查健侧乳房,后查患侧。检查者的手指和手掌平放在乳房上,以指腹轻施压力,按外上、外下、内下、内上的顺序,由浅入深,进行旋转或来回滑动触诊,最后触诊乳头。检查动作要轻柔,不宜用手指抓捏乳腺。触诊时应注意乳房质地、弹性,有无红、肿、热、痛和包块,乳头有无硬结及分泌物。

（1）质地和弹性:正常乳房弹性良好,呈模糊的颗粒感和柔韧感。乳房的质地和弹性随不同年龄和生理周期有所变化。青年人皮下脂肪丰满,乳房触之柔软,质地均匀一致;而老年人皮下脂肪减少,多呈纤维和结节感;月经期乳房小叶充血,触之有紧张感;妊娠期乳房增大有柔韧感;哺乳期呈结节感。乳房硬度增加和弹性消失提示皮下组织炎症或被新生物所浸润。

（2）压痛:正常女性月经前乳房可有轻压痛。某一局部压痛明显提示其下有炎症存在,而恶性病变极少出现压痛。

（3）包块:触及乳房包块时应注意其部位、大小、数目、外形、质地、活动度、有无压痛以及与周围组织有无粘连等。一般包块的位置是以乳头为中心,按时钟钟点的方位和轴向,以及与乳头间的距离加以描述和记录。乳房良性肿瘤外形多规则、表面光滑,质地较软,与周围组织无粘连,活动度大;恶性肿瘤外形多不规则,表面凹凸不平,质地较硬,与周围组织粘连,活动度小,甚至固定不动。

乳房触诊后,还应仔细检查双侧腋窝、锁骨上窝及颈部的淋巴结是否肿大或有无异常。因为此处常为乳腺炎症或恶性肿瘤扩展和转移的部位。

三、肺和胸膜

肺和胸膜是胸部检查的重点之一。检查时,患者一般取坐位或仰卧位,充分暴露胸部,室内有良好的自然光线,温度适宜,以避免因寒冷诱发的肌颤干扰听诊音。检查一般按视、触、叩、听的顺序进行,先检查前胸壁,再检查侧胸壁及背部,并注意左右对称部位的比较。

(一)视诊

1. 呼吸运动　正常人自主而有节律的呼吸,是在中枢神经和神经反射的调节下,通过膈肌和肋间肌的收缩和松弛来完成的。吸气时,肋间肌收缩,胸廓前部肋骨向上外方移动,胸廓扩大,同时膈肌收缩、膈下降、腹壁外隆;呼气时,肋间肌及膈肌放松,肋骨及膈肌复位,胸廓缩小,腹壁回缩。

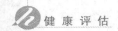

（1）呼吸运动改变：以肋间肌运动为主的呼吸，称为胸式呼吸，呼吸时胸廓上部动度较大。以膈肌运动为主的呼吸，称为腹式呼吸，呼吸时胸廓下部及上腹部的动度较大。正常男性及儿童以腹式呼吸为主，女性以胸式呼吸为主。

某些疾病可使呼吸运动发生改变。如肺炎、胸膜炎、重症肺结核、肋骨骨折等肺、胸膜或胸壁疾患，可使胸式呼吸减弱，腹式呼吸增强。而腹膜炎、大量腹水、腹腔内巨大肿瘤及妊娠晚期的患者，由于膈肌运动受限，腹式呼吸减弱而胸式呼吸增强。

（2）呼吸困难：因病变部位不同可分为吸气性呼吸困难、呼气性呼吸困难、混合性呼吸困难 3 种类型。吸气性呼吸困难表现为吸气费力，吸气时间明显延长。因上呼吸道部分阻塞时，气流不能顺利进入肺部，吸气时呼吸肌收缩，造成肺内负压极度增高，从而引起胸骨上窝、锁骨上窝及肋间隙向内凹陷，又称为"三凹征"。呼气性呼吸困难则表现为呼气费力，呼气时间延长，肋间隙膨隆。

2. 呼吸频率和深度　正常成人静息状态下的呼吸频率为 12～20 次/min，呼吸与脉搏之比为 1：4。新生儿呼吸频率约 44 次/min，随年龄增加而减少。常见的异常表现有以下几种。

（1）呼吸过速：指呼吸频率＞20 次/min。见于剧烈运动、发热、疼痛、贫血、甲状腺功能亢进及心力衰竭等。

（2）呼吸过缓：指呼吸频率＜12 次/min。见于麻醉剂或镇静剂过量、颅内压增高等。

（3）呼吸深度的变化：呼吸浅快，见于呼吸肌麻痹、腹水和肥胖等，也可见于肺部疾病，如肺炎、胸膜炎、胸腔积液和气胸等。呼吸深快，见于剧烈运动、情绪激动、过度紧张等。深长的呼吸，见于严重代谢性酸中毒，如糖尿病酮症酸中毒、尿毒症酸中毒等，此种呼吸称为库斯莫尔（Kussmaul）呼吸。

3. 呼吸节律　正常成人静息状态下，呼吸节律基本是均匀而整齐的。病理状态下，往往会出现各种呼吸节律的变化。常见的呼吸节律改变有以下几种（图 3 - 28）。

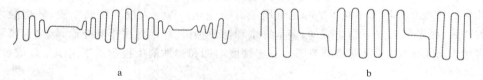

a b

图 3 - 28　常见的呼吸类型及其特点
a. 潮式呼吸；b. 比奥呼吸

（1）潮式（Cheyne-Stokes）呼吸：表现为呼吸由浅慢逐渐变为深快，再由深快转为浅慢，随之出现一段呼吸暂停，然后再重复以上变化。形式似海潮涨退，故称为潮式呼吸。潮式呼吸周期可长达 30～120 s，暂停期可持续 5～30 s。其发生机制是由于呼吸中枢的兴奋性降低，使调节呼吸的反馈系统失常所致。只有缺氧及二氧化碳潴留达到一定程度时，才能刺激呼吸中枢，使呼吸恢复和加强；当积聚的二氧化碳呼出后，呼吸中枢失去兴奋性，呼吸再次减弱进而暂停。此种呼吸节律的变化多发生于中枢神经系统疾病，如脑炎、脑膜炎、颅内压增高及某些中毒，如糖尿病酮症酸中毒、巴比妥中毒等。另外，某些老年人熟睡时也可出现潮式呼吸，多为脑动脉硬化、中枢神经供血不足所致。

（2）比奥（Biots）呼吸：又称间停呼吸。表现为有规律地呼吸几次后突然停止一段时间，又开始规则呼吸，即周而复始的间断呼吸。比奥呼吸的发生机制与潮式呼吸相同，比奥呼吸反映的病情更为严重，多在临终前出现，预后不良。

（3）叹气样呼吸：表现在一段正常呼吸节律中插入一次深大呼吸，并常伴有叹息声。多为功能性改变，见于神经衰弱、精神紧张或抑郁症。

（二）触诊

1. 胸廓扩张度　即呼吸时的胸廓动度，一般在胸廓前下部呼吸动度最大的部位检查。检查者将两手置于患者胸廓前下部的对称部位,左右拇指分别沿两侧肋缘指向剑突,手掌及其余四指伸展置于前侧胸壁。测定后胸廓扩张度时,则将两手对称地平置于患者背部第10肋骨水平,拇指与中线平行,并将两侧皮肤向中线轻推。嘱患者做深呼吸运动,观察和比较两手的动度是否一致(图3-29)。正常人平静呼吸或做深呼吸运动时,两侧胸廓呈对称性张缩。

一侧胸廓扩张度减低,见于该侧大量胸腔积液、气胸、胸膜增厚或肺不张等。双侧胸廓扩张度均减弱,见于老年人、肺气肿、双侧胸膜增厚或双侧胸膜炎等。

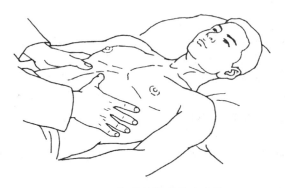

图3-29 胸廓扩张度检查方法

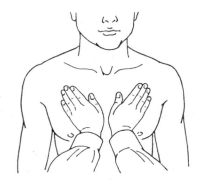

图3-30 语音震颤检查手法

2. **语音震颤** 患者发出声音时,喉部所产生的声波沿气管、支气管及肺泡传到胸壁引起的共鸣振动,检查者可在胸壁用手掌触及,又称触觉语颤。根据其振动的增强或减弱,可判断胸内病变的性质。

(1)检查方法:检查者将两手掌的尺侧缘或掌面轻放于患者两侧胸壁的对称部位,嘱其用同样强度重复发"yi"长音,自上而下,从内到外,先前胸后背部,交叉比较两侧对称部位语颤是否相同,有无增强或减弱(图3-30)。

(2)语音震颤的强弱:主要取决于气管、支气管是否通畅,胸壁传导是否良好等。正常人语颤的强弱与发音强弱、音调高低、胸壁厚薄以及支气管至胸壁的距离等因素有关。发音强、音调低、胸壁薄、支气管至胸壁距离近者,语音震颤强;反之则弱。故成人较儿童强,男性较女性强,消瘦者较肥胖者强,右上胸较左上胸强,前胸上部较下部强,后背下部较上部强,肩胛间区较强。

1)语音震颤增强:①肺组织实变:因实变的肺组织密度较高,声波传导增强所致,如大叶性肺炎实变期和肺梗死等。②靠近胸壁的大空腔:由于声波在空洞中产生共鸣,尤其是空洞周围组织有炎性浸润并与胸壁粘连时,更有利于声波的传导,如肺结核空洞和肺脓肿等。

2)语音震颤减弱或消失:①肺泡内含气过多,如肺气肿。②支气管阻塞,如阻塞性肺不张。③大量胸腔积液或气胸。④胸膜高度增厚粘连。⑤胸壁皮下气肿。

3. **胸膜摩擦感** 正常人胸膜腔内有少量浆液起润滑作用,呼吸时不产生摩擦感。胸膜炎症时,渗出的纤维蛋白沉积于脏、壁层胸膜,使其表面变得粗糙,呼吸时两层胸膜相互摩擦,触诊时有如皮革相互摩擦的感觉,称为胸膜摩擦感。多见于胸膜炎早期和晚期。通常于呼、吸两相均可触及,但有时只在吸气末触到,屏住呼吸时消失。常选择胸廓的前下侧壁触诊,因该处为呼吸时胸廓动度最大的部位。

(三)叩诊

1. **叩诊方法** 有直接叩诊和间接叩诊两种方法,以间接叩诊法最常用。

(1)间接叩诊:叩诊时板指应平置于肋间隙并与肋骨平行;叩诊肩胛间区时,板指与脊柱平行。常以右手中指指端作为叩诊锤,垂直叩击左手中指(板指)第2节指骨的远端,每次叩击2~3下,主

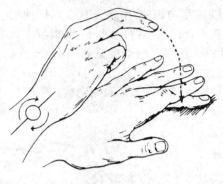

图 3-31 叩诊的手法

要以腕关节的运动完成叩诊动作。叩击力量均匀、轻重适宜，叩击后右手中指迅速抬起。叩完一个部位后，左手的中指应抬起放到下一部位。叩诊过程中注意左右、上下和内外部位的对比(图 3-31)。

（2）直接叩诊：检查者右手指并拢，以指腹对胸壁进行直接拍击，从而显示不同部位叩诊音的改变。主要用于胸部大面积病变的检查。

叩诊时患者取坐位或仰卧位，均匀呼吸，双臂下垂，放松肌肉。先检查前胸，再检查侧胸及背部。检查前胸壁时，胸部稍向前挺，自锁骨上窝开始，然后自第1肋间隙向下逐一肋间隙叩诊。叩诊侧胸壁时，嘱患者双臂抱头，自腋窝开始叩至肋缘。叩诊背部时，上身前倾，头稍低，双手交叉抱肘，尽可能使肩胛骨移向外侧方，自肺尖开始，叩出肺尖峡部宽度后，沿肩胛线向下逐一肋间隙叩诊，直至肺底膈活动范围被确定为止。

2. 影响叩诊音的主要因素

（1）胸壁：胸壁组织增厚，可使叩诊音变浊，如皮下脂肪增多、肌肉发达、乳房较大和胸壁水肿等。

（2）胸廓：胸廓的骨骼支架增大，可使共鸣作用增强；肋软骨钙化，胸廓变硬，可使叩诊的震动向四方散播的范围增大，因而定界叩诊难以得出准确的结果。

（3）肺泡：肺泡的含气量、张力、弹性的改变，均可影响叩诊音。如深吸气时，肺泡张力增加，叩诊音音调亦增高。

3. 胸部叩诊音的分类　根据叩诊部位、强度、音调、时限和性质的不同，可将肺部叩诊音分为清音、过清音、鼓音、浊音和实音，各有特点。

（1）清音：音调低，持续时间长。见于正常含气的肺部。

（2）浊音：音调较高但不响亮，持续时间较短。正常人肝脏或心脏被肺叶覆盖的部分可叩得浊音。

（3）实音：音调较浊音更实，音响更弱，震动持续时间更短。见于不含气的实质性脏器，如心脏和肝脏等。

（4）鼓音：音调较高，音响较强，持续时间较长，类似击鼓声。正常人可在左胸下侧方叩得。

（5）过清音：音调较清音低，声音较响。见于肺气肿。

4. 正常胸部叩诊音　正常胸部叩诊呈清音，其音响强弱和音调高低与肺泡含气量、胸壁厚薄及邻近器官的影响有关。因肺上叶体积较下叶小，含气量少，且上胸部肌肉发达，所以前胸上部较下部叩诊音稍浊；两侧比较，右肺上叶较左肺上叶小，且惯用右手者右侧胸大肌较发达，故右肺上部叩诊音相对较浊；左侧第3、第4肋间处靠近心脏，叩诊音稍浊；背部因肌肉、骨骼层次较多，叩诊音较前胸部稍浊；右腋下部受肝脏影响，叩诊音稍浊；左侧腋前线下方有胃泡，叩诊呈鼓音，又称 Traube 鼓音区(图 3-32)。

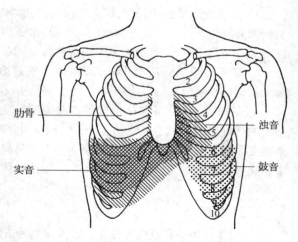

图 3-32　正常胸部叩诊音

5. 肺界的叩诊

(1) 肺上界：即肺尖的宽度，其内侧为颈肌，外侧为肩胛带。叩诊方法为：自斜方肌前缘中央部开始叩诊为清音，逐渐叩向外侧，当由清音变为浊音时，即为肺上界的外侧终点；然后再由起始部叩向内侧，至清音变为浊音时，即为肺上界的内侧终点。此清音带的宽度即为肺尖的宽度，又称 Kronig 峡，正常约为 5 cm(图 3-33)。因右肺尖位置较低，且右侧肩胛带肌肉较发达，故右侧较左侧稍窄。肺上界变窄或叩诊浊音，常见于肺结核所致的肺尖浸润、肺纤维化、肺萎缩等。肺上界增宽，叩诊呈过清音，见于肺气肿。

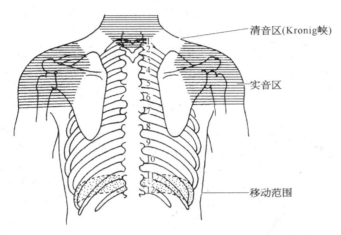

图 3-33 正常肺尖宽度与肺下界移动范围

(2) 肺前界：正常的肺前界相当于心脏的绝对浊音界。右肺前界相当于胸骨右缘的位置；左肺前界相当于胸骨旁线第 4~6 肋间隙处。当心脏扩大、心包积液、主动脉瘤、肺门淋巴结明显肿大时，两侧肺前界浊音区扩大；肺气肿时则可使其缩小。

(3) 肺下界：两侧肺下界大致相同，平静呼吸时位于锁骨中线第 6 肋间隙，腋中线第 8 肋间隙，肩胛线第 10 肋间隙。正常肺下界的位置可因体型、发育情况的不同而有所差异，如矮胖者的肺下界可上移 1 个肋间隙，瘦长者可下降 1 个肋间隙。病理情况下，肺下界降低见于肺气肿、腹腔内脏下垂等；肺下界上升见于肺不张、腹水、肝脾肿大、腹腔内巨大肿瘤及膈肌麻痹等。

(4) 肺下界移动范围：即相当于呼吸时膈肌的移动范围。叩诊方法：先在平静呼吸时，于肩胛线上叩出肺下界的位置，嘱患者深吸气后屏住气，沿该线继续向下叩诊，当由清音变为浊音时，即为肩胛线上肺下界的最低点。当患者恢复平静呼吸后，再嘱其深呼气后屏住气，然后由下向上叩诊，直至浊音变为清音时，即为肩胛线上肺下界的最高点。最高至最低两点间的距离即为肺下界的移动范围(图 3-33)。双侧锁骨中线和腋中线的肺下界移动范围可由同样方法叩得。正常人肺下界的移动范围为 6~8 cm。

肺下界移动范围减小，见于肺组织弹性减低(如肺气肿)、肺组织萎缩(如肺不张和肺纤维化)以及肺组织炎症、水肿等。大量胸腔积液、气胸及广泛胸膜增厚粘连时肺下界及其移动范围不易叩出。

6. 异常胸部叩诊音　在正常肺的清音区范围内，如出现浊音、实音、过清音或鼓音时，则为异常叩诊音，提示肺、胸膜、膈或胸壁有病理改变。异常叩诊音的类型与病变性质、范围大小及部位深浅有关。一般距离胸部表面>5 cm 的深部病灶、直径<3 cm 的小范围病灶或少量胸腔积液时，常不能发现叩诊音的变化。

(1) 浊音或实音：见于肺部含气量减少，如肺炎、肺不张、肺结核、肺梗死、肺水肿等；或肺内不含气的占位性病变，如肺肿瘤、肺囊虫病等；以及胸膜病变，如胸腔积液和胸膜增厚等。

(2) 过清音:常见于肺泡张力减弱而含气量增多时,如肺气肿。

(3) 鼓音:见于肺内空腔性病变,其腔径>3~4 cm,且靠近胸壁时,如空洞型肺结核、液化的肺脓肿或肺囊肿等。此外,胸膜腔积气,如气胸时,叩诊亦可为鼓音。

(四) 听诊

听诊是肺部最基本、最重要的检查方法。听诊时,患者取坐位或卧位,微张口做均匀呼吸,必要时做深呼吸或咳嗽数声后立即听诊,以便听取呼吸音及附加音的改变。听诊的顺序一般由肺尖开始,自上而下,由前胸到侧胸再到背部,注意上下、左右对称部位的对比。

1. 正常呼吸音 正常人呼吸时,气流进出呼吸道及肺泡,发生湍流引起振动,产生音响,在体表可以听到,即为呼吸音。根据呼吸音的强度、性质、音调、呼吸时相的长短和不同的听诊部位,可将呼吸音分为以下 3 种(图 3-34)。

(1) 支气管呼吸音:为吸入的空气在声门、气管或主支气管形成湍流所产生的声音,颇似抬舌后经口腔呼气时所发出的"ha"声。其特点为音响强、音调高,吸气相较呼气相短。呼气音较吸气音强而高调,吸气末与呼气初之间有极短暂的间歇。正常人在喉部、胸骨上窝、背部第 6、7 颈椎及第 1、2 胸椎附近可闻及,且越靠近气管区,其音响越强,音调越低。

(2) 肺泡呼吸音:是由于空气在细支气管和肺泡内进出移动的结果。肺泡呼吸音为一种叹息样的或柔和吹风样的"fu-fu"声,在大部分肺野均可闻及。其音调相对较低。吸气时音响较强、音调较高、时相较长;呼气时音响较弱、音调较低、时相较短。

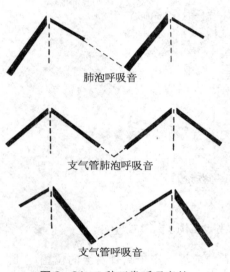

肺泡呼吸音

支气管肺泡呼吸音

支气管呼吸音

图 3-34 3 种正常呼吸音的
分布及特点

正常人肺泡呼吸音的强弱与性别、年龄、呼吸的深浅、肺组织的弹性以及胸壁的厚薄等因素有关。男性因呼吸运动力量较强,且胸壁皮下脂肪较少,其肺泡呼吸音较女性强;儿童的胸壁较薄且肺泡富有弹性,其肺泡呼吸音强于老年人。此外,瘦长者肺泡呼吸音较矮胖者强。肺泡组织较多,胸壁肌肉较薄的部位,如乳房下部及肩胛下部肺泡呼吸音最强,其次为腋窝下部,肺尖及肺下缘区域则较弱。

(3) 支气管肺泡呼吸音:又称混合性呼吸音,兼有支气管呼吸音和肺泡呼吸音的特点。表现为吸气音的性质与正常肺泡呼吸音相似,但音响较强,音调较高;而呼气音的性质近似支气管呼吸音,但音响较弱,音调较低。其吸气相与呼气相大致相等。正常人于胸骨两侧第 1、第 2 肋间隙,肩胛间区第 3、第 4 胸椎水平以及肺尖前后部可闻及支气管肺泡呼吸音。

2. 异常呼吸音

(1) 异常肺泡呼吸音

1) 肺泡呼吸音减弱或消失:与进入肺泡内的气体流量减少或气流速度减慢及呼吸音传导障碍有关。可在局部、单侧或双侧肺部出现。发生的原因有:①胸廓活动受限如胸痛、肋间神经炎、肋骨骨折。②呼吸肌疾病加重症肌无力、膈肌麻痹、膈肌升高和膈肌痉挛等。③支气管阻塞如慢性支气管炎、阻塞性肺气肿、支气管狭窄等。④压迫性肺膨胀不全如胸腔积液、气胸等。⑤腹部疾病影响膈下降如大量腹水、腹腔内巨大肿瘤等。

2) 肺泡呼吸音增强:双侧肺泡呼吸音增强,与进入肺泡的气体流量增多或进入肺内的气体流速加快有关。发生的原因有:①运动、发热或代谢亢进等,使机体需氧量增加,此时呼吸深长和加快。②缺氧兴奋呼吸中枢,导致呼吸运动增强,如贫血等。③血液酸度增高,刺激呼吸中枢,产生深长呼吸,见于酸中毒等。一侧肺泡呼吸音增强,见于另一侧肺或胸膜病变时,如肺结核、肺炎、肺肿瘤、气胸、胸腔积液等,因健侧肺代偿性通气增强而引起。

3) 呼气音延长:因下呼吸道部分阻塞、狭窄、痉挛或由于肺组织弹性减退所致。见于支气管炎、支气管哮喘、慢性阻塞性肺气肿等。

4) 断续性呼吸音:又称齿轮呼吸音。由于肺内局部炎症或支气管狭窄,使空气不能均匀、连续地进入肺泡所致。见于肺结核、肺炎等。

5) 粗糙性呼吸音:为支气管黏膜轻度水肿或炎症浸润,造成内壁不光滑或狭窄,使气流进出不畅所致,见于支气管或肺部炎症的早期。

(2) 异常支气管呼吸音:在正常肺泡呼吸音的部位听到支气管呼吸音,为异常支气管呼吸音,又称管样呼吸音,常见于以下病变。

1) 肺组织实变:支气管呼吸音通过实变的肺组织,传至体表而易于听到。实变的范围越大、越表浅,其声音越强,反之则较弱。常见于大叶性肺炎的实变期、肺梗死等。

2) 肺内大空腔:当肺内有较大空腔与支气管相通,且其周围肺组织又有实变时,音响在空腔内产生共鸣,加之实变组织传导性较好,故可在胸壁听到支气管呼吸音。常见于肺脓肿、空洞型肺结核等。

3) 压迫性肺不张:胸腔积液时,肺组织受压不张,此时肺组织较致密,有利于支气管呼吸音的传导,故于积液上方可听到强度较弱且遥远的支气管呼吸音。

(3) 异常支气管肺泡呼吸音:为在正常肺泡呼吸音的部位听到支气管肺泡呼吸音。其发生机制为肺部实变部分较小且与正常含气肺组织混合存在,或肺实变部位较深,并被正常肺组织覆盖所致。见于支气管肺炎、肺结核、大叶性肺炎初期,也可在胸腔积液上方肺膨胀不全的区域听到。

3. 啰音 啰音是呼吸音以外的附加音,正常情况下不存在,根据其性质及发生机制的不同,可分为干啰音和湿啰音。

(1) 干啰音:是由于气管、支气管或细支气管狭窄或部分阻塞,气流通过时发生湍流所产生的声音。其病理基础是:①气管、支气管炎症使管壁黏膜充血、水肿、分泌物增加。②支气管平滑肌痉挛。③管腔内肿瘤或异物或阻塞。④管壁外淋巴结或肿瘤压迫气道等(图3-35)。

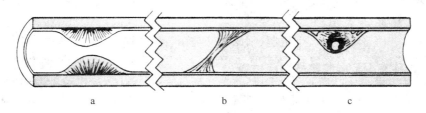

图3-35 干啰音的发生机制

a. 管腔狭窄;b. 管腔内有分泌物;c. 管内有新生物或受压

1) 听诊特点:干啰音为一种持续时间较长带有乐性的呼吸附加音,音调较高,持续时间较长,吸气、呼气时均可听到,但以呼气时明显。强度、性质、部位易改变,瞬间内其数量可明显增减。发生于主支气管以上大气道的干啰音,有时不用听诊器亦可听到,称为喘鸣。

2) 分类:根据其音调的高低可分为两种。①低调干啰音:又称鼾音,音调低而响亮,类似睡眠时的鼾声,多发生于气管或主支气管。②高调干啰音:又称哨笛音,音调高,似乐音,用力呼气时其音质常呈上升性,多发生于较小的支气管或细支气管。

3) 临床意义:①发生于两侧肺部广泛分布的干啰音,常见于支气管哮喘、慢性支气管炎及心源性哮喘等。②局际分布的干啰音,为局部支气管狭窄所致,常见于支气管内膜结核或肿瘤等。

(2) 湿啰音:是由于吸气时气体通过含有稀薄分泌物(如渗出液、痰液、血液、黏液或脓液等)的气道,形成的水泡破裂所产生的声音,故又称水泡音;或由于小支气管、细支气管管壁或肺泡壁因分泌物黏着而陷闭,当吸气时突然张开重新充气所产生的爆裂音。

1) 听诊特点:湿啰音为呼吸音外的附加音,断续而短暂,一次常连续多个出现。于吸气及呼气早期均可听到,但以吸气时或吸气终末明显。部位较恒定,性质不易变化。大、中、小湿啰音可同时存在,咳嗽后减轻或消失。

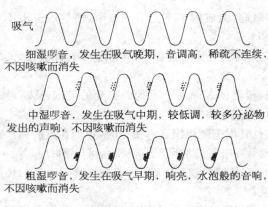

吸气

细湿啰音,发生在吸气晚期,音调高,稀疏不连续,不因咳嗽而消失

中湿啰音,发生在吸气中期,较低调,较多分泌物发出的声响,不因咳嗽而消失

粗湿啰音,发生在吸气早期,响亮,水泡般的音响,不因咳嗽而消失

图 3-36 湿啰音示意图

2) 分类:根据其产生部位及呼吸道腔径的大小不同,可分为粗、中、细湿啰音和捻发音4种(图3-36)。①粗湿啰音:又称大水泡音,发生于气管、主支气管或空洞部位,多出现在吸气早期。见于支气管扩张、肺水肿、肺脓肿或肺结核空洞。昏迷或濒死的患者,因无力排出气道内分泌物,于气管处可闻及粗湿啰音,有时不用听诊器也可听到,称为痰鸣。②中湿啰音:又称中水泡音,发生于中等大小的支气管,常出现于吸气的中期。见于支气管炎、支气管肺炎等。③细湿啰音:又称小水泡音,发生于小支气管,多在吸气后期出现。见于支气管肺炎、肺淤血、肺梗死等。④捻发音:是一种极细且均匀一致的湿啰音,似在耳边用手捻搓头发时发出的声音,多出现在吸气的终末。常见于肺淤血、肺炎早期等。

此外,根据湿啰音的音响强度还可分为响亮性和非响亮性两种。①响亮性湿啰音:声音响亮、清晰,是由于病变周围有良好的传导介质或在空洞内产生共鸣的结果,见于肺炎、肺脓肿或空洞型肺结核。②非响亮性湿啰音:声音低远,是由于病变周围有较多的正常肺泡组织,传导过程中声波逐渐减弱所致。

3) 临床意义:①局限性湿啰音,提示该处的局部病变,如肺炎、肺结核或支气管扩张等。②两侧肺底湿啰音,多见于心力衰竭所致的肺淤血和支气管肺炎等。如两肺野满布湿啰音,多见于急性肺水肿和严重支气管肺炎。

4. 语音共振 语音共振的产生机制、临床意义与语音震颤基本相同。嘱患者用平常说话的声音强度重复发"yi"长音,声音经气管、支气管、肺泡传至胸壁,可用听诊器听到,即为语言共振。正常情况下,听到的语音共振柔和而非响亮清晰,音节含糊难辨,一般在气管和大支气管附近听到的声音最强,肺底则较弱。听诊时应注意两侧对称部位及上下的比较,有无强弱及性质的变化。语音共振减弱见于支气管阻塞、肺气肿、胸腔积液、气胸、胸膜增厚、肥胖及胸壁皮下气肿等。

5. 胸膜摩擦音 当胸膜有炎症时,胸膜表面因纤维素渗出而变得粗糙,呼吸时两层胸膜互相摩擦产生声音,即为胸膜摩擦音。胸膜摩擦音用听诊器可于体表听到,其特征似用一手掩耳,以另一手指在其手背上摩擦所听到的声音。吸气相与呼气相均可听到,一般于吸气末或呼气初较明显,屏气时消失。深呼吸或在听诊器体件加压时,摩擦音可增强。当病情进展,胸膜腔内积液较多时,两层胸膜被分开,摩擦音可消失,但在积液吸收过程中,当两层胸膜又接触时,可再出现。

胸膜摩擦音可在胸膜任何部位出现,但以前下侧胸壁最常听到,因该处呼吸时的呼吸动度最大。胸膜摩擦音可随体位的变动而消失或复现。临床上常见于纤维素性胸膜炎、肺梗死、胸膜肿瘤及尿毒症等。

四、心脏

心脏在胸腔纵隔内,位于胸骨体和第2~6肋软骨后方,第5~8胸椎前,2/3居正中线左侧,1/3

居右侧,上方与大血管相连,下方为膈。

心脏检查是身体评估的主要部分,对于判断有无心脏病以及心脏病的病因、性质、部位、程度有重要意义。检查时,根据病情让患者采取仰卧位、坐位或半卧位,勿左右倾斜,以免影响心脏的正常位置。按视、触、叩、听的顺序,以规范的检查手法,进行全面而系统的检查。

（一）视诊

1. **心前区外形** 正常人心前区与右侧相应部位对称,无异常隆起或凹陷。儿童时期因骨骼发育尚未成熟,患先天性心脏病或风湿性心脏病伴右心室增大时,心前区可隆起。成人心前区饱满提示大量心包积液。

2. **心尖搏动** 心尖主要由左心室构成,心脏收缩时,心尖冲击心前区胸壁,使相应部位肋间软组织向外搏动,称为心尖搏动。正常心尖搏动位于第5肋间左锁骨中线内0.5～1 cm,搏动范围直径2.0～2.5 cm。观察心尖搏动时,需注意其位置、强度、范围、频率及节律。

（1）心尖搏动位置的变化

1）生理因素:心尖搏动的位置可因体位、体形等影响有所变化。左侧卧位或右侧卧位时,心尖搏动可向左移位2～3 cm或向右移位1.0～2.5 cm。小儿、妊娠及矮胖体型者,由于膈肌的位置较高,心脏呈横位,心尖搏动可在第4肋间左锁骨中线外。瘦长体型者心脏呈垂位,心尖搏动可向下移至第6肋间。

2）病理因素:①心脏疾患:左心室增大时,心尖搏动向左下移位;右心室增大时,左心室被推向左后,可使心尖搏动向左移位;全心增大时,心尖搏动向左下移位,并伴心界向两侧扩大。②胸部疾患:一侧胸腔积液或气胸,心尖搏动移向健侧;一侧肺不张或胸膜粘连,心尖搏动移向患侧。③腹部疾患:大量腹水或腹腔内有巨大肿瘤等使横膈抬高,心尖搏动随之向上移位。

（2）心尖搏动强度及范围的变化

1）生理因素:心尖搏动的强弱与胸壁厚度有关。体胖或肋间隙较窄者,心尖搏动较弱,范围也较小;体瘦或肋间隙较宽者,心尖搏动较强,范围也较大。剧烈运动或情绪激动时,心尖搏动增强。

2）病理因素:心尖搏动减弱见于心肌炎、心肌梗死等心肌病变;左侧胸腔大量积液、积气或肺气肿时,心尖搏动减弱或消失。心尖搏动增强、范围增大见于左心室肥大、甲状腺功能亢进症、发热和严重贫血。

3. **心前区异常搏动** 肺动脉高压时,胸骨左缘第2肋间可见收缩期搏动;胸骨左缘第3、第4肋间或剑突下搏动,多见于右心室肥大。

（二）触诊

心脏触诊除可进一步确定和证实视诊检查发现的心尖搏动和心前区异常搏动的结果外,尚可发现心脏病特有的震颤及心包摩擦感。触诊方法是检查者先用右手全手掌置于心前区,检查心尖搏动的位置、有无震颤和心包摩擦感,必要时用手掌尺侧的小鱼际确定震颤的具体位置,并判定是收缩期还是舒张期。确定心尖搏动的准确位置、强弱和范围多用并拢的示指和中指指腹。

1. **心尖搏动及心前区搏动** 触诊可更准确地判断心尖搏动或心前区异常搏动的位置、强弱和范围,特别是在心尖搏动不明显的情况下,常需通过触诊才能确定。左心室肥大时,触诊的手指可被强有力的心尖搏动抬起片刻,称抬举性心尖搏动,为左心室肥大的可靠体征。

2. **震颤** 是指触诊时手掌感到的一种细微震动感,又称猫喘。为器质性心血管疾病的特征性体征,常见于心脏瓣膜狭窄及某些先天性心脏病。临床上,触诊有震颤的部位,则于听诊常能听到杂音,但听到杂音,不一定能触到震颤。

3. **心包摩擦感** 正常心包膜脏层和壁层之间滑润。当心包膜发生炎症,心包表面变粗糙,心脏跳动时,两层粗糙的心包膜互相摩擦,在心前区触及一种连续性震动感,即心包摩擦感。心包摩擦感以胸骨左缘第4肋间最易触及,前倾坐位或呼气末明显,见于纤维素性心包炎。随心包渗液增多,心包膜脏层与壁层分离,摩擦感则消失。

(三) 叩诊

心脏叩诊的目的在于确定心界,判断心脏大小、形状及其在胸腔内的位置。心界包括相对浊音界及绝对浊音界,心脏左右缘被肺遮盖的部分叩诊呈相对浊音,其不被肺遮盖的部分叩诊呈绝对浊音(图3-37)。叩心界是指叩诊心相对浊音界,它反映心脏的实际大小,相当于心脏在前胸壁的投影。

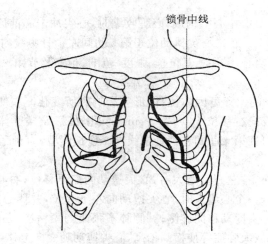

图3-37 心脏相对浊音界及绝对浊音界

1. 叩诊方法 采用间接叩诊法。患者可取卧位或坐位,坐位时检查者左手叩诊板指与肋间垂直,仰卧位时检查者左手叩诊板指与肋间平行。叩诊的顺序为先叩左界,后叩右界,由下而上,自外向内,循序渐进。叩诊心左界时,在心尖搏动最强点外2～3 cm处(一般为第5肋间左锁骨中线稍外)开始,由外向内叩诊,至叩诊音由清音变为浊音时的部位为心界标记点,然后逐一肋间向上叩诊,直至第2肋间。叩诊心右界时,先沿右锁骨中线自上而下叩出肝上界,于其上一肋间(一般为第4肋间)开始,由外向内叩出浊音界,按肋间依次向上叩至第2肋间,并分别作出标记。然后用硬尺测量各标记点至前正中线的垂直距离,再测量左锁骨中线距前正中线的距离,以记录心脏相对浊音界的位置。

2. 正常心浊音界 正常心左界于第2肋间几乎与胸骨左缘相一致;第3肋间以下逐渐左移,形成一向外凸起的弧形。心右界几乎与胸骨右缘平齐,但第4肋间在胸骨右缘外方1～2 cm处。正常成人心相对浊音界与前正中线的距离见表3-1。

表3-1 正常成人心脏相对浊音界

右界(cm)	肋间	左界(cm)
2～3	II	2～3
2～3	III	3.5～4.5
3～4	IV	5～6
	V	7～9

注:正常成人左锁骨中线至前正中线的距离为8～10 cm。

3. **心浊音界各部的组成**　心脏左界第2肋间处相当于肺动脉段,第3肋间为左心耳,第4、5肋间为左心室,其中血管与左心室交接处向内凹陷,称心腰。右界第2肋间相当于升主动脉和上腔静脉,第3肋间以下为右心房(图3-38)。

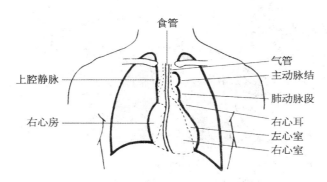

图3-38　心脏各个部位在前胸壁的投影

4. **心浊音界改变及其临床意义**　心浊音界的大小、形态、位置可因心脏本身病变或心外因素的影响而发生改变。

(1)心脏病变:①左心室增大:心浊音界向左下扩大,心腰部加深呈直角,使心浊音区呈靴形。常见于主动脉瓣关闭不全,故称为主动脉型心(图3-39)。亦可见于高血压性心脏病。②右心室增大:轻度增大时,心绝对浊音界扩大,相对浊音界无明显改变;显著增大时,相对浊音界同时向左右扩大,以向左扩大明显。常见于肺源性心脏病。③左心房与肺动脉段扩大:胸骨左缘第2、3肋间心浊音界扩大,使心腰部饱满或膨出,心浊音区呈梨形。常见于二尖瓣狭窄,故称为二尖瓣型心(图3-40)。④左、右心室增大:心浊音界向两侧扩大,且左界向左下扩大,称普大型心。常见于扩张型心肌病、重症心肌炎和全心衰竭。⑤心包积液:心包积液达一定量时,心界向两侧扩大,并随体位改变而变化。坐位时心浊音区呈三角形烧瓶样,仰卧位时心底部浊音区明显增宽(图3-41)。此种改变为心包积液的特征性体征。

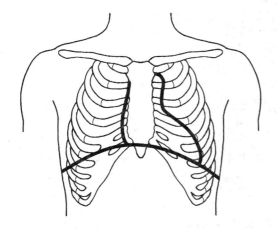

图3-39　主动脉瓣关闭不全的心浊音界——靴形

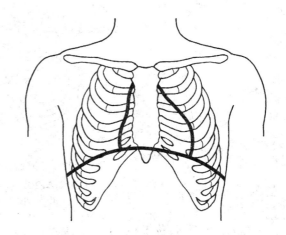

图3-40　二尖瓣狭窄的心浊音界——梨形

(2)心外因素:一侧胸腔大量积液或积气时,患侧心界叩不出,健侧心界向外移位;肺气肿时,心浊音界不易叩出;腹腔大量积液或巨大肿瘤等使膈肌上抬,心脏呈横位,叩诊时心界向左扩大。

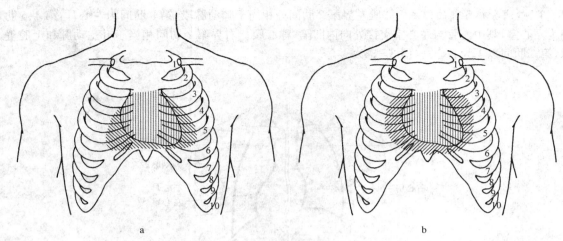

图 3－41　心包积液的心浊音界

a. 坐位；b. 平卧位

（四）听诊

听诊是心脏检查最主要和较难掌握的方法。心脏听诊的目的在于听取心脏正常的或病理的音响。听诊心脏时，患者取仰卧位或坐位，必要时可变换体位，或做深吸气、深呼气，或适当运动后听诊，以更好辨别心音或杂音。

1. 心脏瓣膜听诊区　心脏各瓣膜开放与关闭时产生的声音，沿血流方向传导至前胸壁最易听清的部位，称为瓣膜听诊区。瓣膜听诊区与其解剖部位不完全一致，通常有 5 个瓣膜听诊区（图 3－42）。

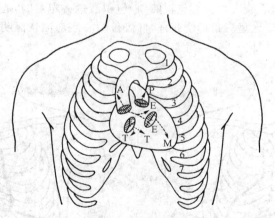

图 3－42　心脏瓣膜解剖部位及瓣膜听诊区

M：二尖瓣区；A：主动脉瓣区；E：主动脉瓣第二听诊区；
P：肺动脉瓣区；T：三尖瓣区

（1）二尖瓣区：位于心尖搏动最强点，即第 5 肋间左锁骨中线稍内侧。心脏增大时，听诊部位随之向左或左下移位。

（2）肺动脉瓣区：胸骨左缘第 2 肋间。

（3）主动脉瓣区：胸骨右缘第 2 肋间。

（4）主动脉瓣第二听诊区：位于胸骨左缘第 3、第 4 肋间。

(5) 三尖瓣区:胸骨体下端左缘,即胸骨左缘第 4、第 5 肋间。

听诊顺序:一般从二尖瓣区开始沿逆时针方向,依次为肺动脉瓣区、主动脉瓣区、主动脉瓣第二听诊区和三尖瓣听诊区。

2. 听诊内容 主要包括心率、心律、心音、额外心音、杂音及心包摩擦音。

(1) 心率:为每分钟心搏的次数。正常成人心率多为 60~100 次/min,3 岁以下儿童常 >100 次/min,老年人多偏慢。成人心率>100 次/min,婴幼儿心率>150 次/min,称为心动过速。常见于运动、兴奋、情绪激动等生理情况;也可见于发热、贫血、甲状腺功能亢进、心力衰竭和休克等病理情况。成人心率<60 次/min,称为心动过缓。生理情况可见于健康人,尤其是运动员和长期从事体力活动者;病理情况见于颅内压增高、阻塞性黄疸等,也可见于普萘洛尔、美托洛尔等药物的影响。

(2) 心律:为心脏跳动的节律。正常人心律基本规则,青年和儿童的心律在吸气时可增快,呼气时可减慢,这种随呼吸出现的心律不齐称为窦性心律不齐,一般无临床意义。临床上最常见的心律失常有期前收缩和心房颤动。

1) 期前收缩:是由于心脏异位起搏点发出的过早冲动引起的心脏提前搏动。听诊特点:①在规则心律基础上提前出现一次心跳,其后有一较长间歇。②提前出现的心跳第一心音增强,第二心音减弱。期前收缩可以联律形式出现,每次正常心搏后出现一次期前收缩称二联律,每两次正常心搏后出现一次期前收缩称三联律。期前收缩按其异位起搏点的不同,分为房性、房室交界性和室性 3 种类型,其确诊有赖于心电图检查,听诊难以区别。

2) 心房颤动:是由于心房内异位节律点发出异位冲动产生的多个折返所致。听诊特点:①心律绝对不规则。②第一心音强弱不等。③脉率少于心率(同时计数脉率和心率),这种脉搏脱落现象称为脉搏短绌或短绌脉。心房颤动常见于二尖瓣狭窄、冠状动脉粥样硬化性心脏病、高血压病或甲状腺功能亢进症等。

(3) 心音:按在心动周期中出现的先后次序命名为第一心音(S_1)、第二心音(S_2)、第三心音(S_3)和第四心音(S_4)。通常只能听到第一心音和第二心音,在部分青少年中可听到第三心音。第四心音一般听不到,如能听到多为病理性。心音听诊的重要内容是第一心音和第二心音的听诊,只有正确区分第一和第二心音,才能判定心室收缩期和舒张期,确定异常心音或杂音出现的时期以及与第一心音和第二心音之间的关系。

1) 正常心音:第一心音标志心室收缩期开始,主要是由于二尖瓣和三尖瓣关闭引起的振动所产生。第二心音标志心室舒张期开始,主要是由于主动脉瓣和肺动脉瓣关闭引起的振动所产生。第一心音与第二心音的听诊特点见表 3-2。

表 3-2 第一心音与第二心音的听诊特点

项 目	第一心音	第二心音
音调	较低	较高
强度	较响	较 S_1 弱
性质	较钝	较清脆
所占时间	较长,持续约 0.1 s	较短,持续约 0.08 s
与心尖搏动的关系	同时出现	之后出现
听诊部位	心尖部	心底部

2) 心音改变:包括心音强度改变和心音性质改变。

心音强度改变:①第一心音强度改变:主要与心肌收缩力、心室充盈情况、瓣膜弹性及位置等因

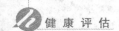

素有关。S_1 增强见于二尖瓣狭窄、高热、甲状腺功能亢进症等。S_1 减弱见于二尖瓣关闭不全,亦可见于心肌炎、心肌病、心肌梗死或左心衰竭时。S_1 强弱不等见于心房颤动或频发室性期前收缩。②第二心音强度改变:主要与主动脉、肺动脉内的压力及半月瓣的完整性和弹性等因素有关。主动脉瓣区第二心音增强,是由于主动脉内压增高所致,主要见于高血压、动脉粥样硬化症等。肺动脉瓣区第二心音增强,是由于肺动脉内压增高所致,主要见于肺源性心脏病和二尖瓣狭窄时的肺淤血。主动脉瓣区第二心音减弱,由主动脉内压降低所致,主要见于主动脉瓣狭窄、主动脉瓣关闭不全等。肺动脉瓣区第二心音减弱,由肺动脉内压降低所致,主要见于肺动脉瓣狭窄、肺动脉瓣关闭不全等。

心音性质改变:当心肌有严重病变时,第一心音失去原有低钝特征而与第二心音相似,且心率增快,致收缩期与舒张期时限几乎相等,听诊有如钟摆的"di da"声,故称钟摆律。此音性质与节律类似胎儿心音,故又称胎心律。钟摆律为心肌严重受损的标志,可见于大面积急性心肌梗死和重症心肌炎等。

(4) 额外心音:指在原有心音之外出现的病理性附加心音。大部分出现在舒张期,也可出现在收缩期,其中以舒张早期额外心音最多见,临床意义也较大。由于舒张早期额外心音发生在 S_2 之后,与原有的 S_1、S_2 组成的节律,在心率>100 次/min 时,犹如马奔跑时的蹄声,故又称舒张早期奔马律。舒张早期奔马律的听诊特点为:出现在 S_2 之后,音调较低,强度较弱,以心尖部及呼气时最明显。舒张早期奔马律的出现反映左室功能低下,心肌功能严重障碍,常见于心力衰竭、急性心肌梗死等。

(5) 心脏杂音:是指除心音和额外心音以外的异常声音,其特点为持续时间较长,强度、频率不同,可与心音完全分开或相连续,甚至完全遮盖心音。心脏杂音的听诊对心瓣膜病和心血管畸形的诊断具有非常重要意义。

1) 杂音产生的机制:杂音是由于血流速度加快、异常血流通道、血管管径异常或心腔内漂浮物等,使血流由层流变为湍流,进而形成漩涡,撞击心壁、瓣膜、腱索或大血管壁,使之产生振动,从而在相应部位产生的声音(图 3-43)。

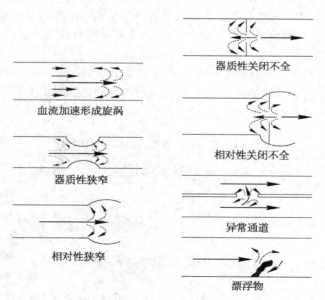

图 3-43　心脏杂音产生机制示意图

2) 杂音听诊的要点:杂音听诊应根据以下要点进行仔细分辩并分析,判断其临床意义。

最响部位:一般杂音在某瓣膜区听诊最响,提示病变部位就在该区相应瓣膜。如杂音在心尖部最响,提示二尖瓣病变。

时期:出现在第一心音与第二心音之间的杂音称为收缩期杂音。出现在第二心音与下一心动周期第一心音之间的杂音称为舒张期杂音。连续地出现在收缩期和舒张期的杂音称为连续性杂音。一般认为舒张期杂音及连续性杂音均为器质性杂音,而收缩期杂音则有器质性和功能性两种。

传导:杂音沿血流方向传导,易经周围组织扩散。根据杂音最响部位及其传导方向,可判断杂音的来源及其病理性质,如二尖瓣关闭不全的收缩期杂音,向左腋下传导;主动脉瓣狭窄的杂音向颈部传导;而二尖瓣狭窄的舒张期杂音常局限于心尖区。杂音传导越远,声音越弱,但性质不变。

性质:由于病变不同,杂音性质也不一样,可为吹风样、隆隆样、叹息样、机器样及乐音样等。按音调高低可分为柔和与粗糙两种。功能性杂音较柔和,器质性杂音较粗糙。临床上常根据杂音性质推断不同病变,如心尖部收缩期粗糙的吹风样杂音,常提示二尖瓣关闭不全;舒张期隆隆样杂音是二尖瓣狭窄的特征。主动脉瓣第二听诊区舒张期叹息样杂音为主动脉瓣关闭不全的特征。机器样杂音见于动脉导管未闭。乐音样杂音见于感染性心内膜炎、梅毒性心脏病。

强度:即杂音的响度。杂音的强度取决于以下几点。①狭窄程度:一般狭窄越重,杂音越强。但严重狭窄以致通过的血流极少时,杂音反而减弱或消失。②血流速度:血流速度越快,杂音越强。③压力阶差:狭窄口两侧压力阶差越大,杂音越响。④心肌收缩力:推动血流的力量越大,杂音越强。心力衰竭时心肌收缩力减弱,杂音减弱。

收缩期杂音强度一般采用 Levine 6 级分级法表示(表3-3)。记录杂音强度时,以杂音的级别为分子,6 级为分母,例如杂音强度为 3 级,记录为 3/6 级杂音。一般 3/6 级及以上的收缩期杂音多为器质性,具有病理意义,但应结合杂音的性质、传导情况等判定。舒张期杂音多为器质性,一般不分级,如分级,分级标准仍采用 Levine 6 级分级法。临床上多采用轻度、中等或响亮来表示舒张期杂音强度。

表 3-3 杂音强度分级

级别	听诊特点	震颤
1	很弱,安静环境下仔细听诊才能听到	无
2	较易听到,不太响亮	无
3	明显的杂音,较响亮	无
4	杂音响亮	有
5	杂音很响亮,但听诊器离开胸壁即听不到	明显
6	杂音震耳,即使听诊器离开胸壁一定距离也能听到	强烈

体位、呼吸和运动对杂音的影响:改变体位可使某些杂音的强度发生变化,如左侧卧位时,二尖瓣狭窄的杂音更明显;前倾坐位时,主动脉瓣关闭不全的舒张期杂音更易听到;仰卧位可使二尖瓣、三尖瓣关闭不全和肺动脉瓣关闭不全的舒张期杂音更明显。呼吸可改变左、右心室的排血量及心脏的位置从而影响杂音的强度。深吸气时,可使与右心相关的杂音增强,如三尖瓣、肺动脉瓣的杂音;深呼气时,可使与左心相关的杂音减弱,如二尖瓣、主动脉瓣的杂音。运动时心率加快,心肌收缩力增强,心排血量增加,可使器质性杂音增强。

3)杂音的临床意义:心脏杂音对判断心血管疾病有重要的意义,但不能单凭心脏杂音来判定有无心脏病。在分析杂音临床意义时,首先须区分功能性杂音和器质性杂音。功能性杂音是指产生杂音的部位没有器质性病变,包括生理性杂音和相对性杂音。器质性杂音是指杂音产生的部位有器质性病变存在。

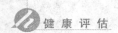

收缩期杂音:①二尖瓣区:功能性杂音较常见,可见于运动、发热、贫血、甲状腺功能亢进症等,亦可见于部分健康人。听诊特点为吹风样、性质柔和,一般在2/6级以下。相对性杂音因左心室扩大所引起,见于高血压病、扩张型心肌病,听诊特点为吹风样、较柔和,一般不超过3/6级。器质性杂音主要见于风湿性心脏病二尖瓣关闭不全,听诊特点为吹风样、性质粗糙,多占据全收缩期,强度常在3/6级以上,向左腋下传导。②三尖瓣区:大多由于右心室扩大所致的相对性三尖瓣关闭不全引起,极少数为器质性。③主动脉瓣区:以主动脉瓣狭窄引起的器质性杂音多见,听诊特点为喷射样或吹风样,比较粗糙,向颈部传导,常伴震颤及主动脉瓣第二心音减弱。④肺动脉瓣区:以功能性杂音多见,常见于健康儿童和青少年。肺动脉高压、肺动脉扩张所致的肺动脉瓣相对性狭窄时,可产生相对性杂音。⑤部位:室间隔缺损时,可在胸骨左缘第3、4肋间闻及响亮而粗糙的收缩期杂音,常伴震颤。

舒张期杂音:①二尖瓣区:器质性杂音主要见于风湿性心脏病二尖瓣狭窄,听诊特点为舒张中晚期隆隆样杂音,较局限,常伴震颤、S_1增强或开瓣音。相对杂音常见于主动脉瓣关闭不全引起的相对性二尖瓣狭窄,此音又称奥斯汀·弗林特(Austin Flint)杂音。听诊特点为性质柔和、无震颤和开瓣音。②主动脉瓣区:主要见于主动脉瓣关闭不全。听诊特点为舒张早期叹气样杂音,在胸骨左缘第3、4肋间最清晰,坐位及呼气末屏住呼吸时更明显,向心尖部传导。③肺动脉瓣区:多由于肺动脉高压、肺动脉扩张致肺动脉瓣关闭不全引起。听诊特点为吹风样或叹气样,在胸骨左缘第二肋间最响,平卧或吸气时增强。常见于二尖瓣狭窄、肺源性心脏病等。

连续性杂音:见于动脉导管未闭。听诊特点为于S_1后不久开始,持续整个收缩期和舒张期,性质响亮、粗糙,类似机器转动的噪声,故又称机器样杂音,在胸骨左缘第2肋间稍外侧最响,常伴震颤。

(6)心包摩擦音:指壁层和脏层心包由于炎症而变得粗糙时,在心脏搏动时互相摩擦产生振动而出现的声音。听诊特点为性质粗糙,与心跳一致,与呼吸无关,屏气时摩擦音仍存在,可据此与胸膜摩擦音相鉴别。心包摩擦音在胸骨左缘第3、第4肋间最易闻及,坐位前倾时更为明显。常见于各种感染性心包炎,也可见于非感染性疾病,如尿毒症、肿瘤、风湿性疾病和急性心肌梗死等。

(五)心功能分级

将心脏病患者按心功能状况给以分级,对于判断病情轻重、指导治疗、选择护理措施、评定劳动能力、判断预后等有实用价值。目前通用的是美国纽约心脏病学会(NYHA)的分级方案,根据患者自觉的活动能力划分为4级。

Ⅰ级:患者有心脏病,但活动量不受限制,平时一般活动不引起疲乏、心悸、呼吸困难或心绞痛。

Ⅱ级:体力活动受到轻度的限制,休息时无自觉症状,但平时一般活动下可出现疲乏、心悸、呼吸困难或心绞痛。

Ⅲ级:体力活动明显受限,小于平时一般活动即引起上述症状。

Ⅳ级:不能从事任何体力活动,休息状态下也出现心力衰竭的症状。

第六节 血 管 检 查

一、脉搏

动脉血管随心脏收缩和舒张活动而相应出现的扩张和回缩的搏动,称为动脉脉搏,简称脉搏。检查脉搏时应选择浅表动脉,一般多用桡动脉,常用并拢的示指、中指和环指的指腹进行触诊。

1. **脉率** 脉率即每分钟脉搏的次数。正常人在安静状态下的脉率为60~100次/min;儿童较快,婴幼儿可达 130 次/min;老年人偏慢。脉率的生理和病理变化及其意义与心率基本一致。但在某些心律失常,如心房颤动、频发期前收缩时,由于部分心搏的排血量显著减少,不足以引起周围血管产生搏动,以致脉率少于心率,称脉搏短绌。

2. 脉律 脉搏的节律是心脏搏动的节律的反映。正常人脉律规则,当发生心律失常,如期前收缩或房室传导阻滞时,其表现为脉搏不规则;心房颤动时,亦可以完全无规律。

3. 紧张度 脉搏的紧张度与动脉硬化程度有关。检查时以近心端手指按压动脉,逐渐施压至远端手指触不到脉搏,此时,近心端手指用以完全阻断动脉搏动所施加的压力,即为脉搏的紧张度。正常人动脉壁光滑、柔软,并有一定弹性;动脉硬化时,可触知动脉壁弹性消失,成条索状。

4. 强弱 脉搏的强弱与心排血量、脉压和周围血管阻力的大小有关。心排血量增加、脉压增大、周围血管阻力减低时,脉搏有力而振幅大,称为洪脉,见于高热、甲状腺功能亢进症、主动脉瓣关闭不全等。脉搏减弱而振幅低,称为细脉,是由于心排血量少、脉压减小、周围血管阻力增高所致,见于心力衰竭、休克及主动脉瓣狭窄等。

5. 脉搏波形 脉搏波形是将血流通过动脉时,动脉内压上升和下降的情况用脉搏波形计描计出来的曲线。护士也可根据脉搏触诊粗略地估计脉搏波形。常见异常脉搏波形可有以下几种。

(1) 水冲脉:脉搏骤起骤降,急促而有力,有如潮水冲涌。检查时检查者左手紧握患者右手腕掌面桡动脉处,将患者前臂抬举过头,感受桡动脉的搏动。如感知明显犹如水冲的急促有力的脉搏,表明脉压增大,主要见于主动脉瓣关闭不全,也可见于严重贫血、甲状腺功能亢进症和动脉导管未闭等。

(2) 交替脉:指节律规则而强弱交替出现的脉搏。其产生与心肌收缩力强弱交替有关,为左心衰竭的重要体征之一。

(3) 奇脉:指平静吸气时脉搏明显减弱或消失的现象。其产生与左心室排血量减少有关,见于大量心包积液、缩窄性心包炎等。

(4) 无脉:即脉搏消失,主要见于严重休克、多发性大动脉炎或肢体动脉栓塞。

二、血压

血压指体循环动脉血压,是重要的生命体征。

1. 血压标准 正常人血压水平随年龄增长而升高,因性别、种族、职业及生理情况和环境的不同,存在一定差异。根据中国高血压防治指南(2010 年修订版)的标准(表 3 - 4)。

表 3 - 4 血压水平的定义和分类

类 型	收缩压(mmHg)	舒张压(mmHg)
正常血压	<120	<80
正常高值	120~139	80~89
1 级高血压(轻度)	140~159	90~99
2 级高血压(中度)	160~179	100~109
3 级高血压(重度)	≥180	≥110
单纯收缩期高血压	≥140	<90

注:若患者的收缩压与舒张压分属不同的级别时,以较高的分级为准;单纯收缩期高血压也可按照收缩压水平分为 1、2、3 级。

2. 血压测量方法 血压测量分为直接测量和间接测量两种方法。直接测量法是一种创伤性方法,只在特殊情况下使用,目前临床广泛采用间接测量法。详细方法参阅《基础护理学》相关内容。

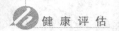
3. 血压变动的临床意义

（1）高血压：若在安静、清醒和未使用降压药的条件下，采用标准测量方法，至少 3 次非同日血压值达到或超过收缩压 140 mmHg 和（或）舒张压 90 mmHg，即可称为高血压。高血压原因不明者称为原发性高血压，临床上绝大多数高血压为原发性。5% 继发于疾病，称为继发性高血压或症状性高血压。多见于肾动脉狭窄、肾实质病变和嗜铬细胞瘤等。

（2）低血压：指血压＜90/60 mmHg。持续的低血压状态多见于严重疾病，如休克、急性心肌梗死、心力衰竭及心包压塞等。低血压也可有体质的原因，患者自诉一贯血压偏低，一般无症状。

（3）两上肢血压不对称：正常人两上肢血压相似或有轻度差异，若两上肢血压相差＞10 mmHg则属异常。主要见于多发性大动脉炎、先天性动脉畸形及血栓闭塞性脉管炎等。

（4）上下肢血压差异常：正常人下肢血压较上肢血压高 20～40 mmHg，如出现下肢血压等于或低于上肢血压，则提示相应部位动脉狭窄或闭塞。见于主动脉缩窄、胸腹主动脉型大动脉炎、闭塞性动脉硬化、髂动脉或股动脉栓塞等。

（5）脉压增大或减小：脉压增大，多见于主动脉瓣关闭不全、动脉导管未闭、甲状腺功能亢进症、严重贫血和主动脉硬化等。脉压减小，见于主动脉瓣狭窄、心力衰竭和心包积液等。

三、周围血管征

1. 枪击音　是指在四肢动脉处听到的一种短促的如同开枪的声音。听诊部位常选择股动脉，部分患者在肱动脉、足背动脉处也可闻及。

2. Duroziez 双重音　将听诊器体件置于股动脉处，稍加压力，在收缩期与舒张期皆可闻及的吹风样杂音，呈连续性。

3. 毛细血管搏动征　用手指轻压指甲末端，或以清洁的玻片轻压口唇黏膜，若见红、白交替的节律性微血管搏动现象，称毛细血管搏动征。

凡检查时发现水冲脉、毛细血管搏动征、枪击音和 Duroziez 双重音等体征，可统称为周围血管征阳性。主要见于脉压增大的疾病，如主动脉瓣关闭不全、甲状腺功能亢进症和严重贫血等。

第七节　腹部检查

腹部位于胸廓与骨盆之间，上起于膈，下止于骨盆入口，前面及侧面为腹壁，后面为脊柱及腰肌，主要由腹壁、腹腔和腹腔内脏器组成。检查腹部时，为避免叩诊、触诊对胃肠蠕动刺激引起肠鸣音发生变化，故将腹部检查按照视诊、听诊、叩诊、触诊的顺序进行，其中，以触诊尤为重要。

一、腹部的体表标志与分区

为准确描述和记录腹部脏器及病变的位置，常借助某些特殊的体表标志对腹部进行适当分区，以方便检查者了解腹部脏器的部位及其体表投影。

（一）体表标志

常用的体表标志如图 3-44 所示。

1. 肋弓下缘　肋弓是由第 8～10 肋软骨构

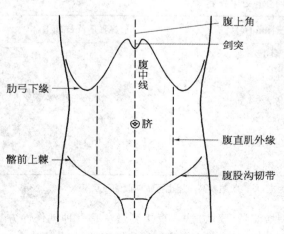

图 3-44　腹部体表标志示意图

成,其下缘为腹部上界,常用于腹部分区、肝脾测量及胆囊点定位。

2. 剑突 为胸骨下端的软骨,常作为肝脏测量的标志。

3. 腹上角 为剑突根部与两侧肋弓的交角,又称为胸骨下角。主要用于判断体型及肝脏测量。

4. 脐 为腹部的中心,平第3~4腰椎之间,常作为腹部四区分法、阑尾压痛点及腰椎穿刺的定位标志。

5. 髂前上棘 髂嵴前上方的突出点,常作为腹部九区分法及阑尾压痛点的定位标志和骨髓穿刺部位。

6. 腹直肌外缘 相当于锁骨中线的延续,当患者抬头抬肩时,可明显辨认,常为手术切口位置,右侧腹直肌外缘与肋弓下缘交界处为胆囊点。

7. 腹中线 是胸骨中线的延续,为腹部四区分法的垂直线。

8. 耻骨联合 由两耻骨间的纤维软骨连接,为腹部体表下界。

9. 腹股沟韧带 两侧腹股沟韧带与耻骨联合上缘共同构成腹部体表的下界,此处为寻找股动、静脉标志,也是腹股沟疝的通过部位。

10. 肋脊角 背部两侧第12肋与脊柱的交角,为检查肾区叩击痛的位置。

(二) 腹部分区

借助体表标志及若干人工划线,可将腹部分为几个区域。常用的腹部分区法为四区法和九区法。

1. 四区分法 通过脐划一水平线与一垂直线,两线相交,将腹部分为右上腹、右下腹、左上腹和左下腹四区。四区分法最为常用且简单易行,但其不足之处是较粗略,难于准确定位,需以九区分法进行补充。

2. 九区分法 由两条水平线和两条垂直线将腹部分为井字形的九个区。上部的水平线为两肋弓下缘连线,下部的水平线为两侧髂前上棘连线,两条垂直线分别为通过左、右髂前上棘至腹中线连线中点的垂直线。上述四线相交将腹部分为左右上腹部(季肋部)、左右侧腹部(腰部)、左右下腹部(髂窝部)、上腹部、中腹部(脐部)及下腹部九个区(图3-45)。各区的主要脏器分布如下。

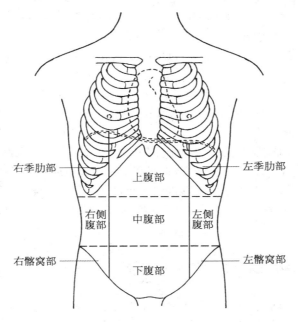

图 3-45 腹部体表分区示意图(九区分法)

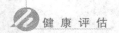

（1）右季肋部：肝右叶、胆囊、结肠肝曲、右肾及右肾上腺。

（2）右腰部：升结肠、右肾下极及部分空肠。

（3）右髂部：盲肠、阑尾、回肠下段、女性右侧卵巢及输卵管、男性右侧精索。

（4）上腹部：胃体及幽门区、肝左叶、十二指肠、胰头及胰体、横结肠、腹主动脉及大网膜。

（5）脐部：十二指肠下部、空肠及回肠、下垂的胃或横结肠、肠系膜、输尿管、腹主动脉及大网膜。

（6）下腹部：回肠、乙状结肠、输尿管、胀大的膀胱或增大的子宫。

（7）左季肋部：胃体及胃底、脾、胰尾、结肠脾曲、左肾及左肾上腺。

（8）左腰部：降结肠、左肾下极、空肠或回肠。

（9）左髂部：乙状结肠、女性左侧卵巢及输卵管及男性左侧精索。

二、视诊

腹部视诊前，嘱患者排空膀胱，取低枕仰卧位，充分暴露腹部，但时间不宜过长，以免腹部受凉。检查者立于患者的右侧，在光线充足的情况下，自上而下按照一定的顺序对患者腹部外形、呼吸运动、腹部皮肤、腹壁静脉、胃肠型及蠕动波等进行观察。

（一）腹部外形

健康成年人平卧时腹前壁大致处于同一平面或略为低凹，称为腹部平坦。过度肥胖者、妊娠晚期或小儿可见腹前壁略高于肋缘至耻骨联合的平面，称为腹部饱满。消瘦者及老年人皮下脂肪较多，腹肌松弛下陷，腹前壁略低于肋缘至耻骨联合的平面，称为腹部低平。以上现象都属于正常的腹部外形，若腹部明显膨隆或凹陷则具有病理意义。

1. 腹部膨隆　平卧位时前腹壁呈凸起状，明显高于肋缘至耻骨联合所在平面，称腹部膨隆。

（1）全腹膨隆：腹部弥漫性隆起，呈球形或扁圆形。常见于：①腹腔积液：腹腔内有大量积液，称腹水。平卧位时腹壁松弛，大量积液因重力作用下沉于腹腔两侧，致腹部呈宽扁状并向两侧隆起，称为蛙腹。大量腹水致腹压增高时，腹部膨隆如球形，可使脐部突出，常见于肝硬化门静脉高压症、心力衰竭、肾病综合征、结核性腹膜炎和缩窄性心包炎等。②腹内积气：腹腔内有积气时称为气腹，见于胃肠穿孔及治疗性人工气腹等。胃肠道内有大量积气时可引起全腹膨隆，使腹部呈球形，且当体位改变时腹部外形不变，常见于各种原因引起的肠梗阻和肠麻痹。③腹腔内巨大肿块：腹部呈球形，体位改变时外形不会改变，常见于足月妊娠、巨大卵巢囊肿及畸胎瘤等。④其他如体型肥胖等所致腹壁皮下脂肪过多者。

全腹膨隆时，需定期测量腹围以观察腹腔内容物（如腹水）等的变化。方法是让患者排尿后平卧，用软尺经脐绕腹一周，所测得的周长为脐周腹围，通常以厘米（cm）为单位；还可以同时测其腹部最大周长，称最大腹围。

（2）局部膨隆：常见于腹腔内有肿大的脏器、腹内肿瘤、炎症性包块及腹壁上的肿物或疝等。上腹中部膨隆常见于胃癌、胃扩张（如幽门梗阻、胃扭转）、胰腺肿瘤或囊肿等；右上腹膨隆可见于肝肿瘤、肝脓肿、肝淤血、胆囊肿大等；右下腹膨隆常见于回盲部结核或肿瘤；左上腹膨隆多见于脾肿大；左下腹膨隆可见于乙状结肠肿瘤或干结的粪块；下腹中部膨隆见于子宫增大、膀胱胀大，后者于排尿后可以消失。

局部膨隆可由腹腔内肿块与腹壁肿块所致。鉴别时，嘱患者仰卧位，屈颈抬肩，使腹壁肌肉紧张，若肿块更加明显，说明肿块位于腹壁上；若不明显或消失，说明肿块位于腹腔内，被收缩变硬的腹肌所遮盖。

2. 腹部凹陷　仰卧时前腹壁明显低于肋缘至耻骨联合所在平面，称腹部凹陷。

（1）全腹凹陷：患者仰卧时前腹壁水平明显低下，主要见于严重脱水和显著消瘦者。严重时前腹壁凹陷几乎贴近脊柱,肋弓、髂嵴和耻骨联合显露,腹外形如舟状,称舟状腹,见于结核病、恶性肿瘤等慢性消耗性疾病的患者。若吸气时出现腹部凹陷,见于膈肌麻痹和上呼吸道梗阻。

(2)局部凹陷:较少见,多因腹部外伤或手术后瘢痕收缩所致,患者取立位或增加腹压时,可更加明显。

(二)呼吸运动

正常人腹壁随呼吸而上下起伏,吸气时上抬,呼气时下陷,即为腹式呼吸。男性及儿童以腹式呼吸为主,成年女性则以胸式呼吸为主。腹式呼吸减弱见于腹膜炎症、急性腹痛、腹水、腹腔内巨大肿物或妊娠等。腹式呼吸消失见于胃肠穿孔所致急性腹膜炎或膈肌麻痹等。腹式呼吸增强不多见,常为胸膜疾病或肺部疾病使呼吸受限所致。

(三)腹壁静脉

正常人腹壁静脉一般不显露,皮肤较薄而松弛的老年人或体形消瘦者可隐约看到细小的静脉网,但无迂曲及扩张征象。若腹壁静脉显而易见或迂曲变粗者,称腹壁静脉曲张,常见于门静脉高压或上、下腔静脉回流受阻而有侧支循环形成者。

正常腹壁静脉血流方向在脐水平线以上,自下而上经胸壁静脉和腋静脉流入上腔静脉,脐水平以下自上而下经大隐静脉流入下腔静脉。根据腹壁静脉曲张分布及血流方向可以判断静脉曲张的来源。

门静脉高压时,血液经再通的脐静脉进入腹壁浅静脉而流向四周,可见曲张静脉以脐为中心向四周放射(图3-46)。胚胎时的脐静脉于胎儿出生后闭塞而形成圆韧带,门脉高压时可再通。上腔静脉阻塞时,上腹壁及胸壁浅静脉曲张,血流方向为自上而下。下腔静脉阻塞时,曲张的静脉大多分布在腹壁两侧,脐以下的腹壁浅静脉血流方向转为自下而上(图3-47)。

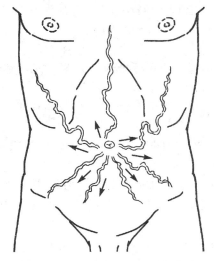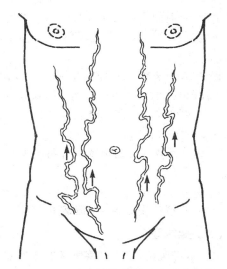

图3-46 门静脉高压时腹壁浅静脉血　　　　图3-47 下腔静脉阻塞时腹壁浅静脉
　　　　流分布和方向　　　　　　　　　　　　　　　血流分布和方向

检查腹壁曲张静脉的血流方向可选择一段无分支的腹壁曲张静脉,检查者将一手示指和中指并拢压在该静脉上以阻断血流,然后一手指紧压静脉向外滑动,排空该段静脉内血液,至一定距离后放松该手指,另一手指紧压不动,观察静脉是否迅速充盈,如迅速充盈,则血流方向是从放松的一端流向紧压手指的一端。再以同样方法放松另一手指,根据充盈情况即可判断出血流方向(图3-48)。

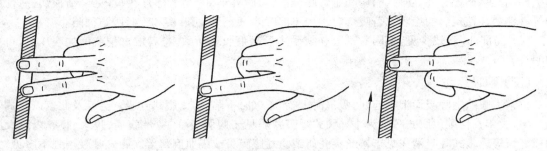

图3-48 检查静脉血流方向手法示意图

(四) 胃肠型和蠕动波

正常人腹部一般看不到胃和肠型的轮廓及蠕动波,但可见于腹壁菲薄或松弛的老年人和极度消瘦者。胃肠道发生梗阻时,梗阻近端的胃或肠段因内容物聚积而饱满隆起,在腹壁可见到相应的轮廓,称胃型或肠型。同时,由于该部位蠕动加强,可在腹壁见到蠕动波。结肠远端梗阻时肠型及蠕动波多位于腹部周边。若发生肠麻痹时,蠕动波消失。

三、听诊

腹部听诊应全面听诊各区,重点注意上腹部、脐周及右下腹等部位。听诊的主要内容有:肠鸣音、振水音及血管杂音等。妊娠5个月以上的妇女在脐下方可听到胎心音。

(一) 肠鸣音

肠蠕动时,肠腔内气体和液体随之流动而产生一种断断续续的咕噜声或气过水声,称肠鸣音。正常情况下,肠鸣音每分钟4～5次,全腹均可闻及,其音响及音调变异较大,以脐部最为清楚。为准确检查肠鸣音的次数和性质,通常选择右下腹的某一部位至少听诊1 min。临床上,肠鸣音异常有以下几种。

1. 肠鸣音活跃 肠鸣音达每分钟10次以上,但音调不特别高亢,称肠鸣音活跃。见于急性胃肠炎、胃肠道大出血或服用泻药等所致肠蠕动增强时。

2. 肠鸣音亢进 肠鸣音次数多且声音响亮、高亢,甚至呈叮当声或金属声,称肠鸣音亢进。为机械性肠梗阻的表现。

3. 肠鸣音减弱 是指肠鸣音明显少于正常,甚至数分钟才能闻及1次。见于便秘、腹膜炎、低钾血症和胃肠动力低下等。

4. 肠鸣音消失 持续听诊2 min以上仍未闻及肠鸣音,用手指轻叩或搔弹腹部仍不能诱发肠鸣音者,称肠鸣音消失。主要见于急性腹膜炎、麻痹性肠梗阻或腹部大手术后。

(二) 振水音

患者取仰卧位,检查者将听诊器体件放于上腹部,同时用稍弯曲的手指在患者的上腹部作连续迅速的冲击动作。若胃内有液体积存,则可听到胃内气体与液体相撞击而产生的声音,即为振水音。

正常人在进食较多液体后可出现振水音。当空腹或餐后6～8 h以上仍能闻及振水音者,则表示胃内有较多液体潴留,见于幽门梗阻和胃扩张等。

(三) 血管杂音

正常人腹部无血管杂音,若闻及则有病理意义。

1. 动脉性杂音 常在腹中部或腹部一侧。腹中部的血管杂音,见于腹主动脉瘤或腹主动脉狭窄。前者可在该部位触及搏动性包块；后者下肢血压明显低于上肢，甚至出现足背动脉搏动消失。如果左、右上腹部闻及收缩期吹风样杂音则常提示为肾动脉狭窄。如该杂音在下腹两侧，应考虑髂动脉狭窄。

2. 静脉性杂音　为一种柔和的、连续的嗡鸣音，无收缩期与舒张期性质，为静脉血流增加的表现，常出现于脐周或上腹部，尤其是腹壁静脉曲张严重时，此音提示门静脉高压侧支循环形成。

四、叩诊

腹部叩诊可用于检查某些腹腔脏器的大小、位置及有无叩痛，胃肠道充气情况，腹腔内有无肿物、积气或积液等，可进一步验证视诊与触诊的结果。腹部叩诊既可采用直接叩诊法，亦可采用间接叩诊法，以间接叩诊法较为准确可靠。

（一）腹部叩诊音

正常情况下，腹部叩诊大部分区域为鼓音。只有肝脏、脾脏、增大的膀胱和子宫所占据的部位及两侧腹部近腰肌处叩诊为浊音。鼓音明显、范围增大可见于胃肠道高度胀气、人工气腹或胃肠穿孔；肝脏、脾脏或实质性脏器极度肿大时，鼓音范围缩小；腹腔内肿瘤或大量腹水时，病变部位叩诊呈浊音或实音。

（二）肝脏叩诊

主要用来确定肝的位置，浊音界大小及有无叩击痛。

1. 肝上界及肝下界　患者取平卧位，平静呼吸，采用间接叩诊法沿右锁骨中线由肺部清音区向下逐一肋间叩向腹部。叩诊音由清音转为浊音时，即为肝上界。此处相当于被肺遮盖的肝顶部，故又称肝相对浊音界。再向下叩1～2个肋间，当浊音转为实音时，此处肝脏不再被肺遮盖，称肝绝对浊音界。确定肝下界最好由腹部鼓音区沿右锁骨中线向上叩诊，当叩诊音由鼓音转为浊音时即是。因肝下缘较薄且与胃、结肠等空腔脏器重叠，很难叩准，故多用触诊法确定肝下界。一般叩得的肝下界比触得的肝下缘要高出1～2 cm，若肝下缘明显增厚，则两者较为接近。

肝脏的上下界与体型有一定的关系。匀称体型者的正常肝脏上界位于右锁骨中线第5肋间，下界位于右季肋下缘，两者之间的距离为肝上下径，一般为9～11 cm。矮胖体型者及妊娠妇女肝上下界可上移一个肋间，瘦长体型者则可下移一个肋间。

病理情况下，肝浊音界上移见于右肺纤维化、右下肺不张或气腹鼓肠等；肝浊音界下移见于肺气肿、右侧张力性气胸等。肝浊音界扩大见于肝癌、肝脓肿、肝炎、肝淤血及多囊肝等；肝浊音界缩小见于肝硬化、急性肝坏死或胃肠胀气等；肝浊音界消失代之以鼓音者为急性胃肠穿孔的重要体征。

2. 肝区叩击痛　检查者左手掌平置于患者的肝区所在部位，右手握拳，以轻至中等力量叩击左手手背。正常人肝区无叩击痛。肝区叩击痛阳性者见于肝炎、肝脓肿和肝淤血等。胆囊区叩击痛是胆囊炎的重要体征。

（三）移动性浊音

患者取仰卧位，此时其腹膜腔内液体因重力作用而积聚于腹部两侧低处，叩诊呈浊音。腹中部由于肠管内有气体而在液面浮起，叩诊呈鼓音。检查者自腹中部脐水平向患者左侧叩诊至叩诊浊音时，板指固定不动，让患者右侧卧，再次叩诊，如呈鼓音，提示浊音移动。这种因体位不同而出现浊音区移动的现象，称为移动性浊音。此方法为确定腹腔内有无游离积液的重要检查法。当腹腔内游离液体在1 000 ml以上时，即可查出（图3-49）。

（四）肋脊角叩痛

患者取坐位或侧卧位，检查者用左手掌平置于患者的肋脊角处，右手握拳以轻至中等的力量向

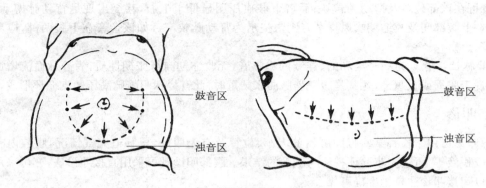

图 3-49　移动性浊音叩诊法

左手手背进行叩击。肋脊角对应的是肾脏所在部位。正常人肋脊角处无叩击痛。肋脊角叩击痛见于肾炎、肾盂肾炎、肾结石、肾结核及肾周围炎等。

（五）膀胱叩诊

膀胱叩诊在耻骨联合上方进行,主要用于判断膀胱的膨胀程度。膀胱空虚时,叩诊呈鼓音。当膀胱内有尿液充盈时,可在耻骨联合上方叩得圆形浊音区。排尿或导尿后,浊音区即转为鼓音,借此可与女性妊娠子宫或卵巢囊肿等形成的浊音区相鉴别。

五、触诊

触诊是腹部检查的主要方法。触诊时,患者取仰卧位,两臂自然放于身体两侧,两腿屈起并稍分开,腹肌放松,微张口作平静的腹式呼吸。检查者面向患者站于其右侧,前臂须与腹部表面在同一水平。检查时,手要温暖,动作要轻柔,一般自左下腹开始逆时针方向,先左后右,自下而上,由浅入深,依次检查全腹各区域。原则是先触诊健康部位,逐渐移向病变区域,以免造成患者感觉的错觉。边触诊边观察患者的反应与表情,或与其交谈,可协助判断病变的所在及转移其注意力而减少腹肌紧张。

触诊时,根据不同的目的,采用不同的触诊手法。浅部触诊,主要用于检查腹壁紧张度、浅表的压痛、包块、搏动和腹壁上的肿物等。深部触诊用于检查腹腔内脏器大小、形态、压痛、反跳痛以及腹腔内包块等。

（一）腹壁紧张度

正常人腹壁有一定的张力,但触之柔软,较易压陷,称腹壁柔软。某些病理情况下,可致腹壁紧张度增加或减弱。

1. 腹壁紧张度增加　主要因腹膜炎症刺激引起腹肌痉挛所致。

（1）全腹紧张度增加:①急性胃肠道穿孔或脏器破裂所致的急性弥漫性腹膜炎,其特点为腹膜受刺激而引起腹肌痉挛,腹壁明显紧张,触诊硬如木板,称板状腹。②结核性腹膜炎或癌性腹膜炎,因炎症刺激缓慢,且有腹膜增厚,腹膜与肠管、肠系膜粘连,故触诊时腹壁柔韧而具有抵抗力,不易压陷,称揉面感或柔韧感。

（2）局部腹壁紧张度增加:因腹内脏器炎症累及腹膜所致,如上腹或左上腹壁紧张,常见于急性胰腺炎,右上腹壁紧张可见于急性胆囊炎,右下腹壁紧张可见于急性阑尾炎,也可见于胃穿孔。

2. 腹壁紧张度减弱　因腹肌张力减低或消失所致。按压时腹壁松弛无力,失去弹性。见于慢性消耗性疾病、大量放腹水后、严重脱水患者或年老体弱者等。脊髓损伤所致腹肌瘫痪和重症肌无力也可使腹壁张力消失。

（二）压痛及反跳痛

1. **压痛** 正常腹部触压时不引起疼痛，深压时仅有一种压迫不适感。若由浅入深触压腹部引起疼痛者，称腹部压痛。腹部炎症、肿瘤、脏器淤血、破裂和扭转等病变均可引起压痛。为区别压痛来源于腹壁还是腹腔内病变，可嘱患者仰卧抬头抬肩，若压痛加剧，则提示病变来自腹壁，反之则提示病变来自腹腔内。压痛部位常为病变所在部位，腹部常见疾病的压痛部位见图3-50。

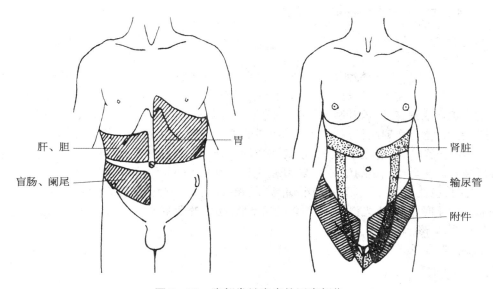

图3-50 腹部常见疾病的压痛部位

某些位置较固定的压痛点常反映特定的疾病，如位于右锁中线与肋缘交界处的胆囊点压痛为胆囊病变的标志，位于脐与右髂前上棘连线中、外1/3交界处的麦氏（McBurney）点压痛为阑尾病变的标志。

2. **反跳痛** 检查者的手指在触诊压痛处稍停片刻，然后迅速将手指抬起，若患者感觉疼痛骤然加剧，并伴有痛苦表情或呻吟，称为反跳痛。反跳痛为腹膜壁受炎症累及的征象，多见于腹内脏器病变累及邻近壁层腹膜。腹膜炎的患者常有腹肌紧张、压痛与反跳痛，称腹膜刺激征。

（三）腹部肿块

腹部触及肿块时，应注意位置、大小、形状、硬度，有无压痛与搏动，能否移动，与周围器官和腹壁的关系等。常见腹腔内炎症、囊肿、肿大的淋巴结以及肿瘤等引起。若表面为平滑的圆形肿块，多提示为膨胀的空腔器官如膀胱、胃肠等，炎性肿块常伴有显著压痛，恶性肿瘤质地硬而表面不规则，且活动度差。

（四）肝脏触诊

肝脏触诊时，患者取仰卧屈膝位，腹壁保持放松，并做较深而均匀的腹式呼吸以使肝脏随膈肌运动而上下移动。

1. **触诊方法** 可用单手或双手触诊。

（1）单手触诊法：较为常用，检查者将右手平置于右锁中线上估计肝下缘的下方，四指并拢，掌指关节伸直，用示指与中指的指端指向肋缘或示指前端的桡侧与肋缘平行，嘱患者做深呼吸运动。深呼气时，指端随腹壁松弛下陷，压向深部；深吸气时，触诊的手随腹壁抬起，上抬的速度不能早于腹

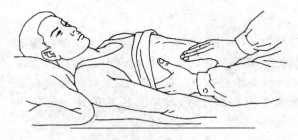

图 3-51 肝脏双手触诊法

壁的隆起,并以指端向前上迎触随膈肌下移的肝脏。按自下而上的顺序逐渐触向肋缘,反复进行,直到触及肝缘或肋缘为止。并以同样的方法在前正中线上触诊肝左叶。

(2) 双手触诊法:检查者右手位置同单手法,同时将左手手掌置于患者右腰部,将肝脏向上轻轻托起,拇指置于右季肋部,并限制右下胸扩张,以增加膈肌下移的幅度,进而使吸气时下移的肝脏更易被触及(图 3-51)。

2. 触诊内容

(1) 大小:正常成人肝脏在肋缘下一般不易触到,但腹壁松软、体形消瘦的人在深吸气时可于肋缘下触及肝下缘,但应在 1 cm 以内;在剑突下可触及肝下缘,多在 3 cm 以内。肝下缘超出上述标准,其肝上界正常或升高,提示肝肿大。弥漫性肝大见于肝炎、肝淤血、脂肪肝、白血病和血吸虫病等。局限性肝大,常可看到或触到局部隆起,见于肝脓肿、肝肿瘤及肝囊肿等。

(2) 质地:肝脏质地一般分为质软、质韧和质硬 3 级。正常肝脏质软如触口唇;急性肝炎、脂肪肝、慢性肝炎及肝淤血质地稍韧如触鼻尖;肝硬化和肝癌时质硬如触前额。

(3) 表面状态及边缘:正常肝脏表面光滑,边缘整齐、厚薄一致。肝淤血和脂肪肝时,表面光滑,边缘钝圆;肝硬化时,表面不光滑,呈不均匀的结节状,边缘锐薄不整齐;肝癌则表面高低不平呈大结节状,且边缘厚薄不一。

(4) 压痛:正常肝脏无压痛。当肝包膜有炎症反应或受到牵拉时可出现压痛。

(五) 脾脏触诊

脾脏位于左季肋区,左肋缘下不能触及。内脏下垂、胸腔积液或积气等可致膈肌下降,脾脏随之也向下移位,深吸气时可在左肋缘下触及脾脏边缘。除此以外,能触及脾脏则提示脾脏肿大。

1. 触诊方法 若脾脏明显肿大且位置较表浅时,单手触诊即可查到;若脾脏轻度肿大,位置较深时,则需采用双手触诊法(图 3-52)。

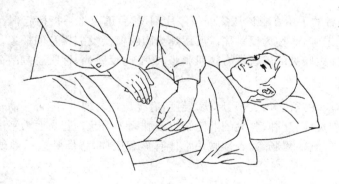

图 3-52 脾脏触诊法

(1) 双手触诊法:患者取仰卧屈膝位,检查者左手绕过患者腹前方,手掌置于其左胸下部第 9～11 肋处,将脾脏由后向前轻轻托起。右手掌平置于左肋缘下腹面,与肋弓大致呈垂直方向,嘱患者深呼吸,以稍弯曲的手指末端轻按腹壁,迎触脾脏,直至触及脾缘或左肋缘。轻度脾大者仰卧位不易触及,可嘱患者取右侧卧位,双下肢屈曲、屈膝,此时脾脏因重力的影响而向下、向前移位,较易触及。按压时用力不要太重,避免将脾脏挤开。

（2）单手触诊法：患者取平卧位，手法同肝脏触诊。触及脾脏后，应注意其大小、质地、表面情况、有无压痛等。

2. 脾脏肿大的测量与记录方法 临床上多采用第Ⅰ线测量、第Ⅱ线测量和第Ⅲ线测量表示脾脏的大小（图3-53）。第Ⅰ线又称甲乙线，为左锁骨中线与左肋缘交点至脾下缘的距离，以厘米表示。用于轻度脾大的测量。第Ⅱ线又称甲丙线，是指左锁骨中线与左肋缘交点至脾脏最远点的距离。第Ⅲ线又称丁戊线，是指脾右缘至前正中线的最大距离。明显脾大时，需作第Ⅱ线测量和第Ⅲ线测量。若脾脏高度肿大向右超过前正中线，以"＋"表示；若未超过前正中线，则以"－"表示。

3. 脾脏肿大的分度及临床意义 临床上常根据脾下缘至肋缘的距离，将脾大分为轻、中、高3度。深吸气时脾缘在肋下不超过2 cm，质地多较柔软，为轻度肿大，见于急慢性肝炎和伤寒等；超过肋下2 cm，但在脐水平线以上者，为中度肿大，见于肝硬化、慢性淋巴细胞白血病、淋巴瘤、系统性红斑狼疮等；超过脐水平线或向右超过前正中线，为高度肿大，又称巨脾，见于慢性粒细胞白血病、慢性疟疾、黑热病、淋巴瘤或恶性组织细胞病等。

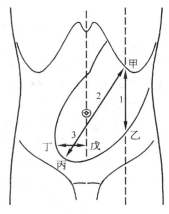

图3-53 脾脏肿大测量法

（六）胆囊触诊

正常胆囊不能被触及。当胆囊肿大超出肝缘及肋缘而在右肋下腹直肌外缘时可触及。

1. 胆囊肿大 肿大的胆囊一般呈梨形或卵圆形，张力较高，随呼吸而上下移动。如果肿大的胆囊呈囊性感并有明显压痛者，常见于急性胆囊炎；若呈进行性肿大而无压痛者，见于壶腹周围癌；若肿大的胆囊有实体感，伴轻度压痛者见于胆囊结石或胆囊癌。

2. 墨菲（Murphy）征阳性 用于探查胆囊触痛，以明确急性胆囊炎的诊断。检查方法为检查者将左手掌平放于患者的右肋缘部位，拇指指腹以中度压力勾压于右肋缘与腹直肌外缘交界处（胆囊点），然后嘱患者缓慢深吸气，在吸气过程中，有炎症的胆囊下移时碰到用力按压的拇指，即可引起疼痛或因剧烈疼痛而突然屏气，称为Murphy征阳性（图3-54）。

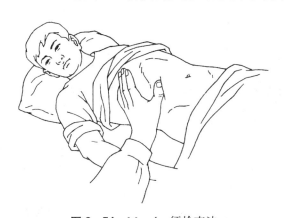

图3-54 Murphy征检查法

（七）膀胱触诊

膀胱位于盆腔内，空虚时不易触及。在膀胱积尿充盈增大时，在耻骨联合上缘及下腹部可触及。膀胱触诊多采用单手滑行触诊法。患者取仰卧屈膝位，检查者以右手自脐部开始向耻骨联合方向触摸，若触及包块，应注意与子宫或肿物相鉴别。

第八节 生殖器、肛门和直肠检查

生殖器、肛门、直肠正确的检查结果对临床健康评估和治疗具有重要意义，也是全面体格检查不可缺少的一部分。检查时环境需要隐蔽，特别注意对患者隐私权的尊重，光线适中。检查前向患者

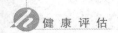

解释检查的目的,嘱其排尿以减少不适。男医务人员检查女患者时须有女医务人员在场。

一、男性生殖系统

男性生殖器包括阴茎、阴囊、前列腺和精囊等。阴囊内有睾丸、附睾、精索等。检查时充分暴露下身,双下肢应取外展位,先检查外生殖器,随后检查内生殖器。

男性外生殖器包括阴茎和阴囊。正常成人阴茎长 7~10 cm,为圆柱体,前端膨大为阴茎头,被覆可以翻起的皮肤为包皮。翻起包皮后不能露出阴茎头或尿道外口者称为包茎,见于先天性包皮口狭窄或炎症、外伤后粘连。若包皮长度超过阴茎头,但翻起后能露出尿道口或阴茎头,称为包皮过长。成年人阴茎短小呈婴儿型,见于垂体功能或性腺功能不全;反之儿童期阴茎过大呈成人型见于性早熟。检查时应注意阴茎大小与年龄关系,有无包皮过长、包茎等。检查阴茎头及尿道口有无红肿、溃疡、分泌物、肿块、尿道口有无狭窄等。

阴囊检查应注意皮肤颜色、有无水肿、增厚、有无静脉曲张,阴囊是否增大。双手触诊睾丸、附睾及精索,一侧睾丸肿大,质硬并有结节,应考虑睾丸肿瘤。附睾位于睾丸的后外侧,触及附睾呈结节状硬块,并伴有输精管增粗,且成串珠状,多为附睾结核。精索呈柔软的索条状结构,由输精管、提睾肌、血管、神经及淋巴管等组成,由腹股沟管外口延续至附睾上端,精索有蚯蚓团样感时,则为精索静脉曲张。

阴囊水肿多为局部炎症、过敏反应所致。阴囊疝是指肠管或肠系膜等腹腔器官经腹股沟管下降至阴囊内的腹股沟斜疝,表现为一侧或双侧阴囊肿大,触之有囊样感,有时可推回腹腔,腹内压增高时会再降入阴囊。鞘膜积液是指阴囊肿大触之有水囊样感,透光试验阳性,而阴囊疝或睾丸肿瘤则透光试验为阴性。透光试验方法:采用不透明纸片卷成圆筒,一端置于阴囊的肿大部位,在其对侧以手电筒紧贴皮肤照射,从纸筒的另一端观察透光情况。

二、女性生殖系统

一般女性患者不作常规生殖器检查,如有适应证或疑有妇产科疾病时,由妇产科医师或助产士进行检查。帮助被检查者摆好体位,常用膀胱截石位,两腿外展屈膝,检查者须戴无菌手套,每次检查后更换床单,防止医源性感染。

(一)外生殖器

女性外生殖器包括阴阜、大阴唇、小阴唇、阴蒂和阴道前庭。检查时注意观察外阴发育及阴毛多少与分布情况,有无畸形、萎缩、水肿、炎症、溃疡、外伤、肿瘤及皮肤色素等。分开两侧阴唇、检查前庭、尿道口和阴道口,观察有无红肿、脓性分泌物、处女膜是否完整。未婚妇女处女膜仅有一小孔,可呈环形、半月形、伞状或筛状,处女膜破裂后,阴道口周围留有处女膜痕,观察有无阴道前、后壁膨出和子宫脱垂等。触诊前庭大腺如黄豆大小,若局部红肿、疼痛或有肿液溢出,多见细菌感染。

(二)内生殖器

对未婚者一般不作阴道检查,必要时需取得患者及家属同意。在行经期及近期阴道手术后,也不行上述检查。必要时需消毒外阴后进行。

1. 阴道 阴道为内、外生殖器之间的通道,检查时应注意其紧张度、有无瘢痕、分泌物及出血。正常阴道黏膜呈淡红色,皱襞柔软光滑,分泌物为白色无臭味,若有泡沫状或脓性分泌物则提示有阴道炎或宫颈炎。正常宫颈表面光滑,质硬如鼻端,妊娠时质软如唇。未产妇外口呈圆形,经产妇呈横裂,早孕时宫颈呈蓝色。检查时如有糜烂、息肉、肥大,常提示有炎症,如有接触性出血和质硬不平,则考虑宫颈癌的可能性。

2. 子宫及卵巢 触诊子宫应以双合诊进行检查。检查者手指置于宫颈后方,向上抬举子宫,另一手四指平放于腹部耻骨联合上方,向下压腹壁,触诊子宫时注意宫颈及子宫的大小、形状、活动度、质地,注意宫颈有无举痛,子宫有无压痛、肿块,正常子宫位置前倾前屈位,未孕子宫长 7~8 cm,宽 4~5 cm,厚 2~3 cm,活动度好,质地中等,光滑无压痛,子宫体软均匀增大多见于妊娠。病理性增大见于各种肿瘤。将阴道内手指移于侧穹隆,另一手于一侧下腹部,触诊双侧卵巢,注意其大小、质地、有无压痛,成年女子卵巢体积约为 4 cm×3 cm×1 cm,表面常不平,质软无压痛,可活动,绝经后卵巢萎缩、变硬、增大常见于卵巢炎症或肿瘤。

三、肛门和直肠

(一)检查体位

肛门、直肠的检查方法简便但常能发现许多有重要临床价值的体征,检查时根据病情需要,让患者采取不同体位。检查前列腺、精囊及乙状结肠镜检查时,采取肘膝位,即患者两肘关节屈置于检查床上,胸部尽量接近床面、两膝关节屈曲成直角跪于检查床上,臀部抬高(图 3-55)。检查病重、年老体弱或女患者时,采取左侧卧位,即患者左侧卧于检查床上,右腿向腹部屈曲,左腿伸直,臀部靠近检查床右边,检查者面对患者背部进行检查(图 3-56)。检查重症体弱患者、膀胱直肠窝检查及直肠双合诊,患者取仰卧位或截石位;检查直肠脱出、内痔及直肠息肉等取蹲位。肛门与直肠的检查方法以视、触诊为主,辅以内镜检查。

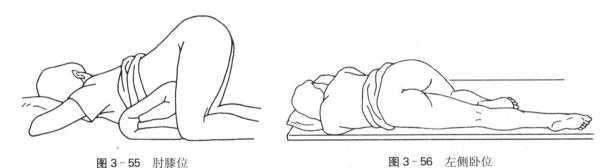

图 3-55　肘膝位　　　　　　　　　　　　图 3-56　左侧卧位

(二)视诊

检查者双手分开患者臀部,观察肛门及其周围皮肤颜色及皱褶,观察有无肛裂、结节、脓血、黏液、外痔、瘘管口、皮疹、炎症及瘢痕等。

1. 痔　痔是直肠下端黏膜下或肛管边缘皮下的内痔静脉丛或外痔静脉丛扩大和曲张所致静脉团。①内痔:位于齿状线以上的直肠上静脉曲张所致。②外痔:位于齿状线以下的直肠下静脉曲张所致。③混合痔:齿状线上、下的静脉曲张所致。痔多见于成年人,痔块脱出、水肿嵌顿、感染时可有剧烈疼痛。

2. 肛裂　肛裂是肛管齿状线以下深达皮肤全层的纵行及菱形裂口或感染性溃疡。患者自觉疼痛,排便时疼痛更加明显,检查时肛门有明显触压痛。

3. 肛门直肠瘘　简称肛瘘,是直肠、肛管与肛门皮肤相通的瘘管,多为肛管或直肠周围脓肿与结核所致,不易愈合。检查时可见肛门皮肤有瘘管开口;在直肠或肛管内可见瘘管的内口伴有硬结。

4. 直肠脱垂　又称脱肛,是指肛管、直肠甚至乙状结肠下端肠壁,部分或全层向外翻,并脱出于肛门外。检查时让患者取蹲位,观察肛门外有无脱出物。当让患者屏气做排便动作时,肛门外更易看到紫红色球状突出物,此及直肠部分脱垂,若突出物成椭圆形块状物,表面有环形皱襞,即为直肠完全脱垂。

(三)触诊

对肛门和直肠的触诊检查称为肛诊或直肠指诊,检查方法简便易行,但具有重要诊断价值。此

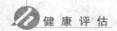

法不仅能诊断肛门、直肠的疾病,也是诊断盆腔疾病的方法。检查前,嘱患者先排空膀胱后根据病情及要求采取肘膝位、左侧位或仰卧位等。检查者戴手套或指套涂润滑剂,嘱患者张口呼吸放松,触诊时先将示指置于肛门外口轻轻按揉后以指腹徐徐压入肛门直肠内,等患者肛门括约肌放松后依次检查肛门及括约肌的张力、肛管及直肠的内壁,注意有无压痛及黏膜是否光滑、有无肿块及搏动感,男性患者可向腹侧触诊前列腺、精囊。正常前列腺如稍扁的栗子大小,上端宽大,下端细小,后面较平坦,表面光滑质韧无压痛,两侧叶对称,中央沟稍凹陷。前列腺增生者中央沟变浅或消失,前列腺肿大质硬并触及坚硬结节者,多为前列腺癌。肛门指诊一般不易触及精囊,当急性炎症肿大时,可触及并有压痛,前列腺癌累及精囊时,可触及精囊表面呈结节状。女性则可检查子宫颈、子宫、输卵管等,必要时配合用双合诊。

直肠指诊常见以下异常发现。触痛显著,见于肛裂和感染。触痛伴波动感,见于肛门和直肠周围脓肿。触及柔软、光滑而有弹性的包块,多为直肠息肉。触及坚硬的包块,应考虑直肠癌。指诊后指套上附有黏液或血液,说明有炎症或伴有组织破坏,必要时取其涂片作镜检或细菌学检查,以助诊断。

(四) 内镜检查

常用的内镜检查为直肠镜检查,观察结肠黏膜有无充血、溃疡、出血、分泌物增多等,注意病变的部位及特点,正常结肠及乙状结肠黏膜光滑呈粉红色。

第九节　脊柱与四肢检查

脊柱与四肢检查主要包括脊柱弯曲度、脊柱活动度、脊柱压痛与叩击痛、四肢与关节的形态和运动等。

一、脊柱

脊柱具有支撑体重、维持躯体正常姿势的功能,是躯体活动的枢纽和重要支柱,起着保护脊髓的作用。脊柱病变的主要表现为局部疼痛、姿势或形态异常及活动度受限。患者可处站立位或坐位,以视诊为主,结合触诊和叩诊,以了解脊柱的弯曲度,有无活动受限、压痛和叩击痛。

(一) 脊柱弯曲度

1. 生理性弯曲　嘱患者双足并拢直立,双臂自然下垂,从侧面观察有四个生理弯曲。正常脊柱有4个弯曲,即颈椎段稍向前凸,胸椎段稍向后凸,腰椎明显向前凸,骶椎则明显向后凸,类似"S"形。正常人站立位或坐位,从背面观察脊柱有无侧屈,或者用手指沿脊椎的棘突以适当的压力从上往下划压,使皮肤出现一条红色充血痕,以观察脊柱有无侧屈。正常人直立时脊柱无侧屈。

2. 病理性变形

(1) 颈椎变形:颈椎检查需要观察自然姿势有无异常,即立位时有无前屈、侧屈、过度后伸及僵硬感。颈部侧偏可见于先天性斜颈,患者表现为头向一侧倾斜,患侧胸锁乳突肌隆起。

(2) 脊柱后凸:俗称"驼背",表现为脊柱过度后弯,多发生于胸段脊柱。常见病因有佝偻病、胸椎结核、脊椎骨折及老年性退行性变等。如小儿脊柱后凸,多为佝偻病;儿童、青年期脊柱后凸,多为胸椎结核;成年人胸段呈弧形后凸,强直固定,多见于类风湿脊柱炎;老年人多发生于胸段上半部,为骨质退行性变所致。

(3) 脊柱前凸:表现为脊柱过度向前凸出,多发生在腰椎部位,患者腹部明显向前、臀部明显向后突出,多由于晚期妊娠、大量腹水和腹腔巨大肿瘤所致。

(4) 脊柱侧屈:表现为脊柱离开后正中线向左或右侧屈。侧屈严重时可出现肩部及骨盆畸形。根据侧屈的性状分为姿势性和器质性两种。①姿势性侧屈:姿势性侧屈的特点是早期脊柱的弯曲度多不固定,可因改变体位使侧屈得以纠正,如向前弯腰或平卧位时脊柱侧屈可消失。多见于儿童发育期坐立姿势不良、一侧下肢明显短于另一侧引起的代偿性侧屈、椎间盘突出症引起的坐骨神经性侧屈、脊髓灰质炎后遗症等。②器质性侧屈:器质性侧屈的特点是改变体位不能使侧屈得到纠正。其原因有先天性脊柱发育不全、佝偻病、肌肉麻痹、营养不良、慢性胸膜肥厚及粘连、肩部或胸廓的畸形等。

(二)脊柱活动度

1. **正常活动度** 正常人脊柱有一定的活动度,但各部位活动范围不同。颈椎段和腰椎段的活动范围最大,胸椎段活动范围较小,骶尾椎已融合成骨块状,几乎不活动。检查脊柱的活动度时,应让患者作前屈、后伸、左右侧屈和旋转等动作。已有脊柱外伤、可疑骨折或关节脱位时,应避免脊柱活动。一般情况下,正常人直立、骨盆固定时,颈椎段可前屈 35°～45°、后伸 35°～45°、左右侧屈 45°、旋转 60°～80°;腰椎段的活动范围是前屈 75°～90°、后伸 30°、左右侧屈 20°～35°、旋转 30°。基于年龄、脊柱结构以及运动训练等差异因素,脊柱的运动范围存在较大的个体差异。

2. **活动受限** 脊柱颈椎段活动受限常见于颈椎病、颈部肌纤维组织炎及韧带受损、结核或肿瘤浸润、颈椎外伤、骨折或关节脱位等。腰椎段活动受限则常见于腰部肌纤维组织炎及韧带受损、腰椎椎管狭窄、椎间盘突出、腰椎结核或肿瘤、腰椎骨折或脱位等。

(三)脊柱压痛与叩击痛

1. **压痛** 嘱患者取端坐位,身体稍向前倾,检查者用右手拇指从枕骨粗隆开始自上而下逐个按压脊椎棘突及椎旁肌肉。正常人无压痛,如有压痛则提示压痛部位可能有病变,并以第 7 颈椎棘突骨性标志计数病变椎体的位置。脊柱压痛的常见病因有脊椎结核、椎间盘突出症、脊椎外伤或骨折;椎旁肌肉压痛为腰背肌肉劳损。

2. **叩击痛** 常用的脊柱叩击方法包括直接和间接叩诊法。

(1)直接叩诊法:检查时用叩诊锤或手指直接叩击各脊柱棘突,观察有无疼痛,多用于胸椎和腰椎。颈椎疾病因位置深,特别是颈椎骨关节损伤时不宜采用此法。

(2)间接叩击法:嘱患者取坐位,检查者将左手掌置于其头顶,右手半握拳以小鱼际部位叩击左手背,询问其脊柱各部位有无疼痛。

叩击痛的部位多为病变部位。叩击痛阳性主要见于脊柱结核、脊椎骨折及椎间盘突出等。颈椎病或颈椎间盘脱出症时,间接叩诊还可出现上肢的放射性疼痛。

二、四肢与关节

四肢与关节的检查常以视诊和触诊为主,特殊情况下可采用叩诊和听诊。四肢的检查除大体形态和长度外,应以关节检查为主,主要观察其形态、活动度和运动情况。

(一)四肢与关节的形态

正常人四肢与关节左右对称,形态正常,无肿胀及压痛,活动不受限。直立时双肩对称呈弧形,两脚并拢时双膝、双踝可靠拢,足作内、外翻动作时可达 35°,复原时足掌与足跟可着地。

1. **肩关节** 嘱患者脱去上衣,取坐位,观察双肩姿势外形有无倾斜。正常双肩对称呈弧形。如肩关节弧形轮廓消失,肩峰突出,呈"方肩",见于肩关节脱位或三角肌萎缩;如两侧肩关节一高一低,颈短耸肩,见于脊柱侧屈或先天性肩胛高耸症;如锁骨骨折时远端下垂,该侧肩下垂、肩部突出畸形如戴肩章状,见于外伤性肩锁关节脱位而致的锁骨外端过度上翘。

2. **肘关节** 正常肘关节两侧对称,伸直时肘关节轻度外翻,称携物角,5°～15°。此角>15°时为肘外翻,<0°时为肘内翻。正常肘关节伸直时,肱骨内外上髁与尺骨鹰嘴位于一直线,而屈肘 90°时,此三点成一个等腰三角形,称肘后三角。出现肘关节脱位时,此三点关系则发生改变,肱骨内外上髁位于肱骨的下端,于患者屈肘时较易触及。当外上髁有压痛时,称为"网球肘";而内上髁有压痛时,

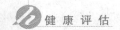

则称为"高尔夫肘"。

3. 腕关节及手

（1）手的外形：手的自然休息姿势为腕关节稍背伸约20°，向尺侧倾斜约为10°，拇指尖靠示指关节的桡侧，其余四指呈半屈曲状，各指尖指向舟骨结节处，其屈曲程度由示指到小指逐渐增大，呈半握拳状（图3-57）。手的功能位置为腕背伸30°并稍偏向尺侧，拇指于外展时呈掌屈曲位，其余四指屈曲，呈握茶杯姿势（图3-58）。

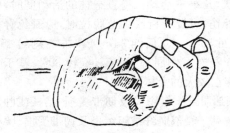

图3-57 手的自然休息姿势

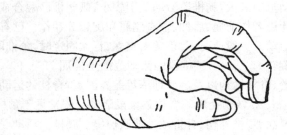

图3-58 手的功能位

（2）局部肿胀与隆起：腕关节肿胀可因关节炎、结核、外伤而引起；腕背侧肿胀见于软组织损伤或腕肌腱腱鞘炎；腕关节背侧或旁侧局部隆起则见于腱鞘囊肿。手指关节出现梭形肿胀活动受限，重者手指及腕部向尺侧偏移，多为双侧性，见于类风湿关节炎；骨性关节炎也可出现关节梭形肿胀，若是单个指关节出现梭形肿胀，可能为指骨结核或内生软骨瘤。

（3）常见畸形：腕部和手掌的神经、血管、骨骼及肌腱的损伤或先天性因素等均可引起畸形。常见的有正中神经损伤所致的猿掌，桡神经损伤引起腕垂症。尺神经损伤、进行性肌萎缩和脊髓空洞症等导致手指呈鸟爪样，称为爪形手。指关节呈梭形畸形，见于类风湿关节炎。常见的手指畸形有以下几种。①杵状指（趾）：表现为手指或足趾末端指节明显增宽增厚，呈杵状膨大，指（趾）甲从根部到末端呈弧形隆起（图3-59）。临床上杵状指（趾）常见于呼吸系统疾病（如慢性肺脓肿、支气管扩张和支气管肺癌）、某些心血管疾病（如发绀型先天性心脏病、亚急性感染性心内膜炎）、营养障碍性疾病（如肝硬化、溃疡性结肠炎）等。②匙状甲：又称反甲，其特点是指甲中央凹陷，边缘翘起，指甲变薄，表面粗糙带有条纹，呈匙状（图3-60）。常见于缺铁性贫血和高原疾病，偶可见于风湿热及甲癣。③肢端肥大症：表现为肢体末端较正常明显粗大，手指、足趾粗而短，手、足背厚而宽，称为肢端肥大症。

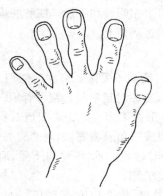

图3-59 杵状指

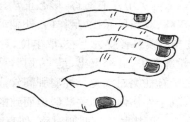

图3-60 匙状甲

4. 髋关节

（1）步态：由髋关节疾患所致的常见异常步态有以下几种。①跛行：分为疼痛性跛行和短肢跛行。因髋关节疼痛不敢负重,行走时患肢膝部微屈,轻轻落下足尖着地,然后迅速改换健肢,步态短促不稳,为疼痛性跛行。见于髋关节结核、股骨头无菌性坏死和暂时性滑膜炎等。一侧下肢缩短>3 cm时,行走时出现以足尖落地或健侧下肢屈膝呈跳跃状,为短肢跛行,见于小儿麻痹症后遗症。②蹒跚步态:又称鸭步,即走路时身体左右摇摆,两腿距宽。见于佝偻病、大骨节病、先天性双侧髋关节脱位或进行性肌营养不良等。

(2)常见畸形:让患者取仰卧位,双下肢伸直,髂前上棘连线与前正中线保持垂直,腰部放松平贴床面,观察髋关节是否畸形,如内收畸形、外展畸形、旋转畸形。见于髋关节脱位、股骨干及股骨头的骨折错位。

5. 膝关节

(1)膝关节变形:膝关节出现红、肿、热、痛及运动障碍,多为炎症所致,见于风湿性关节炎发作期、痛风、结核性或外伤性关节炎、老年性骨关节病等。

关节腔内积液时,触诊有浮动感,称为浮髌现象。浮髌现象的检查方法为:患者取平卧位,下肢伸直放松,检查者以左手拇指与其余手指分别固定于肿胀关节上方的两侧,右手拇指与其余手指分别固定在下方的两侧,使关节腔内积液不能流动,右手示指垂直按压髌骨并迅速抬起,按压时出现髌骨与关节面的碰触感,松手时有髌骨随手的浮起感,则为浮髌试验阳性,提示中等量以上关节腔积液(50 ml)(图3-61)。

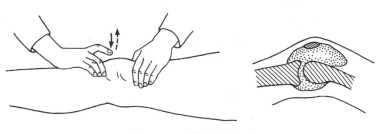

图3-61 浮髌试验

(2)膝内、外翻:正常人两足并拢时,双膝和双踝可靠拢。当双膝靠拢时,双踝分离呈"X"形,称膝外翻,即"X形腿"(图3-62);如双踝并拢时双膝分离呈"O"形,称膝内翻,即"O形腿"(图3-63)。见于佝偻病和大骨节病。

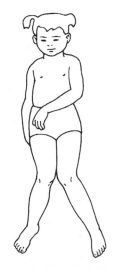

图3-62 膝外翻

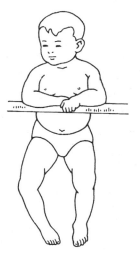

图3-63 膝内翻

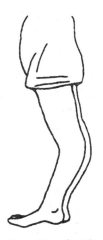

图3-64 膝反张

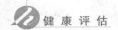

(3) 膝反张:膝关节呈过度后伸形成向前的反屈状,称为膝反屈畸形,可见于小儿麻痹症后遗症和膝关节结核(图3-64)。

6. 踝关节与足

(1) 肿胀:①匀称性肿胀:正常踝关节两侧可见内外踝轮廓,跟腱两侧凹陷,伸肌腱在皮下走行,踝关节肿胀时看不到以上结构,见于踝关节扭伤、化脓性关节炎及类风湿关节炎等。②局限性肿胀:足背或内、外踝下方局限性肿胀见于腱鞘炎或腱鞘囊肿;跟骨结节处肿胀见于跟腱周围炎;第2、第3跖趾关节背侧或跖骨干处肿胀见于跖骨头无菌性坏死或骨折;足趾皮温变冷、肿胀,皮肤乌黑见于缺血性坏死。

(2) 局限性隆起:足背部骨性隆起可见于先天性异常、外伤、骨质增生;内、外踝明显突出见于内、外踝骨折、胫腓关节分离;踝关节前方隆起见于距骨头骨质增生。

(3) 常见畸形:①扁平足:表现为足弓塌陷,前半足外展,足跟外翻,形成足旋前畸形,前足增宽,足底前部可形成胼胝。②弓形足:表现为足横弓下陷,纵弓高起,足背隆起,足趾分开。③马蹄足:表现为踝关节跖屈,前半足着地,多因跟腱挛缩或腓总神经麻痹引起。④跟足畸形:因小腿三头肌麻痹时足不能跖屈,伸肌牵拉使踝关节背伸,行走和站立时以足跟着地。⑤足内、外翻:正常人足做内、外翻动作时皆可达到35°,复原时足掌、足跟可着地。足内、外翻畸形者足呈固定内翻、内收位或外翻、外展位。主要见于脊髓灰质炎后遗症和先天性畸形。

7. 关节脱位和骨折 关节脱位后可出现肢体位置改变,关节活动受限;骨折常使肢体缩短或变形,局部常因出血等伴有红肿、压痛。

8. 肌肉萎缩 是由中枢或周围神经病变、肌炎或肢体失用所致的肌肉组织体积缩小、松弛无力。常见于脊髓灰质炎后遗症、周围神经损伤、外伤性截瘫和多发性神经炎等。

9. 下肢静脉曲张 表现为小腿静脉呈蚯蚓状弯曲、怒张,甚者腿部肿胀、局部皮肤颜色暗紫或有色素沉着,可发生经久不愈的溃疡。见于从事站立性工作者或栓塞性静脉炎。

10. 水肿 可为单侧或双侧肢体水肿,指压凹陷或非凹陷,由全身或局部因素所致。

(二)四肢与关节的运动

嘱患者做主动或被动运动,观察其关节的活动度、有无疼痛或活动受限。

1. 正常活动度 正常关节活动不受限,各关节的活动范围如下。

(1) 肩关节:嘱患者做自主运动,或检查者一手固定肩胛骨,另一手持前臂进行各个方向的活动。正常肩关节外展可达90°,前屈90°,内收45°,后伸35°,旋转45°,内收肘部可达正中线,外旋30°,内旋90°。肩关节周围炎时,关节各方向的活动均受限,称为冻结肩。

(2) 肘关节:只可作屈伸运动。检查者一手握持患者一侧的肘关节,另一手握其手腕,使前臂尽量屈向肩部。同法检查另一侧。正常肘关节的主动或被动屈曲可达135°～150°,屈位握拳屈腕拇指可及肩部;检查者缓慢伸直患者前臂,过伸可达5°～10°。

(3) 腕关节:以腕关节、手和前臂处在一条直线上作为0°。检查者将患者的前臂处于旋前位,然后以一手握持,另一手轻轻地将腕关节向下屈曲,再让患者腕关节背伸,仍让患者前臂旋前,检查者以一手握其前臂,让患者手向身体方向活动(内收),向离开身体的方向活动(外展)。正常掌屈可达50°～60°,背伸可达30°～60°,内收(桡侧)25°～30°,外展(尺侧)为30°～40°。

(4) 指关节:要求患者屈曲掌指关节做握拳、爪状、拇指碰触小指等关节运动。正常各指关节可伸直,屈指可握拳。

(5) 髋关节:患者仰卧双下肢平放伸直,检查者将一侧下肢自中立位越过另一侧下肢向对侧活动,再让下肢自中立位外移,远离躯体中线。正常内收为20°～30°,外展为30°～45°。患者仰卧,检查者以一手按压髂嵴,另一手将屈曲的膝关节推向前胸,正常髋关节屈曲可达130°～140°;患者俯卧,检查者以一手按压臀部,另一手握住小腿下端,屈膝90°后上提,正常后伸可达15°～30°。

(6)膝关节:缓慢地尽力屈曲患者的膝关节,屈膝时小腿后部可与股后部相贴,然后握住患者的膝和踝关节,从屈曲位尽力伸直膝关节。正常情况下,膝关节可屈曲 120°～150°,并能完全伸直,有时可有 5°～10°的过伸。

(7)踝关节:检查者握住患者足部并将其向上方和下方推动,正常背伸 20°～30°,跖屈 40°～50°。然后一手握住患者的踝部,另一手握住其足部,将踝部向左右两侧活动,正常情况足内、外翻各为 30°。

2. 活动受限 当上述关节活动不能达到各自的活动幅度时,即为关节运动障碍。常因关节的炎症、损伤、肿瘤及退行性变等引起关节疼痛、肌肉痉挛、关节囊及其周围组织的炎症或粘连,从而影响关节的主动或被动运动。另外神经、肌肉病变亦可导致不同程度的运动障碍。

第十节 神经系统检查

神经系统检查的主要目的是判断神经系统有无损害、损害部位及程度。首先要确定患者的意识状态。其主要检查内容包括脑神经、感觉功能、运动功能、神经反射及自主神经功能。

一、脑神经

脑神经有 12 对,检查脑神经对颅脑疾病的定位诊断极为重要。检查时应保证患者意识清醒,按顺进行,注意两侧对比以避免遗漏。

1. 嗅神经 检查前需先确定鼻孔是否通畅,然后嘱患者闭目,测试双侧嗅觉。测试时用手指压住一侧鼻孔,用患者熟悉且无强烈刺激性气味的物品放置于另一侧鼻孔下方,测试患者能否辨别出气味。然后,对另一侧鼻孔用同样的方法进行测试,比较两侧嗅觉是否一致。嗅觉减退或消失常见于同侧嗅神经损害,如头部外伤、颅内肿瘤等。也可见于鼻黏膜病变,如鼻息肉、过敏性鼻炎和鼻腔肿瘤等。

2. 视神经 检查内容包括视力、视野和眼底(参见本章第四节)。

3. 动眼神经、滑车神经和展神经 因其主要功能为共同支配眼球运动,故合称为眼球运动神经。检查时主要观察眼裂外观、眼球运动、瞳孔大小、瞳孔对光反射。动眼神经麻痹时,可出现同侧上睑下垂,眼球向内、上、下方的运动受限,瞳孔对光和调节反射消失;滑车神经麻痹时,同侧眼球向外、下方运动受限,伴有复视;展神经麻痹时,眼球不能向外转动,出现内斜视,伴有复视。

4. 三叉神经 三叉神经是混合性神经,其感觉纤维主要分布于头面部皮肤、眼、鼻腔和口腔黏膜,运动纤维则支配咀嚼肌、颞肌等。

(1)感觉功能的检查:嘱患者闭目,用针刺、棉絮和盛有冷热水的试管分别测试三叉神经分布区域面部皮肤的痛觉、触觉和温度觉,注意两侧的对比,判断有无感觉异常并确定其范围。三叉神经损害时,同侧面部感觉缺失。

(2)角膜反射:角膜的感觉由三叉神经的眼支支配,常用角膜反射来评估其功能。检查时嘱患者向左侧注视,用捻细的棉絮由外向内轻触右眼角膜外侧,注意勿碰及睫毛,同法检查左眼。正常者可出现被刺激侧迅速闭眼,称为直接角膜反射。对侧同时出现的迅速闭眼称为间接角膜反射。直接和间接角膜反射消失见于三叉神经损害(传入障碍)。直接反射消失,间接反射存在见于面神经麻痹(传出障碍)。

(3)运动功能的检查:先嘱患者作咀嚼动作,用两手触摸并比较两侧咀嚼肌、颞肌的肌力。然后让其张口,以上下切牙中缝为标准,观察下颌有无偏斜。一侧三叉神经损害时,患侧咀嚼肌瘫痪、萎缩,张口时下颌偏向患侧。

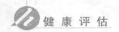

5. **面神经**　为第 7 对脑神经,主要支配舌前 2/3 的味觉和面部表情肌。

(1)感觉功能的检查:检查时嘱患者伸舌,用棉签蘸以甜、酸、咸等物质的溶液涂于舌面不同部位以测试味觉。面神经损害时,舌前 2/3 的味觉丧失。

(2)运动功能的检查:首先观察两侧额纹、眼裂、鼻唇沟及口角是否对称,再嘱患者作皱额、闭眼、露齿、鼓腮或吹口哨等动作。一侧面神经周围性瘫痪时,出现患侧额纹减少和鼻唇沟变浅或消失,眼裂增大,不能皱额、闭眼,露齿或微笑时口角歪向健侧,鼓腮或吹口哨时患侧漏气等;一侧面神经中枢性瘫痪时,由于上半部面肌受双侧皮质运动区支配,皱额、闭眼均正常,而病变对侧眼裂以下的面部表情肌出现瘫痪。

6. **前庭蜗神经**　为第 8 对脑神经,包括听觉的耳蜗神经和平衡的前庭神经。

(1)听力检查:参见本章第四节相关内容。

(2)前庭功能的检查:询问患者有无眩晕和平衡失调,检查有无自发性眼球震颤。也可通过外耳道灌注冷、热水试验或旋转试验,观察有无眼球震颤减弱或消失。

7. **舌咽神经和迷走神经**　舌咽神经和迷走神经共同负责支配软腭和咽喉部的感觉及肌肉的运动。另外,舌咽神经还支配舌后 1/3 味觉。

(1)感觉功能:用棉签轻触软腭和咽后壁,判断感觉是否正常。味觉检查方法则同面神经。当舌咽和迷走神经受损时,软腭和咽部感觉迟钝和消失。舌咽神经损害时,舌后 1/3 味觉减退。

(2)运动功能:检查患者有无吞咽困难、呛咳、发音嘶哑或带鼻音等。嘱患者张口发“啊”音,观察软腭上抬是否有力、对称,腭垂是否居中。一侧神经受损时,同侧软腭上抬无力,腭垂偏向健侧。

(3)咽反射:用压舌板轻触咽后壁,正常情况下可引起咽部肌肉收缩,且患者有恶心反应。当神经受损时,咽反射减弱或消失。

8. **副神经**　支配胸锁乳突肌和斜方肌的运动。检查时观察两侧肌肉有无萎缩,然后嘱患者转头和耸肩,检查者从相反方向给予一定阻力,比较两侧肌力是否正常。一侧副神经受损时,同侧胸锁乳突肌和斜方肌萎缩,向对侧转头和耸肩无力或不能。

9. **舌下神经**　支配舌的运动。检查时嘱患者伸舌,观察有无舌肌萎缩、舌肌颤动和伸舌偏斜。一侧舌下神经麻痹时,伸舌偏向患侧;双侧麻痹时,则不能伸舌,同时伴发音和吞咽困难。

二、运动功能

运动可分为随意运动和不随意运动。随意运动由锥体束控制,不随意运动由锥体外系和小脑控制。

(一)肌力

肌力是指肌肉运动时的最大收缩力。

1. **检查方法**　让患者做肢体的主动屈伸,检查者从相反方向施加阻力,测试其对阻力的抵抗力量。检查时,须注意两侧对比,排除因疼痛、关节强直或肌张力过高所致的活动受限。

2. **记录方法**　采用 0～5 级的 6 级分级法。

0 级:完全瘫痪,无肌肉收缩。

Ⅰ级:仅见肌肉轻微收缩,但无肢体运动。

Ⅱ级:肢体能在床面上水平移动,但不能抬离床面。

Ⅲ级:肢体能抬离床面,但不能拮抗阻力。

Ⅳ级:肢体能作拮抗阻力的运动,但较正常差。

Ⅴ级:肌力正常。

3. **临床意义**　肌力减弱称为不完全性瘫痪,肌力消失称为完全性瘫痪。根据瘫痪的部位将其分为以下 4 种。①单瘫:指单个肢体瘫痪,多见于脊髓前角灰质炎。②偏瘫:指一侧肢体瘫痪,伴同侧脑神经损害,多见于脑血管病变、脑肿瘤等。③交叉性偏瘫:指病变同侧脑神经麻痹和对侧肢体瘫痪,常见于脑干病变等。④截瘫:指双下肢的瘫痪,由脊髓横贯性损伤所致,见于脊髓外伤、炎症等。

(二)肌张力

肌张力指肌肉在静息状态下的紧张度,即骨骼肌受到外力牵拉时产生的收缩反应。检查时嘱患者肌肉完全放松,检查者用手触摸其肌肉的硬度或将其肢体作被动伸屈,感知所遇到的阻力大小。

1. 肌张力增高　肌肉触之坚实,被动运动时阻力增大,见于锥体束或锥体外系损害。

2. 肌张力降低　触诊时肌肉松软,被动运动时阻力减小,关节运动范围扩大,见于周围神经病变、脊髓前角灰质炎和小脑病变等。

(三)不自主运动

不自主运动是指在患者意识清楚的情况下,随意肌不自主收缩而产生的无目的的异常动作,多由锥体外系病变引起。

1. 震颤　指两组拮抗肌交替收缩所产生的快速而有节律的不随意运动。常有以下2种类型。

(1)静止性震颤:肢体在静止状态下震颤明显,运动时减轻或消失,常伴肌张力增高,见于帕金森病。

(2)动作性震颤:也称意向性震颤。震颤在动作时出现,尤其是接近目标时更加明显,而在休息时消失,多见于小脑病变。

2. 舞蹈样运动　主要发生于头面部和四肢的快速、不规则、无目的、不对称的不自主运动,可表现为伸舌、噘嘴、挤眉、弄眼、耸肩、转颈、摆手、伸臂等异常动作,常于精神紧张或随意运动时加剧,安静休息时减轻,入睡后消失。多见于儿童脑风湿性病变。

3. 手足徐动　主要表现为手指或足趾缓慢持续的伸展扭曲动作。见于脑瘫、肝豆状核变性和基底核变性。

(四)共济运动

机体任何一个简单的动作都必须通过一组肌群的协调运动才能完成,称为共济运动。随意动作的协调完成主要靠小脑功能,同时与前庭神经、深感觉和锥体外系的功能有关。上述结构的损害均可导致动作的协调障碍,称为共济失调。主要检查方法如下。

1. 指鼻试验　嘱患者一侧手臂外展伸直,用示指触碰自己的鼻尖,动作先慢后快,先睁眼后闭眼,再换另一侧手臂重复同样动作,观察其动作是否准确。小脑半球病变时,病变同侧的指鼻不准;如睁眼指鼻准确,闭眼时有困难则为感觉性共济失调。

2. 轮替动作　嘱患者伸直手臂做快速的旋前和旋后动作,观察其动作是否快速、流畅和有节律。共济失调者动作缓慢且不协调。

3. 跟-膝-胫试验　嘱患者仰卧,抬起一侧下肢,将足跟放在对侧膝盖下部,并沿胫骨前缘向下滑动至足背,观察其动作是否准确无误。小脑损害时,可出现动作摇晃不稳并伴有意向性震颤;感觉性共济失调时,闭眼时该动作出现障碍。

4. 闭目难立征　嘱患者双足并拢站立,两臂向前平伸,然后闭目,观察其有无晃动或倾斜。检查时要防止其摔倒。若睁眼和闭眼都不能站稳,为小脑性共济失调;若睁眼能站稳而闭眼不能站稳,则为感觉性共济失调。

三、感觉功能

感觉功能包括浅感觉、深感觉和复合感觉。检查时,要求患者意识清楚,能正常配合。为了避免主观因素和暗示作用,患者须闭眼,指出被检查部位或说出自己的感觉。检查者应注意观察患者的

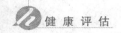

表情和反应,并比较身体两侧和远近部位有无差别。

（一）浅感觉

1. 痛觉 用大头针或回形针等物品的尖端轻刺患者皮肤,嘱其说出感觉,确定痛觉有无减退、消失或过敏及其区域。痛觉障碍见于脊髓丘脑侧束损伤。

2. 触觉 用棉签轻触患者皮肤和黏膜,询问其感觉。触觉障碍见于脊髓丘脑前束和后索病变。

3. 温度觉 用盛有 5～10℃冷水和 40～50℃热水的两个试管交替接触患者皮肤,询问其感觉。温度觉障碍见于脊髓丘脑侧束损伤。

（二）深感觉

1. 运动觉 嘱患者闭目,检查者用示指和拇指轻轻夹住患者手指或足趾的两侧,向上或下移动,询问其被夹指或趾被移动的方向。运动觉障碍见于后索病变。

2. 位置觉 将患者的肢体摆出某一姿势,让其说出或用对侧肢体模仿出该姿势。位置觉障碍见于后索病变。

3. 震动觉 用音叉敲击产生震动后置于患者骨突起部位(如内外踝、手指、桡骨茎突、膝盖等),询问其有无震动的感觉。震动觉障碍见于后索病变。

（三）复合感觉

复合感觉又称皮质感觉,是大脑皮质综合分析的感觉。

1. 皮肤定位觉 用手指或棉签轻触患者皮肤某部位,让其指出被触部位。如有障碍,提示皮质病变。

2. 两点辨别觉 用钝脚分规分开的两脚轻刺患者皮肤上的两点(不应引起疼痛),判断患者辨别两点距离的能力,再逐渐缩近两脚的间距,直至其无法分辨是两点时为止,此为患者能辨认出的两点最小距离。检查时应观察两侧是否对称。正常身体不同部位的分辨能力是有差异的,舌、鼻尖、指尖最为敏感,四肢近端和躯干最差。触觉正常而两点辨别觉障碍时可提示额叶病变。

3. 实体觉 将平时熟悉的物品(如硬币、钥匙、钢笔等)放于患者手中,让其闭目触摸,并说出物品名称。如有障碍,见于皮质病变。

4. 体表图形觉 嘱患者闭目,在其皮肤上画简单的图形(如圆形、三角形或方形)或写简单的字(如一、二或十),观测其能否正确识别。如有障碍,常为丘脑水平以上病变。

四、神经反射

神经反射通过反射弧完成,同时受高级中枢控制。反射弧包括感受器、传入神经元、中枢、传出神经元和效应器等。反射弧中任何一部分有病变,都可使反射减弱或消失。当锥体束以上病变时,可使反射活动失去抑制而出现反射亢进。通过反射的检查可以帮助判断神经系统损害的部位。在进行神经反射检查时,需要保持肢体放松,注意双侧对称检查。正常情况时,身体两侧对称部位的反射强弱应该相同,当不同时常提示有病变。根据刺激部位的不同,将神经反射分为浅反射和深反射。

（一）浅反射

浅反射指刺激皮肤、黏膜或角膜引起的反应。

1. 角膜反射 见本节脑神经检查。

2. 腹壁反射 患者仰卧,双下肢稍屈曲使腹壁放松,用竹签钝头自外向内分别沿肋缘下、脐水平、腹股沟上轻划腹壁皮肤,正常反应为相应部位的腹肌收缩(图 3-65)。腹壁反射分别反映的是胸髓 7～8 节、胸髓 9～10 节和胸髓 11～12 节的功能。胸髓节段性受损时,相应部位腹壁反射消失。

锥体束损害时,同侧腹壁反射减弱或消失。昏迷和急性腹膜炎时,全腹壁反射消失。肥胖者、老年人、经产妇及腹壁松弛者也可有腹壁反射减弱或消失。

3. 提睾反射 用竹签钝头由下而上轻划股内侧上方皮肤,正常反应为同侧提睾肌收缩而使睾丸上提(图3-65)。腰髓1~2节病变时,双侧提睾反射减弱或消失;一侧锥体束病变可使同侧反射减弱或消失。老年人及腹股沟疝、阴囊水肿等局部病变也可影响提睾反射。

4. 跖反射 患者仰卧,双下肢伸直,检查者用竹签钝头自足跟沿足底外侧缘,向前划至小趾趾关节再转向拇趾侧。正常反应为足趾跖屈。骶髓1~2节病变时,双侧跖反射消失。

5. 肛门反射 用大头针轻划肛周皮肤,正常反应为肛门外括约肌收缩。骶髓4~5节或肛尾神经病变时,肛门反射消失。

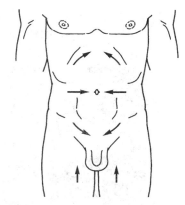

图3-65 腹壁反射和提睾反射检查法

(二)深反射

深反射是指刺激肌腱或骨膜经深部感受器引起的肌肉收缩反应,又称腱反射。检查时,要取得患者的合作,用叩诊锤叩击时力量要均等,两侧对比,并注意转移其注意力,以免因患者精神紧张或注意力集中而使反射受到抑制。

1. 肱二头肌反射 反射中枢为颈髓5~6节。检查时患者肘部稍屈曲,检查者用左手拇指置于其肱二头肌肌腱上,右手持叩诊锤叩击自己的左手拇指(图3-66)。正常反应为前臂迅速屈曲。

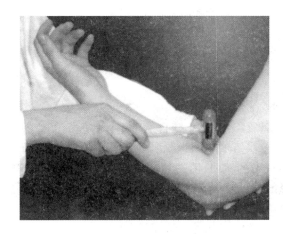

图3-66 肱二头肌反射检查法

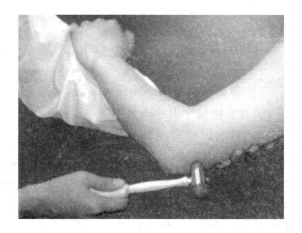

图3-67 肱三头肌反射检查法

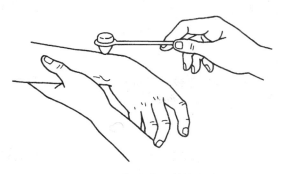

图3-68 桡骨膜反射检查法

2. 肱三头肌反射 反射中枢为颈髓6~7节。检查时患者肘部半屈,检查者左手托住其前臂,右手持叩击锤叩击在鹰嘴上方肱三头肌肌腱处(图3-67)。正常反应为前臂伸展。

3. 桡骨膜反射 反射中枢为颈髓5~6节。患者前臂半屈半旋前位,腕部自然下垂。检查者用左手托住其前臂,用叩诊锤叩击桡骨茎突(图3-68)。正常反应为前臂旋前和屈肘。

4. 膝反射 反射中枢为腰髓2~4节。检查时患者可取坐位,小腿自然下垂,完全放松;也可取仰卧位,检查者用左手置于其腘窝处托起下肢,使膝关节稍屈曲,右手持叩诊锤叩击髌骨下方的股四头肌肌腱。正常反应为小腿伸展(图3-69)。

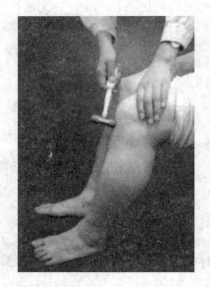

图3-69　膝反射检查法

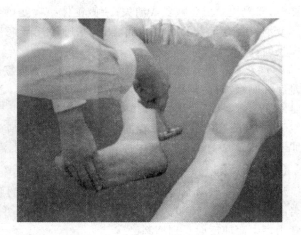

图3-70　跟腱反射检查法

5. 跟腱反射　又称踝反射。反射中枢为骶髓1~2节。患者仰卧,髋、膝关节均微屈曲,下肢呈外旋外展位。检查者左手轻扳其足底,呈背屈近直角,右手持叩诊锤叩击跟腱(图3-70)。正常反应为腓肠肌收缩,足向跖面屈曲。

6. 深反射强度　深反射强度常用以下分级方法来记录。

0:反射消失。

1+:反射减弱(有肌肉收缩,但无相应关节活动)。

2+:反射正常(有肌肉收缩和关节活动)。

3+:反射增强(可为正常或病理状况)。

4+:反射亢进并伴有阵挛(为病理状况)。

7. 深反射异常的临床意义　深反射的异常包括反射的减弱、消失和亢进。①深反射减弱或消失,可见于下运动神经元性瘫痪,如周围神经炎、神经根炎、脊髓前角灰质炎等;骨、关节和肌肉病变,麻醉、昏迷、熟睡等情况。②深反射亢进,是上运动神经元性瘫痪的重要体征,多见于脑出血、脑栓塞及脑肿瘤等导致的锥体束受损。此外,神经系统兴奋性普遍增高时,如神经官能症、甲状腺功能亢进症、破伤风等,也可出现双侧对称性深反射亢进。值得注意的是,正常人深反射也可增强或稍减弱,检查时应着重观察身体两侧反射强度是否对称,反射的不对称性要比增强或消失更有意义。

(三)病理反射

病理反射指锥体束病变时,大脑对脑干和脊髓的抑制作用解除而出现的异常反射。但在1岁半以内的婴幼儿因其神经系统尚未发育完善,也可出现该反射,但不属于病理性。

1. 巴宾斯基(Babinski)征　是最典型的病理反射。检查方法同跖反射,阳性表现为踇趾背伸,其余四趾扇形张开(图3-71)。

2. 奥本海姆(Oppenheim)征　用拇指和示指按住患者胫骨两侧自上而下用力滑压。阳性表现同巴宾斯基征(图3-72)。

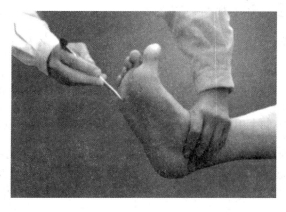

图3-71 Babinski 征检查法

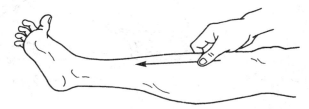

图3-72 Oppenheim 征检查法

(四)脑膜刺激征

脑膜刺激征是脑膜受激惹的表现。见于各种脑膜炎、蛛网膜下腔出血及颅内压增高等。临床常见的脑膜刺激征有以下几种。

1. **颈强直** 患者仰卧,双下肢伸直,检查者左手托其枕部,右手放其胸前作屈颈动作,了解其抵抗力。如屈颈时感觉到抵抗力增强,即为颈强直。在排除颈椎和颈部肌肉病变后,可认为是脑膜刺激征。

2. **凯尔尼格(Kernig)征** 患者仰卧,检查者将其一侧下肢髋关节、膝关节屈曲成直角,右手抬高小腿使膝关节伸展,如伸膝不能达到135°,且伴有疼痛和屈肌痉挛,为凯尔尼格征阳性(图3-73)。

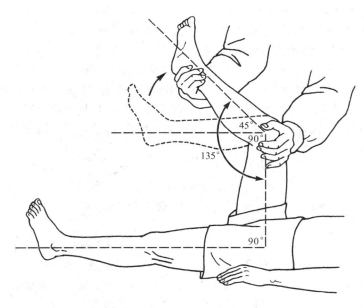

图3-73 Kernig 征检查法

3. **布鲁津斯基(Brudzinski)征** 患者仰卧,双下肢伸直,检查者左手托其枕部,右手按于其胸前。如屈颈时双侧膝关节和髋关节同时屈曲,为布鲁津斯基征阳性(图3-74)。

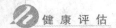

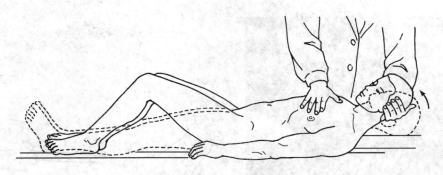

图 3-74　Brudzinski 征检查法

五、自主神经功能

自主神经可分为交感神经和副交感神经两部分,其主要功能是调节内脏和血管平滑肌、心肌以及腺体的活动。大部分内脏接受交感神经和副交感神经的双重支配,在大脑皮质的调解下,协调机体内外环境的平衡。检查时,可通过观察皮肤、黏膜、毛发、指甲的营养状态及出汗情况等来判断自主神经功能,也可进行自主神经反射的检查。常用方法有以下几种。

1. 眼心反射　检查时嘱患者闭目仰卧片刻,计数脉率。检查者用右手示指和中指分别置于眼球两侧,逐渐加压眼球,以不引起疼痛为宜。逐渐加压 20~30 s 后,再计数脉率,正常可减慢 10~12 次/min。副交感(迷走)神经亢进者减慢超过 12 次/min,迷走神经麻痹者无反应;交感神经亢进者脉率反而增快。

2. 竖毛反射　评估交感神经功能。将冰块放在患者颈后或腋窝处数秒钟后,可引起局部竖毛肌收缩,毛囊隆起呈鸡皮状。交感神经麻痹时可出现竖毛反射障碍。

3. 卧立位试验　先平卧位计数脉率,再立位计数其脉率,若这一体位改变引起的脉搏增加超过 10~12 次/min,提示为交感神经兴奋性增强;若先计数立位时脉率,再计数其卧位时脉率,这一体位改变引起的脉搏减慢超过 10~12 次/min,则为迷走神经兴奋性增强。

4. 皮肤划痕试验　用竹签钝头在皮肤上适当加压划一条线,数秒后可因血管收缩而出现白色划痕,继之血管扩张变为稍宽之红色条纹,此为正常反应。如白色划痕持续时间>5 min,为交感神经兴奋性增高;如红色条纹出现早且持续时间长,有明显增宽甚至隆起,为副交感神经兴奋性增高或交感神经麻痹。

复 习 题

【A 型题】

1. 以下疾病情况不会引起性征的改变的是：　　　　　　　　　　　　　　　　　　　（　　）

　　A. 肾上腺皮质肿瘤　　　　　　B. 肺结核　　　　　　　　C. 肝硬化

　　D. 支气管肺癌　　　　　　　　E. 长期服用肾上腺皮质激素

2. 某女性患者,面色晦暗,双颊紫红,口唇轻度发绀,该患者为：　　　　　　　　　（　　）

　　A. 病危面容　　　　　　　　　B. 肝病面容　　　　　　　C. 肾病面容

　　D. 二尖瓣面容　　　　　　　　E. 慢性面容

3. 某患者气促,诊断为右侧大量胸腔积液。该患者多采用：　　　　　　　　　　　（　　）

A. 自主体位　　　　　　B. 被动体位　　　　　　C. 强迫坐位

D. 右侧卧位　　　　　　E. 左侧卧位

4. 原发性肥胖的特点,下列不正确的是: 　　　　　　　　　　　　　　　（　　）

A. 摄入热量过多所致　　B. 全身脂肪分布不均匀　　C. 有遗传倾向

D. 青少年患者可有外生殖器发育迟缓　　　　　　E. 无内分泌疾病

5. 淋巴结结核常发生在: 　　　　　　　　　　　　　　　　　　　　　　（　　）

A. 颌下　　　　　　　　B. 颈部　　　　　　　　C. 腋窝

D. 锁骨上窝　　　　　　E. 腹股沟

6. 皮肤检查时,鉴别是否为黄疸,下列判断正确的是: 　　　　　　　　　　（　　）

A. 皮肤有黄染肯定是黄疸　　　　　　B. 巩膜有黄染肯定为黄疸

C. 巩膜黄染仅出现在角膜缘周围　　　D. 皮肤黄染仅在手掌和足底

E. 巩膜均匀黄染

7. 患者表现共济失调步态,可见于: 　　　　　　　　　　　　　　　　　　（　　）

A. 进行性肌营养不良　　B. 多发性神经炎　　　　C. 帕金森病

D. 下肢痉挛性瘫痪　　　E. 脊髓疾病

8. 紫癜或出血点与红色皮疹的根本区别在于前者: 　　　　　　　　　　　　（　　）

A. 局部皮肤的红色改变　　　　　　　B. 局部隆起于皮肤表现

C. 皮下无实质性肿块　　　　　　　　D. 压之不褪色

E. 原发性肝癌

9. 蜘蛛痣最常见于: 　　　　　　　　　　　　　　　　　　　　　　　　（　　）

A. 妊娠妇女　　　　　　B. 急性胃炎　　　　　　C. 急性肝炎

D. 肝硬化　　　　　　　E. 原发性肝癌

10. 肿瘤转移引起左锁骨上淋巴结肿大见于: 　　　　　　　　　　　　　　（　　）

A. 肝癌　　　　　　　　B. 胃癌　　　　　　　　C. 乳房癌

D. 肺癌　　　　　　　　E. 纵隔肿瘤

11. 尖颅主要是下列原因引起: 　　　　　　　　　　　　　　　　　　　　（　　）

A. 囟门过早闭合　　　　B. 脑积水　　　　　　　C. 缺钙所致

D. 矢状缝与冠状缝过早闭合　　E. 以上都不是

12. 瞳孔正常直径为: 　　　　　　　　　　　　　　　　　　　　　　　　（　　）

A. 2～5 mm　　　　　　B. 1～2 mm　　　　　　C. 3～4 mm

D. 5～6 mm　　　　　　E. 3～5 mm

13. 蝶窦的物理检查方法为: 　　　　　　　　　　　　　　　　　　　　　（　　）

A. 紧压双眼内眦处　　　　　　　　　B. 拇指置于左右颧部向后按压

C. 深压眼眶上缘内侧　　　　　　　　D. 压按两眉之间

E. 以上都不是

14. 甲状腺肿大分为 3 度,Ⅲ度指: 　　　　　　　　　　　　　　　　　　（　　）

A. 不能看到仅能触及　　B. 能看到又能触及为Ⅲ度　　C. 超过胸锁乳突肌

D. 甲状腺上有结节　　　E. 甲状腺肿大有脓性分泌物

15. 气管移位不见于: 　　　　　　　　　　　　　　　　　　　　　　　　（　　）

A. 肺不张　　　　　　　B. 肺纤维化　　　　　　C. 胸腔积液

D. 肺气肿　　　　　　　E. 气胸

16. 临床上用于计算前肋和肋间隙的标志是: 　　　　　　　　　　　　　　（　　）

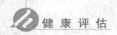

A. 胸骨角　　　　　　　　B. 肩胛下角　　　　　　　C. 第 7 颈椎
D. 锁骨上窝　　　　　　　E. 胸骨上窝

17. 当两上肢自然下垂时,肩胛下角一般位于:　　　　　　　　　　　　　　　　　（　　）
A. 第 5 肋间水平　　　　　B. 第 6 肋间水平　　　　　C. 第 7 肋间水平
D. 第 9 肋间水平　　　　　E. 第 10 肋间水平

18. 慢性阻塞性肺气肿患者的胸廓形态是:　　　　　　　　　　　　　　　　　　　（　　）
A. 鸡胸　　　　　　　　　B. 扁平胸　　　　　　　　C. 桶状胸
D. 串珠胸　　　　　　　　E. 漏斗胸

19. 关于皮下气肿错误的是:　　　　　　　　　　　　　　　　　　　　　　　　　（　　）
A. 胸部皮下组织有气体积存　　　　　　　B. 只见于肺、气管或胸膜受损
C. 触诊可出现握雪感或捻发感　　　　　　D. 严重时可向颈部、腹部蔓延
E. 偶见于局部产气杆菌感染

20. 胸壁局部有压痛可见于:　　　　　　　　　　　　　　　　　　　　　　　　　（　　）
A. 气胸　　　　　　　　　B. 大叶性肺炎　　　　　　C. 胸膜炎
D. 胸壁软组织炎症或骨折　E. 肺癌

21. 前后径与左右径大致相等的胸廓是:　　　　　　　　　　　　　　　　　　　　（　　）
A. 正常胸廓　　　　　　　B. 桶状胸　　　　　　　　C. 扁平胸
D. 鸡胸　　　　　　　　　E. 漏斗胸

22. 乳房视诊包括:　　　　　　　　　　　　　　　　　　　　　　　　　　　　　（　　）
A. 对称性　　　　　　　　B. 表面情况　　　　　　　C. 乳头
D. 皮肤回缩　　　　　　　E. 以上都是

23. 成年人呼吸频率＜12 次/min,称为:　　　　　　　　　　　　　　　　　　　　（　　）
A. 潮式呼吸　　　　　　　B. 呼吸过缓　　　　　　　C. 叹息样呼吸
D. 深长呼吸　　　　　　　E. 比奥呼吸

24. 吸气与呼气时相大致相同的呼吸音是:　　　　　　　　　　　　　　　　　　　（　　）
A. 肺泡呼吸音　　　　　　B. 支气管肺泡呼吸音　　　C. 支气管呼吸音
D. 异常肺泡呼吸音　　　　E. 异常支气管呼吸音

25. 触觉语颤减弱消失,不见于:　　　　　　　　　　　　　　　　　　　　　　　（　　）
A. 肺气肿　　　　　　　　B. 阻塞性肺不张　　　　　C. 肺梗死
D. 大量胸腔积液　　　　　E. 胸膜高度肥厚粘连

26. 胸膜摩擦音最常见于:　　　　　　　　　　　　　　　　　　　　　　　　　　（　　）
A. 胸部腋中线下部　　　　B. 腋前线下部　　　　　　C. 锁中线下部
D. 肩胛下部　　　　　　　E. 以上都不是

27. 不致肺下界上升的病变是:　　　　　　　　　　　　　　　　　　　　　　　　（　　）
A. 腹水　　　　　　　　　B. 腹腔巨大肿物　　　　　C. 肺气肿
D. 肺不张　　　　　　　　E. 膈肌麻痹

28. 潮式呼吸常见于:　　　　　　　　　　　　　　　　　　　　　　　　　　　　（　　）
A. 呼吸运动的异常　　　　B. 呼吸频率的改变　　　　C. 呼吸深度的改变
D. 可见于老年人熟睡时　　E. 与叹息样呼吸的临床意义相同

29. 下列病变不会出现浊音的是:　　　　　　　　　　　　　　　　　　　　　　　（　　）
A. 肺气肿　　　　　　　　B. 肺炎　　　　　　　　　C. 肺脓肿
D. 肺结核　　　　　　　　E. 肺肿瘤

30. 患者表现为明显的吸气性呼吸困难,伴有三凹征,常见于: （　　）
- A．支气管肺炎
- B．支气管哮喘
- C．气管异物
- D．阻塞性肺气肿
- E．肺结核

31. 气胸时不会出现的体征是: （　　）
- A．患侧呼吸运动减弱
- B．气管移向对侧
- C．患侧语颤增强
- D．患侧呼吸音消失
- E．患侧变为鼓音

32. 引起气管向患侧移位的病变是: （　　）
- A．大叶性肺炎
- B．气胸
- C．胸腔积液
- D．肺不张
- E．肺气肿

33. 下列啰音中可见于正常人的是: （　　）
- A．哨笛音
- B．粗细湿性啰音
- C．捻发音
- D．鼾音
- E．中湿性啰音

34. 听到管样呼吸音以下不正确的是: （　　）
- A．肺组织实变
- B．肺内大空腔
- C．压迫性肺不张
- D．阻塞性肺不张
- E．以上都不是

35. 慢性阻塞性肺气肿时可出现下列何种异常体征: （　　）
- A．肺部饱满
- B．桶状胸
- C．气管移向健侧
- D．吸气期明显延长
- E．叩诊胸部呈清音

36. 触觉语颤减弱可见于: （　　）
- A．肺炎
- B．肺梗死
- C．肺气肿
- D．接近胸壁的大空洞
- E．肺脓肿脓液咳出后

37. 关于干性啰音下列不正确的是: （　　）
- A．在呼气时较多而明显
- B．在吸气时较多而明显
- C．啰音的性质易改变
- D．啰音的数量和部位容易改变
- E．呼气及吸气时均明显

38. 心前区隆起常见于: （　　）
- A．左心房增大
- B．左心室增大
- C．右心房增大
- D．右心室增大
- E．心包积液

39. 正常心尖搏动环围以直径计算: （　　）
- A．1～1.5 cm
- B．1.5～2 cm
- C．2～2.5 cm
- D．2.5～3 cm
- E．3～3.5 cm

40. 下列情况仅有心尖搏动强度改变而无位置改变的是: （　　）
- A．右位心
- B．左侧胸腔大量积液
- C．大量腹水
- D．正常人左侧卧位
- E．正常身高的肥胖者

41. 右心室肥大心尖搏动的位置为: （　　）
- A．向左下移位
- B．向右移位
- C．向右上移位
- D．向左上移位
- E．向左移位

42. 心尖搏动向左下移位见于: （　　）
- A．左心室增大
- B．右心室增大
- C．右位心
- D．正常瘦长型人
- E．正常人左侧卧位

43. 剑突下异常搏动见于: （　　）
- A．右心室肥大
- B．左心室肥大
- C．右位心

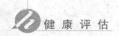

D. 大量腹水　　　　　　　　E. 门静脉高压

44. 一侧胸腔积液患者,心尖搏动位置可:　　　　　　　　　　　　　　　（　　）
　　A. 向上移位　　　　　　　B. 向下移位　　　　　　　C. 向患侧移位
　　D. 向健侧移位　　　　　　E. 无改变

45. 心尖搏动增强见于:　　　　　　　　　　　　　　　　　　　　　　　（　　）
　　A. 心包炎　　　　　　　　B. 心肌病　　　　　　　　C. 左心室肥大
　　D. 心包积液　　　　　　　E. 肺气肿

46. 心尖搏动减弱见于:　　　　　　　　　　　　　　　　　　　　　　　（　　）
　　A. 胸壁薄　　　　　　　　B. 肋间增宽　　　　　　　C. 剧烈运动
　　D. 左侧胸腔积液　　　　　E. 发热

47. 触诊心尖搏动常用:　　　　　　　　　　　　　　　　　　　　　　　（　　）
　　A. 右手全手掌　　　　　　B. 右手掌尺侧　　　　　　C. 右手掌桡侧
　　D. 右手示指、中指指腹　　E. 右手 2～4 指指腹

48. 检查心脏震颤常用:　　　　　　　　　　　　　　　　　　　　　　　（　　）
　　A. 手掌尺侧　　　　　　　B. 全手掌　　　　　　　　C. 2～4 指指腹
　　D. 2～3 指指尖　　　　　　E. 手掌桡侧

49. 心脏触诊的内容除震颤、心包摩擦感外,还包括:　　　　　　　　　　（　　）
　　A. 心前区隆起　　　　　　B. 心尖搏动　　　　　　　C. 脉搏
　　D. 心率　　　　　　　　　E. 毛细血管搏动征

50. 心前区触到心包摩擦感提示:　　　　　　　　　　　　　　　　　　　（　　）
　　A. 心脏增大　　　　　　　B. 心包炎　　　　　　　　C. 瓣膜狭窄
　　D. 瓣膜关闭不全　　　　　E. 大量心包积液

51. 抬举性心尖搏动提示:　　　　　　　　　　　　　　　　　　　　　　（　　）
　　A. 左心室肥大　　　　　　B. 右心室肥大　　　　　　C. 左心房增大
　　D. 左心房增大伴肺动脉扩张　E. 左、右心室扩大

52. 心尖部触及舒张期震颤,最常见于:　　　　　　　　　　　　　　　　（　　）
　　A. 室间隔缺损　　　　　　B. 肺动脉瓣狭窄　　　　　C. 动脉导管未闭
　　D. 主动脉瓣狭窄　　　　　E. 二尖瓣狭窄

53. 叩诊心界呈梨形,是由于:　　　　　　　　　　　　　　　　　　　　（　　）
　　A. 右心室、左心室增大　　B. 左心房、左心室增大　　C. 左心房增大
　　D. 右心房、右心室增大　　E. 左心房肺动脉扩大

54. 心浊音界呈三角形烧瓶样提示:　　　　　　　　　　　　　　　　　　（　　）
　　A. 心包积液　　　　　　　B. 两心室增大　　　　　　C. 两心房增大
　　D. 大量腹腔积液　　　　　E. 左心房显著增大

55. 心浊音界呈靴形常见于:　　　　　　　　　　　　　　　　　　　　　（　　）
　　A. 心包积液　　　　　　　B. 二尖瓣狭窄　　　　　　C. 扩张型心肌病
　　D. 肺源性心脏病　　　　　E. 主动脉瓣关闭不全

56. 心浊音界变小甚至叩不出可见于:　　　　　　　　　　　　　　　　　（　　）
　　A. 大量胸腔积液　　　　　B. 肺实变　　　　　　　　C. 腹腔巨大肿瘤
　　D. 肺气肿　　　　　　　　E. 心包积液

57. 三尖瓣听诊区位于:　　　　　　　　　　　　　　　　　　　　　　　（　　）
　　A. 心尖部　　　　　　　　B. 胸骨右缘第 4 肋间　　　C. 胸骨左缘第 3 肋间

D．胸骨右缘第 5 肋间　　　　E．胸骨体下端左缘或右缘

58. 胸骨右缘第 2 肋间听诊区为： （　　）
A．二尖瓣听诊区　　　　B．三尖瓣听诊区　　　　C．主动脉瓣听诊区
D．主动脉瓣第二听诊区　　E．肺动脉瓣听诊区

59. 胸骨左缘第 3、第 4 肋间听诊区为： （　　）
A．二尖瓣听诊区　　　　B．三尖瓣听诊区　　　　C．肺动脉瓣听诊区
D．主动脉瓣听诊区　　　E．主动脉瓣第二听诊区

60. 窦性心动过缓是指： （　　）
A．心率＜50 次/min　　　　　　B．心率＜55 次/min
C．心率＜45 次/min　　　　　　D．心率＜60 次/min
E．心率＜65 次/min

61. 关于心脏节律的叙述，下列正确的是： （　　）
A．正常成人心律都有不齐　　　　B．青年和儿童心律绝对规则
C．早搏引起的节律不齐，听诊难发现　　D．房颤时心律大部分都规则
E．吸气时心率增快、呼气时心率减慢为窦性心律不齐

62. 下列情况属心律不规则的是： （　　）
A．窦性心动过速　　　　B．过早搏动　　　　C．听到第三心音
D．窦性心动过缓　　　　E．听到第二心音分裂

63. 通常能听到的心音有： （　　）
A．1 个　　　　　　B．2 个　　　　　　C．3 个
D．4 个　　　　　　E．5 个

64. 听诊时区别第一心音与第二心音很重要，下列情况支持前者的是： （　　）
A．音调较高　　　　B．历时较短(0.08 s)　　　C．强度较低
D．心底部听诊最清楚　　E．与心尖搏动同时出现

65. 关于心音的叙述，下列正确的是： （　　）
A．第一心音标志着心室舒张开始　　　B．第二心音在心尖搏动之后出现
C．第三心音出现在心室舒张晚期　　　D．第四心音的产生与心室收缩有关
E．心音有四个，通常能听到 S_1、S_2 和 S_3

66. 第二心音的特点是： （　　）
A．音调较低　　　　B．强度较响　　　　C．历时较长
D．性质较钝　　　　E．心底部听诊最清楚

67. 关于心脏杂音的形成机制，下列正确的是： （　　）
A．血流速越快，旋涡越易产生，杂音越弱
B．血液黏稠度显著增加，发生杂音的倾向亦增加
C．血流通过狭窄或关闭不全部位产生旋涡可出现杂音
D．心脏内发生异常通道，产生分流，使血流加速而产生杂音
E．乳头肌或腱索断裂，断端在心腔内摆动，使血流加速而产生杂音

68. 由于异常通道产生分流而出现杂音常见于： （　　）
A．甲状腺功能亢进症　　　B．室间隔缺损　　　　C．主动脉缩窄
D．二尖瓣关闭不全　　　　E．重度贫血

69. 关于脉率的变化，下列错误的是： （　　）
A．男性较女性慢　　　　B．老年人较慢　　　　C．儿童较成人慢

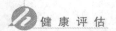

D. 情绪激动时较快　　　　　　E. 餐后较快

70. 正常人脉率变化的叙述,错误的是: （　　）
    A. 成人脉率平均为 72 次/min　　　　　B. 儿童平均为 90 次/min
    C. 婴幼儿可达 130 次/min　　　　　　　D. 正常人脉率为 60~100 次/min
    E. 老年人平均为 70~80 次/min

71. 下列脉律的描述,正确的是: （　　）
    A. 脉搏的节律可反映心脏的节律　　　　B. 正常人的脉律一定规则
    C. 脉搏短绌,最常见于期前收缩　　　　　D. 窦性心律不齐时出现脱落脉
    E. 老年人常出现窦性心律不齐

72. 洪脉不见于: （　　）
    A. 贫血　　　　　　B. 高热　　　　　　C. 主动脉瓣狭窄
    D. 甲状腺功能亢进症　　　　E. 主动脉瓣关闭不全

73. 下列脉搏的脉律不规整的是: （　　）
    A. 水冲脉　　　　　B. 奇脉　　　　　　C. 交替脉
    D. 迟脉　　　　　　E. 脉搏短绌

74. 水冲脉不见于: （　　）
    A. 心包积液　　　　B. 主动脉瓣关闭不全　　　C. 动脉导管未闭
    D. 严重贫血　　　　E. 甲状腺功能亢进症

75. 下列关于奇脉的描述正确的是: （　　）
    A. 吸气时脉搏增加　　　　　　B. 吸气时收缩压较呼气时低 10 mmHg 以上
    C. 有脉律不规则　　　　　　　D. 常见于主动脉瓣关闭不全
    E. 以上都不正确

76. 成人高血压标准为: （　　）
    A. 收缩压>120 mmHg、舒张压>80 mmHg
    B. 收缩压>130 mmHg、舒张压>85 mmHg
    C. 收缩压>140 mmHg、舒张压>90 mmHg
    D. 收缩压≥140 mmHg、舒张压≥90 mmHg
    E. 收缩压≥150 mmHg、舒张压≥95 mmHg

77. 男性,56 岁,BP 为 135/100 mmHg,应考虑: （　　）
    A. 正常血压　　　　B. 1 级高血压　　　　C. 2 级高血压
    D. 3 级高血压　　　E. 单纯收缩期高血压

78. 低血压的判断标准为: （　　）
    A. <90/60 mmHg　　B. ≤90/60 mmHg　　C. <80/60 mmHg
    D. ≤80/60 mmHg　　E. <80/50 mmHg

79. 下列不属于周围血管征的是: （　　）
    A. 水冲脉　　　　　B. 枪击音　　　　　C. Duroziez 双重音
    D. 颈动脉收缩期杂音　　　E. 毛细血管搏动征

80. 区别腹部肿块来自腹腔或腹壁最简易的检查方法: （　　）
    A. 超声检查　　　　B. 钡餐检查　　　　C. 腹部体格检查
    D. 腹部 X 线检查　　E. 胃肠镜检查

81. 腹部检查下列错误的是: （　　）
    A. 振水音见于幽门梗阻　　　　　B. 肋下扪及肝脏提示肝肿大

C. 正常人不能扪及脾脏　　　　　　　　D. 肠鸣音消失可见于急性腹膜炎

E. 正常人可触到腹主动脉搏动

82. 腹部触诊内容不包括：　　　　　　　　　　　　　　　　　　　（　　）

A. 压痛及反跳痛　　　　　B. 肌紧张度　　　　　C. 振水音

D. 移动性浊音　　　　　　E. 液波震颤

83. 关于腹式呼吸运动，下列叙述正确的是：　　　　　　　　　　　（　　）

A. 消瘦者腹式呼吸减弱　　　B. 妇女以腹式呼吸为主　　　C. 小儿以胸式呼吸为主

D. 大量腹水腹式呼吸增强　　E. 膈肌麻痹可使腹式呼吸消失

84. 下列情况不会出现振水音的是：　　　　　　　　　　　　　　　（　　）

A. 正常人餐后 1 h　　　　　B. 幽门梗阻　　　　　C. 正常人清晨空腹

D. 胃扩张　　　　　　　　　E. 正常人大量饮水后

85. 上腹部出现明显胃蠕动波,常见于：　　　　　　　　　　　　　（　　）

A. 急性胃炎　　　　　　　B. 胃黏膜脱垂　　　　C. 胃癌

D. 溃疡病　　　　　　　　E. 幽门梗阻

86. 腹部检查方法最为重要的是：　　　　　　　　　　　　　　　　（　　）

A. 望诊　　　　　　　　　B. 触诊　　　　　　　C. 听诊

D. 叩诊　　　　　　　　　E. 嗅诊

87. 关于腹部膨隆的叙述,下列正确的是：　　　　　　　　　　　　（　　）

A. 成年人平卧时,前腹壁大致处于肋缘至耻骨联合平面

B. 坐起时脐以下部分稍前凸

C. 小儿腹部高于肋缘及耻骨水平

D. 肥胖者腹部高于肋缘及耻骨水平

E. 平卧时前腹壁明显高于肋缘及耻骨水平

88. 检查一腹壁静脉曲张患者,脐以上血流方向由下至上,脐以下血流由上至下。该患者符合：

　　　　　　　　　　　　　　　　　　　　　　　　　　　　　　　（　　）

A. 上腔静脉阻塞　　　　　B. 下腔静脉阻塞　　　C. 门静脉高压或门静脉阻塞

D. 髂内静脉阻塞　　　　　E. 髂外静脉阻塞

89. 下列病变可使肝浊音界下移的是：　　　　　　　　　　　　　　（　　）

A. 肺不张　　　　　　　　B. 肺气肿　　　　　　C. 肝癌

D. 肝硬变　　　　　　　　E. 肝脓肿

90. 腹部揉面感最多见于：　　　　　　　　　　　　　　　　　　　（　　）

A. 胃穿孔　　　　　　　　B. 腹腔内出血　　　　C. 急性弥漫性腹膜炎

D. 结核性腹膜炎　　　　　E. 急性阑尾炎

91. 肝逐渐肿大,质地坚硬如石,有结节,最常见于：　　　　　　　（　　）

A. 肝淤血　　　　　　　　B. 慢性肝炎　　　　　C. 肝癌

D. 脂肪肝　　　　　　　　E. 急性肝炎

92. 肝触诊最常用的触诊法是：　　　　　　　　　　　　　　　　　（　　）

A. 双手触诊法　　　　　　B. 钩指触诊法　　　　C. 单手触诊法

D. 冲击触诊法　　　　　　E. 浅部触诊法

93. 腹部移动性浊音阳性,游离腹水量至少达：　　　　　　　　　　（　　）

A. 300 ml　　　　　　　　B. 500 ml　　　　　　C. 800 ml

D. 1 000 ml　　　　　　　E. 1 500 ml

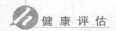
94. 关于腹部叩诊,下列叙述正确的是: （　　）

　　A. 正常腹部叩诊均为鼓音　　　　　　　　B. 正常腹部叩诊除肝脾所在部位,余为鼓音

　　C. 胃肠穿孔时,肝绝对浊音区扩大　　　　　D. 腹部叩诊音包括鼓音、浊音、过清音

　　E. 肺气肿时肝浊音界下移

95. 下列情况出现肝浊音界消失的是: （　　）

　　A. 气胸　　　　　　　　B. 急性肝坏死　　　　　　　　C. 急性胃肠穿孔

　　D. 肝癌　　　　　　　　E. 肺气肿

96. 肠鸣音消失常见于: （　　）

　　A. 大量腹水　　　　　　B. 机械性肠梗阻　　　　　　　C. 巨大卵巢囊肿

　　D. 肠麻痹　　　　　　　E. 急性胆囊炎

97. 上腹部听到连续的嗡鸣声,常提示: （　　）

　　A. 腹主动脉瘤　　　　　B. 肾动脉狭窄　　　　　　　　C. 肝癌

　　D. 门静脉高压侧支循环形成　E. 腹主动脉狭窄

98. 腹腔积液与腹腔积气鉴别,下列最有价值的是: （　　）

　　A. 腹部外伤　　　　　　　　　　　　　　　B. 腹壁张力

　　C. 移动体位时其形态有无改变　　　　　　　D. 肝浊音界改变

　　E. 移动性浊音

99. 关于全腹凹陷的叙述,下列错误的是: （　　）

　　A. 仰卧时前腹壁明显低于肋缘至耻骨的水平面

　　B. 见于消瘦和脱水者

　　C. 见于消耗疾病晚期

　　D. 膈疝时腹内脏器进入胸腔

　　E. 呼气时出现腹凹陷,见于膈麻痹

100. 腹式呼吸减弱的原因应除外: （　　）

　　A. 腹水　　　　　　　　　　　　　　　　　B. 急性腹痛

　　C. 胃肠穿孔所致急性腹膜炎或膈麻痹　　　　D. 腹内巨大肿物

　　E. 足月妊娠

101. 腹部的浅部触诊法有利于检查下列各项,除外: （　　）

　　A. 有无压痛　　　　　　B. 抵抗感　　　　　　　　　　C. 搏动

　　D. 某些肿大的肿瘤　　　E. 阑尾压痛点

102. 关于脾肿大的测量法,下列错误的是: （　　）

　　A. 第1测量指左肋缘至脾下缘的距离

　　B. 第2测量指左锁骨中线与左肋缘交点至脾最远点的距离

　　C. 第3测量指脾右缘与前正中线距离

　　D. 脾轻度肿大只作第1测量

　　E. 脾明显肿大时,应加作第2测量和第3测量

103. 肝浊音界向上移位应除外: （　　）

　　A. 右肺纤维化　　　　　B. 右下肺不张　　　　　　　　C. 气腹

　　D. 鼓肠　　　　　　　　E. 右侧张力性气胸

104. 肝浊音界缩小应除外: （　　）

　　A. 急性重型肝炎　　　　B. 急性肝坏死　　　　　　　　C. 急性胃肠穿孔

　　D. 肝硬化　　　　　　　E. 胃肠胀气

105. 触诊正常脾脏,下列叙述正确的是: （　　）

    A．坐位前倾可触及　　　　　B．左卧位可触及　　　　　C．右卧位可触及

    D．仰卧位可触及　　　　　　E．正常情况下脾不能被触及

106. 肝触诊较常用的触诊法是: （　　）

    A．双手触诊法　　　　　　　B．钩指触诊法　　　　　　C．单手触诊法

    D．冲击触诊法　　　　　　　E．浅部触诊法

107. Murphy 征阳性见于: （　　）

    A．急性胰腺炎　　　　　　　B．急性阑尾炎　　　　　　C．急性胆囊炎

    D．胃、十二指肠溃疡　　　　E．急性肝炎

108. 腹部视诊的主要内容不包括: （　　）

    A．腹外形　　　　　　　　　B．呼吸运动　　　　　　　C．腹壁静脉

    D．腹壁紧张度　　　　　　　E．胃肠型及蠕动波

109. 关于脾肿大分度及测量法,下列错误的是: （　　）

    A．深吸气时,脾缘不超过肋下 3 cm 为轻度肿大

    B．超过 2 cm 至脐水平线以上为中度肿大

    C．超过脐水平线为高度肿大

    D．超过前正中线亦为高度肿大

    E．如脾高度肿大向右越过正中线,则测量脾右缘至正中线的最大距离,以"＋"表示

110. 腹式呼吸增强可见于: （　　）

    A．癔病性呼吸　　　　　　　B．膈麻痹　　　　　　　　C．足月妊娠

    D．急性腹痛　　　　　　　　E．胸腔积液

111. 精索触诊有蚯蚓团样感觉时考虑为: （　　）

    A．输精管结核　　　　　　　B．丝虫病　　　　　　　　C．精索静脉曲张

    D．急性精索炎　　　　　　　E．精索肿瘤

112. 一侧睾丸肿大,质硬并有结节常见于: （　　）

    A．淋病　　　　　　　　　　B．流行性腮腺炎　　　　　C．睾丸结核

    D．睾丸炎　　　　　　　　　E．睾丸肿瘤

113. 下列说法错误的是: （　　）

    A．睾丸急性肿痛、压痛明显者多为炎症所致,常出现化脓

    B．睾丸慢性肿痛多为结核引起

    C．一侧睾丸肿大、质硬、有结节应考虑睾丸肿瘤

    D．睾丸萎缩可由精索静脉曲张引起

    E．睾丸过小常由先天性或内分泌异常引起

114. 下列属于女性内生殖器的是: （　　）

    A．阴阜　　　　　　　　　　B．阴蒂　　　　　　　　　C．阴道

    D．大阴唇　　　　　　　　　E．小阴唇

115. 女性阴毛明显增多,呈男性分布,多见于: （　　）

    A．肾上腺皮质功能亢进　　　B．肾上腺皮质功能减退　　C．性功能减退

    D．席恩综合征　　　　　　　E．原发性醛固酮增多症

116. 下列不参与共济运动的是: （　　）

    A．前庭神经　　　　　　　　B．视神经　　　　　　　　C．锥体外系

    D．小脑　　　　　　　　　　E．大脑

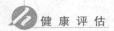

117. 关于眼球运动，下列错误的是：   （   ）
     A．上睑下垂提示动眼神经麻痹
     B．眼球向下及向外运动减弱，提示滑车神经损害
     C．眼球向外转动受限提示展神经受损
     D．眼球向内、向上及向下运动受限提示动眼神经受损
     E．视神经参与眼球运动

118. 下列不属于交感神经的功能的是：   （   ）
     A．心率加快   B．支气管扩张   C．胃肠道蠕动减慢
     D．皮肤血管收缩   E．瞳孔缩小

119. 有关病理反射的描述不正确的是：   （   ）
     A．病理反射出现提示锥体束受损
     B．下肢病理反射的阳性反应为踇趾背伸，余趾呈扇形展开
     C．任何人出现这种反射都属于病理性的
     D．下肢5种病理征临床意义相同
     E．霍夫曼征为上肢病理反射

120. 检查脑膜刺激征的是：   （   ）
     A．巴宾斯基征   B．奥本海姆征   C．霍夫曼征
     D．踝阵挛   E．颈项强直

121. 关于深感觉检查的叙述，下列正确的是：   （   ）
     A．包括皮肤和黏膜的痛觉   B．触觉
     C．温度觉   D．是测试深部组织的感觉如关节觉等
     E．皮肤定位觉

122. 完成一个动作的协调一致主要靠：   （   ）
     A．小脑的功能   B．大脑的功能   C．锥体束
     D．迷走神经   E．垂体功能

123. 手足搐搦见于：   （   ）
     A．老年动脉硬化患者   B．小脑疾患   C．肝性脑病
     D．低钙血症和碱中毒   E．儿童的脑风湿病

124. 下列不属自主神经功能检查的是：   （   ）
     A．眼心反射   B．卧立试验   C．角膜反射
     D．竖毛反射   E．皮肤划纹征

125. 深反射不包括：   （   ）
     A．肱二头肌反射   B．肱三头肌反射   C．腹壁反射
     D．跟腱反射   E．膝腱反射

126. 属深感觉检查的是：   （   ）
     A．痛觉   B．温度觉   C．触觉
     D．关节觉   E．实体觉

【填空题】

1. 生命体征包括_____、_____、_____和_____。
2. 体温测量方法有_____、_____、_____和_____。
3. 常见体位有以下几种：_____、_____和_____。

4. 成年人体型分3种：_____、_____和_____。

5. 营养状态是根据_____、_____、_____和_____综合判断的。

6. 震颤麻痹患者的步态是_____，腓总神经麻痹的步态为_____，偏瘫患者的步态为_____。

7. 皮肤检查时除检查颜色改变外,还要检查_____、_____、_____、_____以及_____。

8. 蜘蛛痣是_____扩张形成的,一般认为与肝对体内_____灭活有关。

9. 肥胖是指体重超过标准体重的_____以上。

10. 皮肤弹性检查部位,常选择_____或_____。

11. 发现淋巴结肿大时,应注意其_____、_____、_____、_____、_____、_____以及_____等。

12. 小颅多见于_____,方颅见于_____,巨颅见于_____。

13. 单侧上睑下垂,可见于_____、_____、_____和_____。

14. 眼球活动由_____、_____、_____脑神经支配。

15. 瞳孔由_____和_____支配的。正常形状为_____。针尖样瞳孔见于_____。

16. 四组鼻窦分别为:_____、_____、_____和_____,其中_____位置太深不能检查。

17. 扁桃体增大分为3度:Ⅰ度_____、Ⅱ度_____和Ⅲ度_____。

18. 腮腺的位置为_____,肿大时以_____为中心隆起。

19. 眼睑检查的内容包括_____、_____和_____。

20. 舌检查包括_____、_____和_____。

21. 头部不随意颤动见于_____,与颈动脉搏动一致的点头运动见于_____。

22. 病理情况下瞳孔缩小见于_____、_____和_____。

23. 颈动脉搏动在安静下增强,多见于_____、_____和_____。

24. 检查甲状腺后应记述_____、_____、_____、_____、_____、_____和_____等内容。

25. 气管移向患侧见于_____和_____。

26. 胸骨角其水平相当于_____胸椎上缘、_____上缘、_____分叉部,突起与第2肋软骨相连,为计数肋骨的重要标志。

27. 肩胛间区为_____之间的区域,_____线将此区分为左右两部分。

28. 腹上角相当于_____,正常约_____,其后为_____的所在区域。

29. 胸壁静脉充盈或曲张时,血流方向自上而下为_____静脉梗阻,血流方向自下而上时为_____静脉梗阻。

30. 桶状胸可见于_____,也可见于_____的人。

31. 佝偻病胸的胸廓形态改变包括_____、_____串珠、_____、_____胸。

32. 胸廓单侧膨隆见于一侧_____、_____或_____,胸廓单侧或局限性凹陷,可见于_____、_____、_____和_____等。

33. 乳房触诊按一定顺序进行滑动触诊,先检查_____侧,后检查_____,由外侧上部开始,左侧乳房沿_____方向进行,右侧乳房沿_____方向进行,由浅入深触摸全部乳房。

34. 左右两肺下界的位置基本相似,平静呼吸时于锁中线上_____,于腋中线上_____,于肩胛下角线上_____。

35. 胸式呼吸减弱而腹式呼吸加强可见于_____、_____和_____疾病。

36. 因病变发生的部位不同,呼吸困难可分为_____性、_____性和_____性呼吸困难,_____

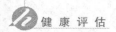

_____呼吸困难常见于大气道疾患，_____呼吸困难常见于小气道疾患。

37. 肺部视诊的内容有:胸部的_____变化、呼吸_____、呼吸_____、_____及_____的变化。

38. 正常成人每分钟呼吸频率为_____，婴儿较成人为_____。

39. 肺部触诊检查的内容为_____、触觉_____、胸膜_____。

40. 触觉语颤减弱或消失,主要见于_____、_____、_____、_____和_____。触觉语颤增强,主要见于_____和_____。

41. 正常胸部叩诊音有_____音、_____音、_____音及_____音4种。

42. 肺上界的正常宽度为_____,右侧较左侧_____。

43. 肺下界降低见于_____和_____,肺下界上升可见于_____、_____及_____,肺下界移动范围为_____。

44. 胸部可听到_____、_____以及_____3种正常呼吸音。

45. 异常支气管呼吸音可由_____、_____和_____引起。

46. 异常支气管肺泡呼吸音见于_____、_____和_____。

47. 潮式呼吸和间停呼吸的发生机制是由于_____的兴奋性降低,使调节呼吸的_____失常。多发生于_____系统疾病或某些_____等。

48. 查体心脏视诊内容有_____、_____以及_____。

49. 观察尖搏动时,需注意其_____、_____、_____、_____和_____等有无异常。

50. 引起心尖搏动移位的常见病理因素有_____、_____和_____。

51. 正常心尖搏动位于_____。

52. 剑突下心尖搏动可能是_____收缩期搏动,也可由_____搏动产生。

53. 检查心包摩擦感以_____位、呼气末为最佳。

54. 查体心脏触诊内容有_____、_____和_____。

55. 心右界叩诊时,先叩出_____,然后于其上一肋间开始。

56. 按震颤出现的时期,可分为_____、_____和_____。

57. 常用的心脏瓣膜听诊区有_____、_____、_____、_____以及_____。

58. 查体心脏时,听诊内容有_____、_____、_____、_____和_____等。

59. 正常心音,按其出现的先后顺序称为_____、_____、_____和_____。

60. 第一心音改变取决于_____、_____、_____以及_____等。

61. 第一心音增强可见于_____、_____和_____。

62. 第一心音减弱可见于_____、_____和_____。

63. 心房颤动的听诊特点有:_____、_____和_____。

64. 第一心音出现标志_____开始,第二心音出现标志_____开始。

65. 额外心音常见的有_____、_____以及_____等。

66. 心脏杂音的产生与_____、_____、_____、_____和_____有关。

67. 分析杂音时应据其_____、_____、_____、_____和_____等来判断其临床意义。

68. 脉搏检查内容包括_____、_____、_____、_____和_____。

69. 窦性心律不齐时,吸气时脉搏_____,呼气时脉搏_____。

70. 心房纤颤时脉率少于心率称_____,房室传导阻滞时有脉搏脱漏称_____。

71. 正常脉波由_____、_____和_____3个部分组成。

72. 交替脉为_____的重要体征之一。

73. 水冲脉常见的病因是_____、_____、_____和_____。

74. 血压测量中,袖带过宽,所测血压_____,袖带过窄,所测血压_____。

75. 正常脉压为_____。

76. 血压测量时,袖带下缘距肘窝以上_____。向袖带内充气,待肱动脉搏动声消失,再升高_____后,缓慢放气。

77. 周围血管征包括以下体征:_____、_____、_____、_____以及_____。

78. 腹部视诊的主要内容有:_____、_____、_____、_____和_____。

79. 腹部听诊搔弹音的改变可协助测定:_____以及_____。

80. 正常肠鸣音大约_____次/min,肠鸣音活跃时达_____次/min 以上。

81. 正常脾脏叩诊部位在_____,其长度约为_____cm。

82. 腹部触到异常包块时,需描述:_____、_____、_____、_____、_____、_____以及_____。

83. 脾轻度肿大是指_____,中度肿大是指_____,重度肿大是指_____。

84. 肝脏的触诊方法有:_____、_____和_____。

85. 右下腹常见的病理性包块有:_____、_____、_____和_____。

86. 正常肝脏触诊在锁骨中线肋缘下<_____cm,剑突下<_____cm。正常肝脏叩诊浊音区在锁骨中线为_____cm。

87. 腹壁静脉怒张见于:_____和_____。

88. 病理情况下,上腹部搏动见于:_____、_____以及_____。

89. 腹式呼吸消失见于:_____和_____。

90. 腹部深触诊法包括:_____、_____、_____、_____以及_____。

91. 腹膜刺激三联征是指:_____、_____和_____。

92. 腹部视诊的主要内容有_____、_____、_____、_____以及_____。

93. 腹壁静脉曲动和扩张最常见于_____或_____。

94. 腹部触诊主要检查_____、_____、_____、_____和_____。

95. 触及肝脏时,应详细描述其_____、_____、_____、_____以及_____等。

96. 脾脏触诊内容除须注意大小外,还要注意脾脏的_____、_____、_____和_____等。

97. 脾高度肿大,可见于_____、_____、_____、_____和_____等。

98. 弥漫性肝肿大可见于_____、_____、_____、_____以及_____等。

99. 肝脏缩小见于_____和_____。

100. 正常情况下肠鸣音大约每分钟_____次,当肠蠕动增强时,肠鸣音每分钟在_____次以上,称肠鸣音亢进;持续_____min 以上才听到 1 次或听不到者为肠鸣音减弱或消失,见于_____和_____。

101. 脊柱后凸常见病因为_____、_____、_____和_____。

102. 匙状指多见于_____和_____。

103. 杵状指多见于_____、_____和_____疾病。

104. 关节运动受限见于_____、_____、_____和_____等。

105. 舌前 2/3 的味觉由_____支配,舌后 1/3 的味觉由_____支配。

106. 舌下神经一侧麻痹时伸舌偏向_____侧,双侧麻痹时伸舌_____。

107. 肌张力增高分为_____和_____。

108. 浅感觉检查包括皮肤、黏膜的_____、_____和_____。深感觉检查包括_____、_____和_____。

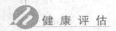

109. 临床常用的测试病理反射的方法有：_____、_____、_____、_____、_____、_____以及_____。

110. 临床上据刺激部位不同将反射分为_____和_____两部分。

111. 浅反射有_____、_____、_____和_____，深反射有_____、_____、_____、_____和_____。

112. 常见的脑膜刺激征有_____、_____和_____。

113. 体格检查的基本方法包括_____、_____、_____、_____和_____。

【名词解释】

1. 消瘦　　2. 向心性肥胖　　3. 被动体位　　4. 二尖瓣面容　　5. 甲状腺功能亢进症面容　　6. 满月面容　　7. 蜘蛛痣　　8. 水肿　　9. 蛙状鼻　　10. 牙龈铅线　　11. 辐辏反射　　12. 颈静脉怒张　　13. 胸骨角　　14. 腹上角　　15. 肋脊角　　16. 锁骨中线　　17. 胸骨旁线　　18. 桶状胸　　19. 扁平胸　　20. 鸡胸　　21. 佝偻病串珠　　22. 肋膈沟　　23. 漏斗胸　　24. 胸式呼吸　　25. 腹式呼吸　　26. 三凹征　　27. 呼吸过缓　　28. 呼吸过速　　29. 库斯莫尔呼吸　　30. 潮式呼吸　　31. 比奥呼吸　　32. 叹息样呼吸　　33. 触觉语颤　　34. 胸膜摩擦感　　35. 支气管呼吸音　　36. 干啰音　　37. 湿啰音　　38. 捻发音　　39. 皮下气肿　　40. 震颤　　41. 心包摩擦感　　42. 心音分裂　　43. 心尖搏动　　44. 抬举性心尖搏动　　45. 早搏　　46. 二联律　　47. 第一心音　　48. 第二心音　　49. 胎心律　　50. 奔马律　　51. 心包摩擦音　　52. 交替脉奇脉　　53. 毛细血管搏动征　　54. 短拙脉　　55. 洪脉　　56. 水冲脉　　57. 奇脉　　58. 枪击音　　59. 蛙腹　　60. 舟状腹　　61. 胃型或肠型　　62. 揉面感　　63. 反跳痛　　64. 肝颈静脉反流征阳性　　65. Murphy征阳性　　66. 移动性浊音　　67. 板状腹　　68. 肠鸣音　　69. 振水音　　70. 直接与间接对光反射　　71. 偏瘫　　72. 动作性震颤　　73. 霍夫曼征　　74. 不随意运动　　75. 共济失调　　76. 瘫痪　　77. 病理反射　　78. 巴宾斯基征　　79. 颈项强直　　80. 脑膜刺激征　　81. 体格检查　　82. 视诊　　83. 触诊　　84. 叩诊　　85. 听诊

【简答题】

1. 引起营养不良的原因包括哪几个方面？

2. 常见的强迫体位有哪些？

3. 简述常见的典型异常步态。

4. 皮肤弹性减弱见于哪些情况？

5. 水肿如何分度？

6. 简述淋巴结检查的顺序及检查内容。

7. 简述局限性淋巴结肿大的临床意义。

8. 头面部检查包括哪些内容？

9. 瞳孔检查应包括哪些内容？

10. 在平静时,患者颈动脉搏动明显增强应考虑什么病？其机制是什么？

11. 简述甲状腺的触诊方法、分度以及甲状腺肿大的原因。

12. 简述肺部检查的内容。

13. 试述胸骨角的临床意义。

14. 简述桶状胸的临床特征及其意义。

15. 简述触觉语颤减弱或消失常见的主要病变。

16. 简述正常支气管呼吸音、肺泡呼吸音和支气管肺泡呼吸音的听诊部位及特点。

17. 湿啰音的产生机制是什么？听诊特点是什么？

18. 简述胸廓检查的内容。

19. 简述心脏杂音产生的机制及常见于何种异常情况。

20. 影响心尖搏动位置改变的病理因素有哪些？请各举一例说明。

21. 什么叫心包摩擦感？其与心动周期、体位、呼吸的关系怎样？

22. 简述正常心脏的相对浊音界。

23. 常用的心脏瓣膜区有哪些，常规听诊顺序是什么？

24. 简述第一、第二心音的区别要点。

25. 器质性与功能性收缩期杂音的鉴别要点是什么？

26. 简述奇脉形成的原因。

27. 怎样诊断高血压？高血压分级标准是什么？

28. 简述脉压改变的临床意义。

29. 周围血管征包括哪些体征，其临床意义是什么？

30. 简述腹部触诊的内容。

31. 如何鉴别腹水与巨大卵巢囊肿？

32. 腹壁紧张度异常有哪些情况？

33. 简述肝硬化的体征。

34. 简述脾肿大的测量法及临床分度。

35. 简述腹部常用的触诊法及适应证。

36. 简述胆囊触痛检查法。

37. 简述腹壁压痛和反跳痛的临床意义。

38. 如何鉴别腹腔内与腹壁上的局部肿块？

39. 脾脏触诊应从哪些方面描述？

40. 触及肝脏时应从哪些方面加以描述？

41. 肿大的脾脏如何分度？

42. 肾脏和尿路有炎症或疾病时，可出现哪些压痛点？

43. 试述杵状指的临床意义。

44. 试述自主神经对内脏器官的作用。

45. 试述巴宾斯基征的检查方法。

46. 何为浅反射，常做的浅反射有哪些？

47. 何为病理反射，临床常用的测试方法有哪些？

48. 何为脑膜刺激征，如何检查？

第四章

心理、社会评估

导 学

内容及要求

本章包括两部分内容,即心理评估和社会评估,主要介绍心理评估和社会评估的目的、内容及方法。在学习中,应重点掌握心理评估和社会评估的内容,熟悉心理评估和社会评估的目的和方法。

心理评估包括认知、情绪和情感、健康行为、应激、自我概念和个性等方面的评估。社会评估包括角色与角色适应性、文化、家庭和环境等方面的评估。在学习中应重点掌握基本概念,熟悉评估方法。

重点、难点

心理评估和社会评估的重点是评估内容,其难点是评估方法。

专科生的要求

专科层次的学生对心理评估和社会评估的目的及方法作一般了解即可,并且能够熟悉心理评估和社会评估的内容。

第一节 心理评估

一、概述

心理评估是采用心理学的理论和方法,对人的心理、行为及精神价值观进行评估的过程。心理评估能帮助护士理解患者对周围环境和事物的反应,以及反应带来的影响。

(一)心理评估的目的

心理评估的主要目的是评估患者在疾病发生发展过程中的心理过程,包括认知过程、情感与应激、健康行为,以及个体的自我概念和精神价值观,发现现存或潜在的心理或精神健康问题,为心理和精神健康护理提供依据。

（二）心理评估的内容

人的心理活动一般分为心理过程和人格心理两方面。心理过程是指人的心理活动发生、发展和消失的动态过程。人格是具有不同素质基础的人,在不尽相同的社会环境中所形成的意识倾向性和比较稳定的个性心理特征的总和。心理评估包括自我概念、认知功能、情绪情感、个性、压力与压力应对等。

（三）心理评估的方法

1. **会谈法** 也有称作交谈法和访谈法等。会谈法是心理社会评估最基本、最常用的一种方法,是一种通过面对面的谈话方式所进行的评估。它是一种有目的的会话,分为结构式会谈和自由式会谈两种类型。结构式会谈指事先通知对方,按照预定的问题提纲有目的、有计划、有步骤地交谈。结构式会谈谈话内容有所限定,效率较高。自由式会谈为日常生活或工作中两人间的自然交谈。谈话是开放式的,气氛比较轻松,患者较少受到约束,可以自由地表现自己。

会谈是一种互动的过程。评估者掌握和正确使用会谈技巧是十分重要的。会谈技巧包括言语沟通和非言语沟通(如表情、姿态等)两个方面。在言语沟通中,包括听与说。在非言语沟通中,可以通过微笑、点头、注视、身体前倾等表情和姿势表达对患者的接受、肯定、关注、鼓励等思想感情,从而促进患者的合作,启发和引导他(她)将问题引向深入。

会谈的作用包括:①建立交谈双方相互合作和信任的关系。②获得患者问题的初步信息。③对患者的心理-社会状况和问题进行尽可能详尽的估计和描述。④向患者介绍心理健康知识,并提供解决心理社会问题的具体方法。

2. **观察法** 观察法是心理社会评估的基本方法之一,是通过护士直接观察和记录护理对象所表现出来的行为与表情,从而获得其心理健康资料的方法。观察法分为以下 2 种。

(1) 自然观察法:是指在自然条件下,根据观察目的及观察者的经验对患者心理活动的外在表现进行观察,即在自然情境中观察患者的行为表现。自然观察法的优点是方法简便,可观察到的行为范围较广,收集的资料贴近生活实际。缺点是费时、费力,观察结果具有偶然性,对观察者的要求较高。评估者在日常护理工作中对患者行为与心理反应的观察就是一种自然观察。

(2) 控制观察法:又称试验观察法,是在预先控制的情境与条件下,按既定的程序对每一个接受观察的个体进行同样的刺激,观察个体对特定刺激的反应。试验观察法的优点是其观察结果带有一定的规律性与必然性,具有较强的可比性和科学性。缺点是由于主试者控制的试验条件、试验情景和程序可能会带有人为因素,且个体又意识到正在接受试验,这些都有可能干扰试验结果的客观性。因此,心理评估以自然观察法为宜。

观察法是科学上最原始、最方便和最广泛应用的方法。不足之处是观察法得到的只是外显行为,不易重复。观察结果的有效性还取决于观察者的洞察能力和分析综合能力等。

3. **作品分析法** 作品分析法指通过分析患者的作品(如日记、书信、图画和手工艺品等),对患者的心理水平和心理状态进行评估,并作为护理诊断的客观依据。

4. **心理测量学方法** 心理测量学方法包括心理测验法和评定量表法,是心理评估主要的标准化手段之一。心理测量学方法是依据心理学的原理和技术,通过对个体的心理现象或行为进行数量化测定,从而确定心理现象在性质和程度上的差异。心理测量学方法所得到的结果比较客观、科学。

(1) 心理测验法:是在标准情形下,用统一的测量手段(如仪器)测试个体对测量项目所做出的反应。

(2) 评定量表法:是指用一套已标准化的测试项目(量表)来测量某种心理品质。量表的基本形式有自评和他评两种,自评可比较真实地反映患者内心的主观体验;他评则是评定者对被评定

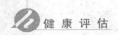

者心理反应的客观评定。常用的量表有二择一量表、数字等级量表、描述评定量表、Likert 评定量表、检核表、语义量表及视觉类似物量表等。在选用量表时应根据测量的目的和患者的具体情况而定。

5. 医学检测法　医学检测法包括体格检查和各类实验室检查,如测血压、心率、血浆肾上腺皮质激素浓度等,其作用主要是对通过会谈法、观察法、作品分析法和心理测量学方法等所收集到的资料的真实性和准确性进行验证,为心理评估提供客观资料。

(四) 心理评估的注意事项

(1) 重视心理评估在健康评估中的意义。

(2) 注意应用人际交往的技巧。

(3) 以患者目前的心理状态为重点与生理评估同时进行。

(4) 注意主观资料与客观资料的比较。

(5) 避免护士态度、观念和偏见对评估结果的影响。

(6) 选择评估方法时应充分考虑患者的个体差异。

二、认知评估

(一) 概述

认知一词有多种含义,指认知过程,或认知结构,或认知能力(也就是我们常说的智力)。认知过程一般称为信息加工过程,包括信息的输入、变换、加工、存储和使用的全过程,涉及感知觉、记忆、思维、想象等认知活动;认知结构是指个体通过认知建构在头脑中形成的一系列认知项目的有机组合;认知能力或智力则指接收、加工、储存和应用信息的能力,如知觉、记忆、注意、思维和想象等能力。

1. 感觉和知觉　感觉是人脑对直接作用于感觉器官的客观事物个别属性的反映。知觉是人脑对直接作用于感觉器官的事物整体属性的反映。感觉是知觉的基础,知觉是感觉的深入。

2. 记忆　是过去的经验在人脑中的反映。记忆过程主要包括识记、保持、再认或回忆,即人脑对外界信息的编码、存储和提取的过程。记忆是一种积极能动的心理活动,可分为瞬时记忆、短时记忆和长时记忆。

3. 思维　是指人脑对客观现实间接的、概括的反应。思维过程是人脑对事物的分析、综合、比较、抽象和概括,是对事物本质特征及内在规律的理性认知过程。思维是人类认识活动的最高形式,间接性和概括性是其主要特征。反映思维水平的主要指标是抽象思维、洞察力和判断力。

(1) 抽象思维:又称逻辑思维,是以注意、记忆、理解、概念、判断、推理的形式反映事物的本质特征与内部联系的过程。一般认为,抽象思维能力是思维的核心品质。

(2) 洞察力:是指人们识别和理解客观事物真实性的能力,与精确的自我感知有关。

(3) 判断力:是指人们比较和评价客观事物及其相互关系并做出结论的能力。

4. 注意　是指人的心理活动对某种事物的指向与集中。注意分为无意注意(预先没有目的、也不需要意志努力的注意)、有意注意(有目的并需要意志努力的注意)以及有意后注意(有目的但无需意志努力的注意)3 种类型。

5. 语言　是人们进行思维活动的工具和手段,思维的抽象与概括总是借助语言得以实现。因此,语言和思维是一个密切相关的统一体,它们共同反映人的认知水平。语言可分为接受性语言和表达性语言两种类型。

6. 定向力　是人们对现实的感觉,对过去、现在、将来的察觉以及对自我存在的意识,包括时间定向、地点定向、空间定向以及人物定向等。

7. 智能　指人们认识客观事物并运用知识解决实际问题的能力,是认知方面的各种能力的综合。

(二)认知障碍

人的认知水平受年龄、生活经历、文化背景、疾病、药物作用、酗酒、吸毒等诸多因素的影响。任何影响感知觉、记忆、思维、语言和定向力的疾病,均可导致个体认知功能暂时或永久改变。认知障碍是指认知过程异常,包括感知觉障碍、注意障碍、记忆障碍、思维障碍、语言障碍、定向力障碍和智能障碍。

(三)认知的评估方法

1. 感知觉评估

(1)会谈:通过开放式、非开放式提问患者了解其感知觉有无异常,对时间、地点、空间和人物的定向力如何,如:你觉得最近视力有变化吗? 你的听力对你的生活有影响吗?

(2)医学检测:通过相应的视力、听力、味觉和嗅觉检查来验证经会谈获得的主观资料。

2. 注意的评估

(1)无意注意:观察患者对周围环境的变化有无反应,如对所住病室的新患者及对开、关灯等有无反应。

(2)有意注意:请患者叙述其入院以前的治疗经过,填写入院时有关的记录,同时观察其执行任务时的专注程度。对儿童或老人,应着重观察其能否有意识地将注意力集中于某一具体事物。

3. 记忆评估　主要用于对患者记忆、思维、语言的评估。具体方法如下所述。

(1)回忆法:让患者重复一句话或一组由5~7个数字组成的数字串来评估短时记忆。让患者说出其家人的名字,或叙述孩提时代的事件等来评估长时记忆。

(2)再认法:可用于测量感觉记忆、短时记忆和长时记忆3种记忆类型,可弥补回忆法的不足。

(3)评定量表法:常用简易智能量表(MMSE)对老年认知功能障碍进行筛查。

影响认知能力的因素除教育水平、生活经历、文化背景外,还可因疾病、药物作用、酗酒、吸毒等导致认知功能的暂时或永久改变,因此评估时应综合考虑以上因素的影响。

4. 思维评估　可从思维的形式、内容与过程3个方面对思维进行评估。思维的形式包括概念、判断和推理;思维的内容是指以语言为载体的思想观念;思维的过程包括分析、综合、比较、抽象与概括,主要观察其现实性、合理性、逻辑性及其能力高低。

(1)概念:请患者概括其所患疾病的特征、进行自我护理所需的知识等,从中判断患者对这些知识进行概念化的能力。

(2)判断力:评估时可展示实物让患者说出其属性,也可通过评价患者对将来打算的现实性与可行性进行评估。

(3)推理:是由已知判断推出新判断的思维过程,包括演绎、归纳两种形式。评估推理能力时,评估者必须根据患者年龄特征提出问题,如对6~7岁的儿童可问他:"一切木头做的东西在水中都会浮起来,现在这个东西丢在水里浮不起来,这个东西是什么做的?"如果儿童回答:"不是木头做的",表明他的演绎推理能力已初步具备;如果儿童回答:"是铁或石头",表明他尚不具备演绎推理能力。

5. 语言能力评估　可通过提问、复述、自发性语言、命名、阅读和书写等方法进行评估。如发现异常,应进一步明确语言障碍的类型。请患者重复评估者说过的一些简单词句或诵读单个词、数个词、短句或一段文字;要求患者随便写出一些简单的字、短句或抄写一段字句等来检测患者的语言表达及对文字符号的理解能力。

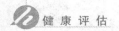

6. 定向力评估　可通过提问有关时间、地点、空间和人物的问题进行评估。

7. 智能评估　可通过一些有目的的简单提问和操作了解患者的常识、理解能力、分析能力、判断能力、记忆力和计算力等。还可用简明智能状态检查等工具。

三、情绪和情感评估

(一) 概述

1. 情绪和情感　情绪和情感是个体对客观事物的态度的体验,是人脑对客观事物与主体需要之间关系的反映。情绪和情感包含以下内容:①情绪和情感是以人的需要为中介的一种心理活动,它反映的是客观事物与主体需要之间的关系。一般来说,需求获得满足产生积极的情绪和情感,反之则导致消极的情绪和情感。②情绪和情感是一种主观感受,一种内心的体验。③情绪和情感有其外部表现形式,即人的表情。④情绪和情感会引起一定的生理上的变化。

2. 情绪和情感的区别与联系　情绪和情感指的是同一过程和同一现象,只是分别强调了同一心理现象的两个不同的方面。两者既有区别又有不可分割的联系。

(1) 情绪与情感的区别:情绪指的是感情反映的过程,即脑的活动过程。情绪具有明显冲动性的外在表现,是与生理需求满足与否有关的心理活动,具有较强的情境性、激动性和暂时性。而情感比较内隐,是与社会性需求满足与否相联系的心理活动,具有较强的稳定性、深刻性和持久性,是人类特有的心理活动。情感常用来描述具有深刻而稳定的社会意义的感情,如对祖国的热爱及对美的欣赏。情感代表感情的内容,即感情的体验和感受;情绪代表感情的反映过程。

(2) 情绪与情感的联系:情绪是情感的表现形式;情感是情绪的本质内容。情感是在情绪稳定、固着的基础上建立发展起来的,情感通过情绪来表现,离开了情绪,情感就无法表达。和情绪相比,情感具有更大的稳定性、深刻性和持久性。

3. 情绪和情感的作用　情绪和情感作为个体对客观世界的特殊反映形式,对人的物质生活和精神活动起着重要的作用。

(1) 适应作用:情绪和情感是有机体生存、发展和适应环境的重要手段。是服务于改善人的生存和生活的条件。

(2) 动机作用:情绪和情感构成一个基本的动机协调,可以驱动有机体从事活动,提高人的活动效率。

(3) 组织作用:情绪和情感对心理活动具有组织作用即(积极的)协调促进作用和(消极的)瓦解破坏作用,对记忆和行为均有影响。

(4) 信号作用:情绪和情感具有传递信息、沟通思想的作用。情绪和情感信号作用是通过表情实现的。

4. 情绪和情感的分类

(1) 基本情绪和复合情绪:基本情绪是人和动物共有的,不学而会的情绪(快乐、愤怒、悲哀和恐惧),又称原始情绪。复合情绪是由基本情绪的不同组合派生出来的情绪,如由愤怒、厌恶和轻蔑组合起来的复合情绪叫敌意;由恐惧、内疚、痛苦和愤怒组合起来的复合情绪称焦虑等。

(2) 情绪状态:按情绪状态(情绪发生的速度、强度和持续时间的长短),把情绪分为心境、激情和应激3类。①心境:是一种比较微弱、持久而又具有弥漫性的情绪体验状态,通常称心情。心境并不是对某一事件的特定体验,而是以同样的态度对待所有的事件,让所遇到的各种事件都具有当时心境的性质。心境对人的生活、工作和健康有重要的影响。影响心境的原因多种多样,如事业的成败、机体的健康状况等都可对心境产生影响。②激情:是一种强烈的、爆发式的、持续时间较短的情绪状态,这种情绪状态具有明显的生理反应和外部行为表现。通常由生活中的重大事件、对立意向冲突、过度的兴奋或抑制等因素引起。③应激:是在出现意外事件或遇到危险情景时出现的高度紧张的情绪状态。应激具有意外性、强度大的特点。现实生活中一些突如其来、意想不到的危险事情都可导致应激。

（3）高级情绪：人的高级情绪包括很多种，主要的有道德感、审美感、理智感。此外还有宗教情感、母爱等。①道德感：是按照一定的道德标准评价人的思想、观念和行为时所产生的主观体验，包括热爱祖国、热爱人民、热爱社会的情感，集体荣誉感、责任感、同情感等都是同道德评价相联系的情感。②理智感：是在智力活动过程中所产生的情感体验，如对未知事物的好奇心、求知欲；理智感不仅产生于智力活动的过程中，而且对推动人学习科学知识，探索科学奥秘也有积极的作用。③审美感：是按照一定的审美标准评价自然界、社会生活及文学艺术品时产生的情感体验。

（二）常见的异常情绪

常见的异常情绪主要有焦虑、抑郁、情感高涨、易激惹和情绪不稳等。

1. **焦虑** 是人们对即将来临、可能会造成危险而又难以应付的情况所产生的紧张不安的情绪状态。焦虑表现为生理和心理两方面的变化。生理方面表现为心率增快、呼吸加深加快、出汗、面色苍白、口干、大小便频率增加等；心理方面表现为注意力不集中、坐立不安、来回走动甚至发抖等现象。由于焦虑的原因不同、个体的承受能力不同，因此，焦虑的表现具有较大的差别。

2. **抑郁** 是一组以情绪低落为特征的情绪状态。①抑郁心境：这是抑郁症患者最主要的特征，轻者心情不佳、苦恼、忧伤，终日唉声叹气；重者情绪低沉、悲观、绝望，有自杀倾向。②快感缺失：对日常生活的兴趣丧失，对各种娱乐或令人高兴的事体验不到乐趣。轻者尽量回避社交活动；重者闭门独居、疏远亲友、杜绝社交。③疲劳感：轻者感觉自己身体疲倦，力不从心，生活和工作丧失积极性和主动性；重者甚至连吃、喝、个人卫生等都不能顾及。④睡眠障碍：常表现为入睡无困难，但数小时后即醒，故称为清晨失眠症，醒后又处于抑郁心情之中。

（三）情绪和情感的评估方法

1. **会谈法** 与患者会谈，采用开放式和非开放式提问收集有关情绪、情感的主观资料。例如：你如何描述你此时和平时的情绪？有什么事情使你感到特别高兴、忧虑或沮丧？

2. **观察法** 用于收集患者的面部表情、动作表情及语言表情等与情绪、情感有关的客观资料。

（1）面部表情：观察患者面部肌肉的活动情况，如是眉开眼笑、双眉紧锁还是怒目而视、目瞪口呆等。

（2）身体表情：人在不同的情绪状态下会有不同的动作表现。例如：高兴时手舞足蹈；着急和懊恼时捶胸顿足；兴奋时拍手鼓掌；哭泣时用手掩面等。

（3）语言表情：说话的声调、节奏、音质、音量等常表达不同的情绪。例如：言语轻快、笑声代表愉快情绪；呻吟代表痛苦情绪；尖锐、短促、时高时低的声音表达一种紧张兴奋的情绪等。

3. **医学检测** 情绪和情感的变化，常伴随机体的生理变化，尤其体现在呼吸系统、循环系统、内分泌系统以及脑电波、皮肤电反应方面。

（1）呼吸系统：是否有呼吸运动、频率和深度等的改变。

（2）循环系统：是否有心率、血压等的变化。

（3）内分泌系统：是否有食欲下降、血糖以及肾上腺激素发生变化等改变。

（4）脑电波、皮肤电反应：是否有脑电波改变，皮肤电阻下降等变化。

4. **量表评定法** 是评估情绪和情感较为客观的方法。常用的有情感量表、医院焦虑抑郁量表（HAD）、状态-特质焦虑问卷（STAI）、焦虑自评量表（SAS）、贝克焦虑量表（BAI）、汉密顿焦虑量表（HAMA）、抑郁自评量表（SAS）、老年抑郁量表（GDS）及汉密顿抑郁量表（HRSD）等。每个量表都有其特定的适用范围，应用时应仔细斟酌。

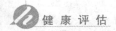

四、健康行为评估

(一) 概述

1. 健康行为　健康行为是指人们为了增强体质、维持与促进身心健康和避免疾病而进行的各种活动,如充足的睡眠、合理营养和适当运动等。根据行为学原理,健康行为的含义如下:①健康行为是个体身心和社会健康的外在表现;②健康行为能够产生有利于自己、他人、家庭乃至整个社会健康的影响;③健康行为是指个体行为能随环境变化而及时调整。

需要指出的是,健康行为是一种理想的行为理论模式,象征着人的行为的方向,在现实生活中的每个人只能尽量地接近这种理论标准。

2. 常见的健康行为　健康的行为方式能对人的身心健康发挥积极的作用。世界卫生组织提供的四大健康行为是不吸烟、饮酒不过量、锻炼身体和平衡膳食。美国加利福尼亚州公共卫生局人口研究室的科研人员经过 15 年研究总结出 7 项健康保护行为:①从不吸烟;②有规律地锻炼身体;③适当的睡眠;④保持正常体重;⑤适度饮酒或不饮酒;⑥每天吃早餐;⑦两餐之间少吃零食。

(二) 健康损害行为

健康损害行为是指偏离个人、团体乃至社会健康期望方向的一组相对明显和确定的对健康有不良影响的行为,或称行为病因,如吸烟、高脂饮食或酗酒等。通常可将有损健康的行为分为以下 4 类。

1. 不良生活方式和习惯　不良饮食习惯和缺乏运动。
2. 日常健康危害行为　主要包括吸烟、酗酒、吸毒和不良性行为等。
3. 不良病感行为　包括疑病行为、恐惧、讳疾忌医、不及时就诊、不遵从医嘱、迷信或放弃治疗、自暴自弃等。
4. 致病行为模式　国内外研究较多的是 A 型行为模式与冠心病的关系及 C 型行为模式与癌症发病的关系等。

(三) 健康行为的评估方法

健康行为的评估侧重于对行为的描述,与心理测验一样同属心理评估的范畴。可以通过会谈、观察和评定量表测评等方法对健康行为进行评估。

五、应激评估

(一) 概述

1. 应激　又称压力或紧张,不同的学者对压力有不同的解释。美国生理学家坎农认为:压力就是外部因素影响下的一种体内平衡紊乱,在危险未消失的情况下,机体处于持续的唤醒状态,最终会损害健康。加拿大生理学家塞里认为:压力是人或动物等有机体对环境刺激的一种生物学反应现象,并且是非特异性的。对压力的界定,虽不同学者持各自见解,但目前普遍认为:压力是个体察觉各种刺激对其生理、心理及社会系统构成威胁时出现的整体现象,所引起的反应可以是适应或适应不良。

2. 应激源　是指能够引起个体产生压力的各种因素。应激源的分类方法有很多,常根据压力源的属性,将其分为躯体性、心理性、社会性和文化性应激源。

(1) 躯体性应激源:指直接作用于躯体而产生压力的刺激物,包括理化因素、生物因素和疾病因素等。例如冷、热、噪音、机械损伤、细菌、病毒以及放射性物质等均属于躯体性应激源。

(2) 心理性应激源:主要指导致个体产生焦虑、恐惧和抑郁等情绪反应的各种心理冲突和心理挫折。心理冲突是一种心理困境,因个人有两种动机无法同时获得满足而引起。心理挫折是指个体在从事有目的的活动过程中,遇到无法克服的障碍或干扰,致使个人动机不能实现,个人需要不能满足的情绪状态。日常生活中,常见的心理性压力源有因患重病而不能工作,婚事遭到父母反对,经济困难而不能上学等。

(3)社会性应激源:社会性压力源范围极广,日常生活中大大小小的事,诸如战争、动乱、天灾人祸、亲人去世、子女生病和家庭冲突等都属于此类。社会性应激源是人类生活中最为普遍的压力源,它与人类的许多疾病有着密切联系。

(4)文化性应激源:指一个人从熟悉环境到陌生环境,由于生活方式、语言环境、价值观念、风俗习惯的变化所引起的冲突和挑战。文化性应激源对个体的影响持久且深刻。

3. 应激反应 指个体由于应激源存在而出现的各种生理、心理、行为变化。人在应激源的刺激作用下,会产生各种各样、涉及多个层面的压力反应。①生理反应:面对压力机体可出现失眠或嗜睡、厌食或暴食、疲乏、头痛、气短、心率增加、心律失常、收缩压升高、应激性溃疡等。②情绪反应:个体可产生紧张、焦虑、恐惧、抑郁、过度依赖和失助感、自怜、愤怒等。③认知反应:当个体面对轻、中度压力时,可出现思维活跃、判断力、解决问题能力增强。当面对重度压力时,可出现注意力分散、思维迟钝、记忆力下降、感知混乱、判断失误及定向障碍等。④行为反应:机体为缓冲应激对个体自身的影响,常采取逃避、依赖、敌对、自怜和物质滥用等行为。

4. 应对

(1)压力应对:当人的内外部需求难以满足或远远超过其所能承受的范围时,个体采用持续性的行为、思想和态度改变来处理这一特定情形的过程,称为压力应对。

(2)应对方式:人们常用的压力应对方式可归纳为情感式和问题式两类(表4-1)。情感式应对指向应激反应,倾向于采用心理防御,如否认机制或过度进食、用药、饮酒、远离应激源等行为,回避和忽视应激源,用于处理应激所致的情感问题。问题式应对指向应激源,倾向于通过有计划地采取行动,寻求排除或改变应激源所致影响的方法,用于处理导致压力的情境本身。

表 4-1 应 对 方 式 表

情感式应对方式	问题式应对方式
希望事情会变好	努力控制局面
进食,吸烟,嚼口香糖	进一步分析研究所面临的问题
祈祷	寻求处理问题的方法
紧张	客观地看待问题
担心	尝试并寻找解决问题的最好方法
向朋友或家人寻求安慰和帮助	回想以往解决问题的办法
独处	试图从情境中发现新的意义
一笑了之	将问题化解
置之不理	设立解决问题的具体目标
幻想	接受现实
作最坏的打算	和相同处境的人商议解决问题的方法
疯狂,大喊大叫	努力改变当前情形
睡一觉,认为第2天事情就会变好	能做什么就做些什么
不担心,任何事到头来终会有好结果	让他人来处理这件事

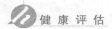

续 表

情感式应对方式	问题式应对方式
回避	
干些体力活	
将注意力转移至他人或他处	
饮酒	
认为事情已经无望而听之任之	
认为自己命该如此而顺从	
埋怨他人	
沉思	
用药	

(3) 应对效果判断：不管采用什么应对方式,只要能提高机体对压力的适应水平和耐受力,即为有效应对。常用的判断标准如下：①压力反应是否维持在可控制的限度内。②希望和勇气是否被激发。③自我价值感是否得到维持。④人际、社会以及经济处境是否改善。⑤生理功能康复是否得以促进。

(4) 影响应对的因素：个人应对压力的有效性受多种因素的影响。①应激源：人们面临的压力越大、压力源越多、持续时间越长,所产生的压力反应就越难应对。②应对经历：一般有成功应对经验的人,再次面对压力时,应对能力就增强。③支持系统：有良好家庭、社会支持的人能正确处理并能适应压力。④个性特征：意志坚强、自信、视压力为动力的人可适应并能正确处理压力。⑤压力应对还与健康、精力、处理问题的能力、沟通技能、性别、年龄、文化以及职业等有关。

(5) 心理防御反应：心理防御反应亦称心理防御机制,它是由一定的动机所发动,目的在于避免精神上的痛苦、不快以及遭受挫折后可能产生的心理疾病、心身疾病和精神疾病的心理反应体系,主要包括潜抑、否认、退行、幻想、转移、合理化、投射、摄入、反向形成、补偿、同一化、隔离、抵消、升华及幽默等作用(表4-2)。

表4-2 常见的心理防御机能

防御功能	说 明	举 例
合理化	从多个中选出合乎自己需要的理由加以强调,以维持自尊和避免内疚	民间常说的"吃不到葡萄便说葡萄是酸的"
转移	将情感或行为由一个对象转移到另一个较能接受的替代对象身上	"指桑骂槐"
否认	指个体将自己无法接受的事件潜意识上加以否定,非有意欺骗自己	癌症患者否认自己患了癌症
抑制	有意地将不愿接受的想法或情感置于脑后	将痛苦经历"遗忘"
投射	将自己不喜欢或不能接受而又具有的某些性格、态度、观念或欲望,转移到他人身上,认为他人也是如此	自私的人,认为其周围的人都很自私
退行	当个体遭受挫折时,以一种比较幼稚的方法进行应付,得到需要和欲望的暂时满足	成人在疼痛难忍时会失声痛哭或叫唤

续　表

防御功能	说　　　　明	举　　例
升华	个体将不容易实现的欲望改变为能被社会所接受的高尚行为目标和方向,从而将破坏性变成创造性和建设性	南通才子范曾婚恋受挫发奋作画,成为当代名画家
幻想	遇到无法解决的实际困难,采取一种脱离现实、想入非非,以愿望代替现实的方式求得心理满足	"白日梦"
反向	对一些不敢正视的动机或行为加以否认,而从相反的方向去表现	一个害怕开刀的患者却表现出不害怕,并说:"这有什么可怕的?"
幽默	处于尴尬境地时,以开玩笑等的方式自我解嘲,缓解内心冲突,保持心理平衡	自欺,夫妻吵架,妻子泼丈夫一身水,丈夫却说:"打雷后一定有雨"
曲解	将客观事实加以歪曲以符合自己内心需要	"打肿脸充胖子"
选择性忽视	潜意识地忽视对自己不利、易引起烦恼的事	患者不去注意颈部发现的肿块

(二) 评估方法与内容

1. 交谈法　通过提问、交谈了解患者面临的应激源、压力感知、压力应对方式以及压力缓解情况。例如:目前,让你感到有压力或紧张焦虑的事情有哪些? 你通常采取哪些措施减轻压力,措施是否有效?

2. 观察法　观察患者有无失眠、厌食、胃痛、疲乏、气短、心悸等生理方面的反应;有无焦虑、恐惧、抑郁等情绪反应;有无注意力分散、记忆力下降、解决问题能力下降等认知反应;有无自杀或暴力倾向等行为。

3. 评定量表法　包括压力测评量表和应对方式问卷两大类。

(1) 压力测评量表:以定量和定性的方法来衡量压力对个体健康的影响。常用的社会再适应评定量表、住院患者压力评定量表和青少年生活事件量表(ASLEC)等。

(2) 应对方式问卷:常用于评估个体采取应对方式的类型。常用量表有应付方式问卷(WCQ)、防御方式问卷、特质应对方式问卷、简易应对方式问卷(SCTQ)和医学应对问卷(MCMQ)等。

六、自我概念评估

(一) 概述

1. 自我概念　指个体对自我存在的感知、评价,人们通过对自己的内在与外在特征,以及对他人反应的感知与体验所形成的自我认识与评价,是个体在与其心理社会环境相互作用过程中形成的动态的、评价性的"自我肖像"。换句话说,自我概念就是个体认为他是谁、他能做什么,他想做什么,他认为别人如何看待他等。

2. 自我概念的构成　自我概念是个体对所有属于自己身心状况的认识,包括认识自己的生理状况、心理特征,以及自己与他人的关系等。在医学领域中,自我概念包括人的身体意象、社会认同、自我认同和自尊等。

(1) 身体意象:也称体象,是人们对自己身体外形以及身体功能的认识与评价,是自我概念的主要组成部分之一,包括外表、感觉反馈及内在的感觉,也就是整体的生理形象。体象又分客观体象和主观体象两种。前者是人们直接从照片或镜子里所看到的自我形象,后者则指人们通过分析和判断别人对自己的反应而感知到的自我形象。体像是自我概念中最不稳定的部分,较易受疾病、手术或外伤的影响。

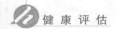

（2）社会认同：为个体对自己的社会人口特征的认识与估计，如年龄、性别、职业、社会团体成员资格及社会名誉和地位等。

（3）自我认同：指个体对自己的智力、能力、性情、道德水平等的认识与判断。

（4）自尊：是个体对自己在社会群体中价值的主观判断和评价，是人们维护自己的尊严和人格，不容他人任意歧视、侮辱的一种心理意识和情感体验。

3. 自我概念的形成和影响因素　自我概念并非生来就具备，是个体在生活中与他人相互作用的"社会化产物"。个体对自己的价值判断是在与他人交往过程中产生的，是通过与他人的条件、能力和成就相比较而形成的。在婴儿期，人就有了对自己身体的感受，此期的生理需求如果能够被满足，爱和温情能够被体验，便开始建立对自我的积极感受。随着年龄的增长和与周围人交往的增多，则会逐渐把自己观察和感知到的自我与他人对自己的态度和反应内化到自己的判断中，从而形成自我概念。

个体的自我概念易受多种因素的影响而发生改变。①早期生活经历：在早期生活经历中，得到的身心社会反馈是积极的、令人愉快的，建立的自我概念就是良好的；反之，则是消极的。②生长发育过程中的正常生理变化：青春期第二性征的出现、妊娠、衰老过程中皮肤弹性的丧失和脱发等生理变化，均可影响个体对自我的感知。③健康状况：疾病、手术和外伤等可造成自我概念，尤其是体像的暂时性或永久性改变，此时需个体自我调节和适应。④人格特征：影响着个体对外界事物的感受。⑤其他：如文化、环境、人际关系、社会经济状况、职业和个人角色等。

4. 自我概念紊乱及其表现

（1）自我概念紊乱：是指个体在怎样感觉、怎样思考或怎样看待自己方面处于或有危险处于消极变化的状态。自我概念紊乱会显著地影响个体的行为、个人调适等。这种状态可以包括自我形象、自我理想、自尊、角色行为和自我认同等方面的变化。

（2）自我概念紊乱的高危人群：①疾病或外伤所致身体某一部分丧失，如截肢术、乳房切除术、结肠造瘘术和子宫切除术等。②生理功能障碍，如脑血管意外、冠状动脉硬化性心脏病、癌症和瘫痪。③疾病或创伤所致体表变化，如烧伤、关节炎、红斑狼疮、多毛症、牛皮癣、甲状腺功能亢进伴突眼、脊柱畸形及颌面部手术。④感、知觉或沟通功能缺陷，如视觉或听觉障碍、感觉异常、孤独症和口吃等。⑤精神因素或精神疾病，如酗酒、抑郁症和精神分裂症等。⑥神经肌肉功能障碍，如帕金森病、脊髓灰质炎和多发性硬化病。⑦过度肥胖或消瘦。⑧性生殖系统疾病或功能障碍，如青春期、绝经、怀孕、流产、性病和不孕症。⑨成熟因素或偶发事件：危机、衰老、角色改变（如结婚、离婚、失业、退休）和丧偶。⑩特殊治疗：安置胃管和导尿管、长期服激素引起的第二性征改变（满月脸）、化疗和放疗所致脱发等。

（3）自我概念紊乱的表现：自我概念紊乱常可通过个体的语言和非语言行为表现出来。"我真没用""看来我是无望了"为常见的语言流露。非语言行为方面，可表现出不愿见人、不愿照镜子、不愿与他人交往、不愿看体像改变部位、不愿与他人讨论伤残或不愿听到相关的谈论等。

此外，自我概念紊乱也可有生理及心理方面相应的表现。生理方面可表现为食欲减退、心悸、睡眠障碍、运动迟缓以及机体功能减退。心理方面可以注意力无法集中、易激惹、姿势与面部表情紧张、神经质动作、望着固定位置（如墙壁、天花板）以及肢端颤抖、快语、无法平静等焦虑表现为主，或以情绪低落、心境悲观、自我感觉低沉、自觉生活枯燥无味、哭泣等抑郁表现为主。部分患者可表现为过分依赖、生活懒散、逃避现实甚至想自杀等严重抑郁倾向。

（二）评估方法与内容

1. 会谈法　主要从身体意象、社会认同、自我认同、自尊等方面进行，采用开放式和非开放式的问题进行询问。例如，身体哪一部分对你来说最重要？你处理工作和日常生活问题的能力如何？

2. 观察法　用于收集患者的外表、非语言行为以及与他人互动关系等与自我概念有关的客观资料。具体内容如下。

（1）外表：外表是否整洁，穿着打扮是否得体，身体哪些部位有改变。

（2）非语言行为：是否与问诊者有目光交流，面部表情如何，是否有不愿见人、想隐退、不愿照镜子、不愿与他人交往、不愿看身体形象有改变的部位、不愿与别人讨论伤残或不愿听到这方面的谈论等行为表现。

（3）语言行为：是否有"我怎么什么都做不好"等语言流露。

（4）情绪反应：是否有焦虑、恐惧和抑郁等不良心理反应。

（5）生理反应：是否有头痛、四肢酸痛、睡眠障碍及体重下降等躯体改变。

3. 投射法　又称画人测验法，主要适用于儿童等不能很好地理解和回答问题的个体。投射法的具体方法是让患者画自画像并对其进行解释，从中了解患者对其体像改变的内心体验。

4. 评定量表法　常用的可直接测定个体自我概念的量表有 Tennessee 自我概念量表（TSCS）、Pierr-Harries 儿童自我意识量表、自我描述问卷（SDQ）、自我和谐量表（SCCS）以及 Rosenberg 的自尊量表等。每个量表都有其特定的适用范围，选用时应仔细斟酌。

七、个性评估

（一）概述

1. 个性　也称人格，是指一个人在其生活、实践活动中经常表现出来的、比较稳定的、带有一定倾向性的个体心理特征总和，也是各种心理特性的一个相对稳定的组织结构。在不同的时间和地点，人格都影响着一个人的思想、情感和行为，使个体具有区别于他人的、独特的心理品质。

2. 个性的特征　个性作为一个统一的整体结构，是人的整个心理面貌，其特征如下。

（1）稳定性和可变性：个性是指一个人在长期社会实践中经常稳定表现出来的行为特征。因此，只有比较稳定的、在行为中经常表现出来的心理倾向和心理特征，才能表明他的个性。个性具有稳定性的特点，并不排斥个性的可变性或可塑性。因此，作为个人生活历程反映的个性特征，也必然会随着现实的多样性和多变性而发生或多或少的变化。

（2）独特性和共性：人的个性的最大特点是它的独特性，即个性差异。个性差异是在个性的一般心理特征的基础上表现出来的属于每个人自己的独特性。然而，人的个性的独特性并不排斥人与人之间在个性上的共性。实际上每个人的个性中都包含有人类共有的心理特征、民族特征、职业特征、性别特征等。

（3）整体性：个性为人的心理全貌，是能力、气质、性格构成的有机整体。一个人的各种个性倾向、心理过程和个性心理特征都是在其标准比较一致的基础上有机地结合在一起的，决不是偶然性的随机凑合。

（4）生物性和社会性：个性形成过程中，既有生物遗传因素的作用，也受后天社会因素的影响。如果只有人的生物学属性而脱离人类社会实践活动，不可能形成人的个性。因此，个性既有生物学属性，也有社会属性。

3. 个性结构　个性主要由个性倾向性、个性心理特征和自我意识 3 个部分组成。

（1）个性倾向性：是指决定一个人的态度和行为的动力系统，包括需要、动机、理想、信念和世界观等，这些成分相互联系、相互影响和相互制约。

（2）个性心理特征：指人的多种心理特点的一种独特结合，并形成其特有的个性。其中包括能力、气质和性格。

1）能力：指人们完成某种活动所必备的心理特征。能力在活动中形成和发展，并在活动中表现出来。分为一般能力和特殊能力。①一般能力：指个体从事各种活动所必备的基本能力，如观察、注意、记忆、抽象概括等认知能力。②特殊能力：指个体从事某种专业活动应具备的能力，如画家的色

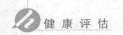

彩分辨力、形象记忆力,音乐家的节奏感等。

2)气质:是稳定的、典型的心理活动的动力特征,也就是性情、秉性和脾气。气质与人的生物学素质有关。

3)性格:指人在对现实的态度和行为方式中表现出来的比较稳定的、具有核心意义的心理特征。性格特征组成性格类型,由于性格的复杂性,性格类型的划分目前尚无统一标准,一般根据性格的类型和气质进行分类。①现代心理学家根据性格类型不同将性格分为内外倾向型、场独立型与场依存型、A型性格和B型性格等。②现代心理学家根据性格中不同的特质,将性格分为四种类型:稳定-内向型、稳定-外向型、不稳定-外向型和不稳定-内向型。

(3)自我意识:指个体对自己作为客体存在的各方面的意识。包括自我感知、自我分析、自我观念、自我评价等认识成分,以及自我体验、自尊、自信、自豪等情感成分和自我监督、自我命令、自我控制等意志成分。

(二)评估方法与内容

1. **交谈法** 通过询问患者了解其在各种情况下的态度和行为表现。例如:面对困难,你一般采取什么态度和行为? 遇到不愉快或伤心的事,你是尽量说出来还是闷在心里?

2. **观察法** 观察患者的言行、情感、意志、态度的外部表现,如开朗还是活泼、感情外露还是内藏、意志脆弱还是坚强、作决定和做事情依赖别人还是独立完成。

3. **作品分析法** 收集患者的书信、日记等,分析其对各种事物所持的观点、态度。

4. **投射法** 常用"罗夏墨迹测验"和"主题统觉测验"进行人格测验。

5. **评定量表法** 常用的性格测评量表有明尼苏达多相人格测验(MMPI)、艾森克个性问卷(EPQ)以及卡特尔16种个性因素测验(16PF)等。

第二节 社 会 评 估

一、概述

人不仅是具有生理意义的人,也是具有心理、社会和文化意义的人,人的社会功能对其生理健康产生着重要的影响。因此,应对其进行社会评估。

1. *社会评估的目的*

(1)评估患者的角色功能:了解其有无角色功能紊乱、角色适应不良,尤其是患者角色不良,以帮助其适应角色变化。如患者角色适应不良时,护士可采取适当护理措施及方法让其接受患者角色,并执行患者角色所要求的行为。

(2)评估患者的文化背景:了解其文化特征,理解其健康行为,以便提供符合患者文化需求的护理,避免在护理过程中发生文化强加。

(3)评估患者的家庭:有助于护士从家庭整体出发来判断患者的健康,寻找干扰家庭正常运转的因素及影响患者健康的家庭因素,制订有针对性的家庭护理计划。

(4)评估患者的环境:明确环境中现存的或潜在的影响健康的危险因素,指导制订环境干预的措施。

2. *社会评估的内容* 社会是人类存在与发展的必要条件,由环境、人口、文化和语言等四大要素组成。环境是人类赖以生存、发展的社会与物质条件的总和,可分为物理环境和社会环境。人口是一个内容复杂、综合各种社会关系的社会实体,通常是指一个地理区域的人的数目。文化是指由人的活动所创造非自然状态的一切物质与精神产品,包括价值观、信念与信仰、习俗、规范、语言等。人类组成家庭,通过承担各种社会角色参与社会活动。患者社会属性的评估主要包括其社会角色、文化、所属家庭以及所处的环境。

3. 社会评估的方法　社会评估的方法较多,有医学检查方法,也有心理测量学技术,以及社会学等学科的手段。如心理评估中的会谈、观察和量表评定等方法均可用于社会评估。此外,环境评估,尤其是物理环境中的评估,还应进行实地考察和抽样调查,以了解环境中是否存在有害因素。综合多种方法,可使收集的资料更为全面,结果更具有科学性。

4. 社会评估的注意事项

(1) 提供适宜的环境:护士在对患者进行社会评估时,环境尽可能要安静、无干扰,注意保护患者隐私。

(2) 安排充分的时间:护士应根据患者的具体情况,分次进行健康评估,让其有充分的时间回忆过去发生的事件,这样既可以避免患者疲惫,又能获得详尽的有关其社会情况的健康史。

(3) 选择合适的方法:护士应根据评估的要求,选择适当的方法,如需对患者进行体格检查,可使其取合适的体位,并取得患者的配合。

(4) 运用人际沟通的技巧:患者因病导致某些身体功能障碍,或因其本身的生活经历等背景不同,导致交谈时产生不同程度的沟通障碍。为了促进沟通,护士应尊重患者,采用关心、体贴的语气提出问题,语速减慢,语言清晰,使用通俗易懂的语音,适时注意停顿和重复。运用倾听、触摸、拉近空间距离等技巧,注意观察非语言信息,增进与患者的情感交流。若评估对象为有认知功能障碍的老人或儿童,收集资料时询问要简洁得体,必要时可由其家属或照顾者协助提供资料。

二、角色与角色适应性评估

(一) 概述

1. 角色　又称社会角色:是指社会所规定的一系列与社会地位相对应的行为模式,以及社会对处于某一特定位置的个体的行为期待。

2. 角色特征

(1) 角色之间相互依存:任何角色在社会中都不是孤立存在的,而是与角色相互依存。个体要完成某一角色,必须有一个或一些互补的角色存在,这些互补的角色统称为"角色丛"。任何角色都是在"角色丛"中进行工作、学习和生活的。如要完成教师的角色,必须有学生的角色存在。

(2) 角色行为由个体执行并完成:只有个体存在,才会拥有某一角色。社会对每一个角色均有"角色期待",如护士要有护士的行为规范,教师要有教师的形象,而学生也要有学生的行为标准。这种"角色期待"所形成的价值体系,经由社会化过程,融入每个人的认知系统中,使个体按照社会"角色期待"的相关内容来执行并完成角色行为。

(3) 角色之间相互转变,复式角色现象普遍存在:每个人的一生中会获得多种角色,在不同的时间、空间,执行不同的角色并相互转变。如一位中年男性,在家里可能是父母的儿子、妻子的丈夫、孩子的父亲;在单位可能是医师、教师;在商店购物时可能是顾客;患病后又是患者角色。这种集多种社会角色于一身的现象称为"复式角色"。个体在"复式角色"中,主要承担与家庭和职业相关的角色。

3. 角色分类　通常将角色分为以下 3 类。

(1) 第一角色:也称基本角色,它决定个体的主体行为,是由每个人的年龄、性别所赋予的角色,如儿童、妇女和老人等。

(2) 第二角色:又称一般角色,是个体为完成每个生长发育阶段的特定任务,由所处社会情形和职业所确定的角色,如母亲角色和护士角色等。

(3) 第三角色:也称独立角色,是为完成某些暂时性发展任务而临时承担的角色。大多是可选

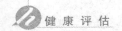

择的,但有时是不可选择的,如护理学会会员和患者角色。

上述角色的分类是相对的,可在不同情况下相互转化。如患者角色,有些疾病是暂时的,可视为第三角色,当疾病消退时,患者角色也随之成为第二角色,如阑尾炎和肺炎等急性疾病;而有些疾病如糖尿病、高血压及消化性溃疡等慢性疾病,患者角色为第二角色。

4. 角色的形成　角色的形成经历了角色认知和角色表现两个阶段。角色认知是个体认识自己和他人身份、地位以及各种社会角色的区别与联系的过程。角色的表现则是个体为达到自己所认识的角色要求而采取行动的过程,也是角色成熟的过程。

5. 角色适应不良　当个体的角色表现与角色期望不协调或无法达到角色期望的要求时,可发生角色适应不良。角色适应不良是由来自社会系统的外在压力所致的主观情绪反应。角色适应不良可给个体带来生理和心理的不良反应。生理反应可有头痛、头晕、睡眠障碍、心率及心律异常等。心理反应如产生紧张、伤感、焦虑、抑郁等不良情绪。常见类型包括如下几种。

(1)角色冲突:为角色期望与角色表现间差距太大,或突然离开所熟悉的角色来到一个要求不同的新环境,使个体难以适应而发生的心理冲突与行为矛盾。

(2)角色模糊:指个体对角色期望不明确,不知道承担这个角色应该如何行动而造成的不适应反应。

(3)角色匹配不当:指个体的自我概念、自我价值观或自我能力与其角色期望不匹配。

(4)角色负荷过重和角色负荷不足:前者指对个体的角色期望过高,后者则为对个体的角色期望过低而使其能力不能完全发挥。

6. 患者角色　当一个人一旦确定自己患病,不管是否得到医生证实,就开始扮演患者角色。患者角色是形形色色社会角色中的一种,有其特定的行为模式和义务。

(1)患者角色概念:患者角色是社会对患者所期望的行为模式,即社会对个体患病时的权利、义务及行为所做的规范。一般认为,患者角色是由于某些原因引起生理、心理变化或有阳性体征出现而导致个体行为发生改变且得到社会承认。患者角色可以是暂时的,也可以是持久或永久的。

(2)患者角色特征:美国社会学家帕森斯提出患者角色有以下特征。①可免除一般社会角色所应承担的责任:即患者可从日常活动中所扮演的社会角色中解脱出来。免除的程度取决于患者疾病的严重程度、患者的责任心及其支持系统所给予的帮助。②在情理上不需对自己的疾病负责:患病不是以患者的意志控制的事情,不是患者的过错,并且其对疾病状态是无能为力的,因此,他们需要受到照顾,也有权利接受帮助。③应该主动寻求适当的帮助:患者可从医生、护士的技术及知识上得到帮助,并从家属情感上得到支持,与医务人员积极合作,尽早恢复健康。④有恢复健康的义务:社会要求每一个人患病后都要主动恢复健康并承担相应的社会责任。

(3)患者角色适应不良:在现实生活中,实际角色与期望角色常有一定的差距,人们期望患者的言行完全符合患者角色的要求,但患者角色不是与生俱来的。实践证明,当人们从患病前的社会角色向患者角色转化或患病后的患者角色向常态角色转变时,常会在角色适应上出现许多心理和行为的改变,即患者角色适应不良。常见的患者角色适应不良主要有以下几种。

1)患者角色冲突:指患者在适应患者角色过程中,与其患病前的各种角色发生心理冲突而引起的行为不协调。此时患者常表现为焦虑不安。如一位患病的女教师,因惦记自己的学生而不能安心治病,造成教师角色与患者角色的冲突。

2)患者角色缺如:指患者没有进入角色,不愿意承认自己是患者。表现为患者自我感觉良好,认为医生的诊断有误,否认有病,或认为症状不严重而无需治疗,采取等待观望的态度等。这是一种心理防御的表现,多见于那些自信心较强、初次生病和初次住院,尤其是初诊为癌症的患者。

3)患者角色消退:指患者已经适应患者角色后,由于家庭、工作环境的变化对其提出新的角色要求,而使患者从患者角色中退出。如家属突发急病,工作单位发生事故等均可导致患者角色减退。

4）患者角色强化：是指进入患者角色并接受一定治疗后,过分认同疾病状态,出现行为固着、对康复后要承担的社会角色感到恐惧不安的状况。主要表现为对所患疾病过分关心,过度依赖医院环境,不愿承认病情好转或治愈,不愿脱离医护人员的帮助等。

5）患者角色行为异常：患病后不能正确认识和接受疾病,夸大疾病影响和可能的严重后果,对治疗缺乏信心,对自己的健康状况悲观失望,在疾病过程中有较多的担心、害怕、恐惧等消极情绪反应。

（4）影响患者角色适应的因素：①疾病的性质和严重程度：恶性肿瘤、慢性病、疾病较重的患者容易发生角色强化。②年龄：年轻人对患者角色相对淡漠,而老年人则容易发生角色强化。③性别：女性患者较男性患者更容易发生角色强化、消退、冲突等角色适应不良反应。④家庭、社会支持系统：家庭、社会支持系统强的患者较容易适应患者角色。⑤经济状况：经济状况差的患者容易产生角色消退或缺如。⑥其他：环境、人际关系和病室氛围等也可影响患者的角色适应。

（二）评估方法与内容

1. 交谈法　通过提问、交谈了解被评估者所承担的角色数量、角色的感知和满意度以及是否存在角色紧张等。例如,你目前所从事什么职业? 担任什么职务? 你觉得住院后发生了什么变化?

2. 观察法　主要观察患者有无疲乏、心悸、易激惹、忽略自己的疾病,缺乏对治疗护理的依从性等角色适应不良的身心反应。

三、文化评估

（一）概述

1. 文化　是在某一特定群体或社会的生活中形成的,并为其成员所共有的生存方式的总和。即特定人群为适应社会环境和物质环境而共有的行为和价值模式,包括价值观、语言、知识、信仰、艺术、法律、风俗习惯、风尚、生活态度及行为准则,以及相应的物质表现形式。

文化有鲜明的民族性,一定形态的文化都存在于一定的民族范围内;文化具有继承性和积累性,其由简单到复杂逐渐丰富;文化还有可获得性的,在后天的生活环境及社会化过程中逐渐养成;文化是群体中共享的;文化还具有双重性,既包含有理想成分也包含有现实成分。

2. 文化要素　价值观、信念与信仰、习俗为文化的核心要素。

（1）价值观：是一个社会或群体中的人们在长期社会化过程中通过后天学习逐步形成和共有的对于区分事物的好与坏、对与错、符合或违背人的愿望、可行与不可行的观点、看法与准则。价值观通过形成人的思想、观点、立场来指导人的行动,是信念、态度和行为的基础。不同的人、不同集团、不同社会、不同民族有不同的价值观。例如:成就和成功、独立、个人主义、自由、重视将来以及人可以控制自然等是西方人的价值取向。而我国人比较重视现在,倡导个人利益服从集体利益、奉献精神、尊老爱幼、勤劳节俭、谦虚谨慎以及征服自然等。

价值观与健康保健密切相关。价值观可影响人们对健康问题的认识以及左右人们处理健康问题时的态度,如面对疼痛,注重绅士风度的英国人会尽量忍耐,而意大利人则认为疼痛影响他们的安宁,即便疼痛不重也会立即就医。此外,价值观会影响人们对于治疗手段的选择,如同样是乳腺癌患者,有些人一旦诊断明确,会立即采取积极的态度尽早选择有效的治疗手段,配合治疗和护理,而有些人会采取消极的态度,害怕谈论与疾病相关的话题,甚至拒绝治疗或否认治疗的有效性而延误病情。价值观同样也会影响人们对医疗保密措施的选择,如是否将病情真相告诉癌症患者,不同文化背景的人有不同的回答。在美国,几乎所有情况下都将病情真相告诉本人,而我国则强调对癌症患者的保密。

（2）信念与信仰：信念是认为可以确信的看法。信仰则是人们对某些事物或思想、主义的尊崇

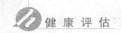

和信服,并把它作为精神寄托和行为准则。信仰的形成是一个长期的发展过程,是人们在接受外界信息的基础上沿着认知、情感、意志、信念和行为的轨道持续发展,最终融合而成。所以,信念是信仰形成过程的终结和最高阶段,是认识的成熟阶段,是情感化了的认识。

1) 信念:与个体健康密切相关的是人的健康信念。比如对于"健康",世界卫生组织将其定义为"健康不单是没有疾病或虚弱,而是身体、精神的健康和社会幸福的完美状态"。但不同社会、文化的人,对健康的理解却大相径庭。我国大多数人长期以来把有无疾病作为健康与不健康的界限,将健康单纯理解为"无病、无伤、无残",很少从心理、社会等方面综合、全面衡量自己的健康水平。

2) 宗教信仰:与个体的精神健康密切相关。宗教是指统治人们的那些自然力量和社会力量在人们头脑中虚幻的反映,是由对超自然神灵的信仰和崇拜来支配人们命运的一种社会意识形态。西方人的宗教信仰以基督教为主,我国以佛教和道教为主,但回族人却信仰伊斯兰教。宗教信仰虽带有唯心主义色彩,但却是人们精神生活的重要组成部分,也是护理评估中不可忽略的内容之一。

(3) 习俗:或称风俗,是指一个民族的人们在生产、居住、饮食、沟通、婚姻与家庭、医药、丧葬、节日、庆典、礼仪等物质文化生活上的共同喜好和禁忌。是各民族政治、经济和文化生活的反映,并在一定程度上反映着各民族的生活方式、历史传统和心理感情,是民族特点的重要方面。与健康相关的习俗主要有饮食、语言和非语言沟通方式,以及求医用药习俗等。

1) 饮食:是诸多文化习俗中最难改变的一种习俗。中国人的传统饮食习俗是以植物性食物为主,主食是五谷,辅食是蔬菜,外加少量肉食。而以游牧业为主的民族,如蒙古族则以牛羊肉和奶制品为主。另外,每个文化群体都有其共同认可的食物和禁忌食物,如我国回族忌食猪肉,蒙古人忌食海鲜,满族人忌食狗肉等。在食物的烹饪方式、进食时间与餐次上也有不同,中国人的饮食喜以热食、熟食为主。在我国西南部分山区,食品多以腌、熏方式制作。拉丁美洲人习惯在早餐和午餐之间加茶点,而美国人喜好在中餐与晚餐之间加茶点,中国北方农闲时一日仅用两餐。

2) 沟通方式:沟通包括语言沟通和非语言沟通。语言是交流思想、表达感情、传递信息的工具,但不同的国家、地区、民族都有其特有的语种、方言和语言禁忌等。非语言沟通包括通过声音、面部表情、身体姿势、手势行为、皮肤接触等进行信息的沟通和交流。非语言沟通也存在文化差异,如招手,中国人召唤人时掌心朝下,手上下摇动;美国人招呼人时则掌心朝上,示指伸出前后移动。

3) 与传统医药有关的习俗:这是所有习俗中与健康行为关系最为密切的习俗,如民间常用硬币"刮痧"祛风寒、"冰糖梨"祛痰、橘皮化积等,可通过交谈获得被评估者对于这些习俗的了解使用情况及信任度,有助于被评估者在不违反治疗原则的前提下选择熟悉而又乐于接受的护理措施。

(二)评估方法与内容

1. **交谈法** 文化具有丰富的内涵,可针对评估的目的不同采用不同的问题进行提问或交谈。

(1) 价值观:价值观存在于潜意识中,评估比较困难,可通过询问以下问题得到资料:你认为什么对你最为重要? 你认为自己健康吗? 你是如何看待自己的疾病的? 疾病对你的生活有哪些影响?

(2) 健康信念与信仰:评估信念的方法有多种,其中以 Kleinman 等人提出的评估模式使用最为广泛,包括以下十个方面的问题。①对你来说,什么是健康? 什么是不健康? ②通常在什么情况下认为自己有病并就医? ③你认为你的健康问题是什么原因引起的? ④你是怎样发现你有该健康问题的? ⑤健康问题对你产生了哪些影响? ⑥健康问题严重吗? 发作时持续的时间长还是短? ⑦你认为你该接受何种治疗? ⑧你希望通过治疗达到什么效果? ⑨疾病给你带来的主要问题有哪些? ⑩对于你的疾病最害怕的是什么? 通过对以上问题的询问,可以获知被评估者对健康问题的认识,同时了解被评估者对自身健康状况的看法及文化对健康信念的影响。

对宗教信仰的评估,可通过以下问题获得:①你有宗教信仰吗? ②有何种类型的宗教信仰? ③你平时参加哪些宗教活动? ④患病对你的宗教活动产生哪些影响? ⑤宗教信仰与你的健康有哪些关系?

（3）习俗：评估者可从食物的种类、餐次、饮食喜好、食物烹调方式、饮食与健康的关系、对传统医药的了解和使用等方面进行询问。如：你平常进食哪些食物？最喜欢的食物是什么？每天进餐几次？常采用的烹调方式是什么？哪些情况会影响你的食欲？平常采取哪些民间传统的方法治疗疾病？效果怎样？你信任传统的治疗方式吗？

2. 观察法　沟通方式可通过评估者与被评估者交谈以及观察对方的神情、姿势、眼神等进行评估，获得对方的语种、语言禁忌、沟通以及非语言沟通方式等。

四、家庭评估

（一）概述

1. 家庭　是以一定的婚姻关系、血缘或收养关系组合起来的社会生活基本单位，是一种特殊的心理认可群体。其特征是：①家庭至少应包括两个或两个以上的成员。②婚姻是建立家庭的基础和依据。③家庭的成员应以共同生活，有较密切的经济情感交往为条件。

家庭心理健康是指家庭作为一个整体能够正常发挥它的各种功能，家庭成员间心理平衡、快乐，能扮演好自己的各种社会角色。

2. 家庭结构　指家庭成员间相互关系和相互作用的性质，包括家庭人口结构、家庭权利结构、家庭角色结构、家庭沟通类型和家庭价值观 5 个方面。

（1）家庭人口结构：即家庭类型，又称家庭规模，指家庭的人口组成。各种类型家庭的人口特征见表 4-3。

表 4-3　各种类型家庭的人口特征

类型	人口特征
核心家庭	夫妻及其婚生或领养子女
主干家庭	核心家庭成员加夫妻任一方直系亲属，如祖父母、外祖父母、叔姑姨舅等
单亲家庭	夫妻任一方及其婚生或领养子女
重组家庭	再婚夫妻与前夫和（或）前妻子女以及其婚生或领养子女
无子女家庭	仅夫妻两人
老年家庭	仅老年夫妇
同居家庭	无婚姻关系而长期居住在一起的夫妻及其婚生或领养子女

（2）家庭权利结构：指家庭中夫妻间、父母和子女间在影响力、控制权和支配权方面的相互关系。家庭权利结构基本类型见表 4-4。

表 4-4　家庭权利结构基本类型

类型	评价
传统权威型	由传统习俗继承而来的权威，如母系社会时期，母亲被视为家庭的权威人物，丈夫儿女从属其下
工具权威型	由养家能力、经济权力决定的权威
分享权威型	家庭成员权利均等，以共同参与、彼此商量的方式决策，此类家庭又称民主型家庭
感情权威型	由感情生活中起决定作用的一方作决定

（3）家庭角色结构：指家庭对每个占有特定位置的成员所期待的行为和规定的权利、责任与义

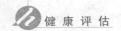

务。如父母有抚养未成年子女的义务,也有要求成年子女赡养的权利。家庭中每个成员承担着一个以上的角色,如丈夫角色,同时可以承担父亲角色和儿子角色。

(4)家庭沟通类型:沟通类型最能反映家庭成员间的相互作用与关系,也是家庭和睦和家庭功能正常的保证。良好的沟通表现为家庭成员间能进行广泛的情感交流,沟通过程中尊重对方的感受和信念,能坦诚地讨论个人和社会问题。评估时应注意成员间的沟通方式是直接还是间接,是开放式还是封闭式,沟通网络是横向(同辈间)还是纵向(不同辈间),是否存在沟通不良或无效沟通。

(5)家庭价值观:指家庭成员判断是非的标准以及对特定事物的价值所持有的信念与态度。价值观决定着被评估者在健康保健、生活方式和家庭支持等方面的态度。

3. **家庭生活周期** 指从家庭单位的产生、发展到解体的整个过程。根据 Duvall 模式(表 4-5),家庭生活周期可分为 8 个阶段。每个周期都有特定的任务需要家庭成员协同完成。在评估时除了确认被评估者所处的生活周期外,还需结合不同时期了解任务的完成情况,有否存在任务完成不良的情况。

表 4-5 Duvall 家庭生活周期表

周期	定 义	主要任务
新婚	男女结合	沟通与彼此适应,性生活协调及计划生育
有婴幼儿	最大孩子 0～30 个月	适应父母角色,应对经济及照顾出生孩子的压力
有学龄前儿童	最大孩子 30 个月至 6 岁	孩子入托、上幼儿园等;培养孩子有效的社会化技能
有学龄儿童	最大孩子 6～13 岁	儿童身心发展,孩子上学、学习辅导及教育问题
有青少年	最大孩子 13～20 岁	与青少年沟通,青少年责任与义务、性、与异性交往等方面的教育
有孩子离家创业	最大孩子离家至最小孩子离家	接纳和适应孩子离家,发展夫妻共同兴趣,继续给孩子提供支持
空巢期	父母独处至退休	适应仅夫妻俩的生活,巩固婚姻关系,保持与新家庭成员如孙辈的接触
老年期	退休至死亡	正确对待和适应退休、衰老、丧偶、孤独、生病与死亡等

4. **家庭功能** 家庭的功能包括生物功能、经济功能、文化功能、教育功能和心理功能。

(1)生物功能:是家庭的原始和基本的功能。家庭具有繁衍后代,满足家庭成员衣、食、住、行等方面的基本生活需求,以保证家庭成员的身体健康等生物学功能。

(2)经济功能:家庭成员通过不断地工作来增加家庭的收入,以保证家庭其他功能的进行。家庭通过这一功能进一步影响社会的经济和生产。

(3)文化功能:指家庭通过亲朋往来、文化娱乐、求学就业等活动以传递社会的道德、法律、风俗、时尚等的过程。培养家庭成员的社会责任感,社会交往意识与技能。

(4)教育功能:指家庭配合学校和社会传播科学与文化知识、促进健全人格发展。

(5)心理功能:维持家庭内部稳定,建立爱与归属感,维护家庭成员的安全与健康,为健康状态不佳的成员提供良好的支持与照顾。

5. **家庭资源** 指家庭为了维持其基本功能、应对压力事件和危机状态所需的物质、精神与信息等方面的支持。可分为内部资源和外部资源。

(1)内部资源:①经济支持如医疗费用的分担。②情感支持如对家人的关心、爱护、鼓励和安慰等。③信息支持如提供医疗服务信息、保健知识等。④结构支持如居家装修、改变家中设备等以方便家人的生活。

（2）外部资源：①社会资源如亲朋好友和社会支持。②文化资源如艺术欣赏、参观文物展览等，可陶冶情操、改善心境。③医疗资源如医疗保健机构等。④宗教资源，使家人从信仰中得到精神支持等。评估时应注意被评估者具备哪些方面的家庭资源。

6. 家庭压力　指可引起家庭生活发生重大改变、造成家庭功能失衡的所有刺激性事件。①家庭状态的改变，如失业、搬迁、破产等。②家庭成员关系的改变与终结，如离婚、分居、丧偶等。③家庭成员角色的改变，如初为人夫、人父、收养子女以及退休等。④家庭成员道德颓废，如吸毒、赌博与乱伦等。⑤家庭成员生病、残障与无能等。

（二）评估方法与内容

1. 交谈法　通过提问、交谈等方法可获知家庭成员基本资料（家庭成员的姓名、性别、年龄、教育、职业及健康史）、家庭结构、家庭功能、家庭生活周期、家庭资源以及家庭压力等方面的内容。例如：你的家庭成员有哪些？他们之间是怎样的关系状态？你的家庭内部有哪些问题？这些问题对家庭的重要性如何？

2. 观察法　通过观察被评估者与家庭成员之间的关系状态、语言和非语言沟通行为，以及被评估者的生活方式、在家庭中的地位等，获得与家庭评估相关的信息。

3. 评定量表法　部分内容可通过量表进行评定，其中以 Smilkstein 的家庭功能量表以及 Procidano 和 Heller 的家庭支持量表最为常用。

五、环境评估

（一）概述

1. 环境　狭义的环境指环绕所辖的区域，如病室、居室；广义的环境指人类赖以生存、发展的社会与物质条件的总和。人的健康有赖于健康的生存环境。环境、健康、护理的关系早在南丁格尔时代就已经被认识，并被不断发展。Flaskerud 和 Halloran 在分析了各种护理理论对环境、护理、健康之间相互关系的论述后指出："绝大多数护理理论认为评估者通过调节和控制护理对象与环境的相互作用促进愈合和健康。护理活动包括对护理对象与环境相互作用的立即与持续监测、调控、维持和促进。"

2. 环境的组成

（1）物理环境：是一切存在于机体外环境的物理因素的总和，包括空间、声音、湿度、温度、采光、通风、气味、整洁、室内装饰、布局，以及各种与安全有关的因素，如大气污染、水污染和各种机械性、化学性、温度性、放射性、过敏性、医源性损伤因素等。各种环境因素在适当范围内会对人体健康起到积极的促进作用，否则不仅不利于健康甚至还可威胁到人类安全、导致疾病。

（2）社会环境：包括制度、法律、经济、文化、教育、人口、民族、职业、生活方式、社会关系、社会支持等诸多方面。其中尤以经济、教育、生活方式、社会关系、社会支持等与健康密切相关。

1）经济：是保障人们衣、食、住、行基本需求以及享受健康服务的物质基础。经济状况低下时，人们不仅为每天的生计奔波，患病时也不能得到及时的治疗。

2）教育水平：教育水平对健康也有明显的影响。良好的教育有助于人们认识疾病、获取健康信息、改变不良习惯、更新健康观念以及提高卫生服务的利用率。人群受教育水平直接影响到健康教育的有效实施。

3）生活方式：是指由经济、文化、政治等因素相互作用所形成的人们在衣、食、住、行、娱乐等方面的社会行为，是有关人们如何享受劳动所得的物质和精神产品以及使用自由闲暇时间的方式。生活方式与个人喜好及习惯有关。吸烟、酗酒、赌博、吸毒等均为对健康有害的生活方式。

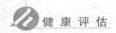

4）社会关系与社会支持：个体的社会关系网包括与之有直接或间接关系的所有人或人群，包括家人、邻里、朋友、同学、同事、领导、宗教团体以及成员、自救组织等，对住院患者而言，还有同室病友、医生、护士等。个体从社会关系网获得的支持统称为社会支持。个体社会关系网越健全，人际关系越融洽，越容易得到所需要的信息、情感和物质方面的支持，而社会支持的有力程度与人心身调节与适应、自理能力、自我概念、生活质量以及对治疗护理的依从性呈正相关。

（二）评估方法与内容

1. **交谈法** 评估者可通过与被评估者或家属交谈，获知被评估者的家庭环境、工作场所、经济状况、收入来源、医疗费用保障情况以及被评估者在饮食、睡眠、娱乐、活动等方面的习惯、有无不良或有害的生活方式等。物理环境的评估可包括以下 3 方面的内容。

（1）家庭环境：可通过询问以下内容获知。①居住环境：是否整洁、明亮，空气是否流通、新鲜，有无异味；室内有无灰尘、蜘蛛网及昆虫，从何而来，有无控制措施；室内有无取暖设施，使用情况如何；供水系统是否符合卫生标准，水源有无污染；室内是否安静，有无噪音干扰，强度如何；室内有无致过敏的食物或物质存在。②安全：电器使用是否安全，化学物品（如清洁剂、杀虫剂、油漆、汽油等）储存是否妥当，药品标记是否明确，使用者是否熟悉药物的剂量和用途，有无妨碍安全的因素存在，如楼梯狭小、门窗破损、高空坠物、光线昏暗等，通道、浴室或厕所有无适合老人、孩子和特殊人群需要的扶手等。

（2）工作环境：是否整洁、舒适，适于安心工作，有无粉尘、化学物、石棉、烟雾等刺激物，有无废气、废水等污染源，是否存在噪音、放射线、重型机器、高温、高压电、裸露电源、电线等危险因素，工作中是否有安全防护措施。

（3）病室环境：是否干净、整洁、安静，有无异味，温度、湿度是否适宜，光线是否合适，地面是否干燥、平整、防滑，信号灯是否可及，用氧时有无防火、防油、防震标记。

2. **实地考察** 是可靠的环境评估方法，可通过实地取样检测和观察来获得物理环境和社会环境中的客观信息。如：物理环境中是否存在污染、过敏原、噪声等，是否有安全隐患，如电源是否有遮盖？化学物品储存是否安全？居住环境是否存在妨碍因素？家庭的经济来源有哪些？是否能满足基本生活需要？家庭关系是否稳定？被评估者与周围人群的关系如何？亲人、朋友是否能提供支持帮助？被评估者是否存在孤独、无助感？是否获得了及时有效的治疗？个体是否积极参与家庭活动？社区提供的服务是否能满足基本需求？

复 习 题

【A 型题】

1. 心理评估的内容不应包括：　　　　　　　　　　　　　　　　　　　（　　）
   A. 自我概念　　　　　　B. 认知功能　　　　　　C. 情绪情感
   D. 角色和角色适应　　　E. 压力与压力应对

2. 自我概念紊乱生理方面的表现不包括：　　　　　　　　　　　　　　（　　）
   A. 食欲减退　　　　　　B. 心悸　　　　　　　　C. 睡眠障碍
   D. 运动迟缓　　　　　　E. 注意力无法集中

3. 下列不是基本情绪的是：　　　　　　　　　　　　　　　　　　　　（　　）
   A. 快乐　　　　　　　　B. 愤怒　　　　　　　　C. 悲哀
   D. 恐惧　　　　　　　　E. 敌意

4. 下列不是高级情绪的是：　　　　　　　　　　　　　　　　　　　　（　　）

  A．道德感　　　　　　　　B．美感　　　　　　　　C．悲哀

  D．理智感　　　　　　　　E．母爱

5. 焦虑自评量表的指导语中下列不正确的是：　　　　　　　　　　　　（　　）

  A．测量最近 1 个星期的实际情况

  B．没有或很少时间指过去 1 周内，不超过 1 d 出现此类情况

  C．少部分时间指过去 1 周内，1～3 d 有过这类情况

  D．相当多时间指过去 1 周内，3～4 d 有过这类情况

  E．绝大部分或全部时间指过去 1 周内，5～7 d 有过这类情况

6. 按照中国常模结果，SAS 标准分的分界值为：　　　　　　　　　　（　　）

  A．50 分　　　　　　　　B．50～59 分　　　　　　C．60～69 分

  D．53 分　　　　　　　　E．69 分以上

7. 按照中国常模结果，中度抑郁的标准分值为：　　　　　　　　　　（　　）

  A．50 分　　　　　　　　B．53～62 分　　　　　　C．63～72 分

  D．53 分　　　　　　　　E．72 分以上

8. 躯体性应激源不应包括：　　　　　　　　　　　　　　　　　　　（　　）

  A．冷　　　　　　　　　　B．热　　　　　　　　　C．噪音

  D．机械损伤　　　　　　　E．战争

9. 下列属于心理性应激源的是：　　　　　　　　　　　　　　　　　（　　）

  A．冷　　　　　　　　　　B．热　　　　　　　　　C．噪音

  D．经济困难　　　　　　　E．战争

10. 下列属于社会性应激源的是：　　　　　　　　　　　　　　　　　（　　）

  A．冷　　　　　　　　　　B．热　　　　　　　　　C．噪音

  D．经济困难　　　　　　　E．战争

11. 下列不属于情感式应对特点的是：　　　　　　　　　　　　　　　（　　）

  A．祈祷　　　　　　　　　B．担心　　　　　　　　C．置之不理

  D．努力控制局面　　　　　E．独处

12. 下列不属于问题式应对特点的是：　　　　　　　　　　　　　　　（　　）

  A．指向应激源　　　　　　B．有计划地采取行动　　C．采用心理防御

  D．努力控制局面　　　　　E．客观地看待问题

13. 关于社会再适应评定量表的评价标准，下列错误的是：　　　　　　（　　）

  A．生活事件单位总和超过 300 分者，显示高度的压力，80% 可能患病

  B．生活事件单位总和为 200～299 分者，显示中度的压力，50% 可能患病

  C．生活事件单位总和超过 150～199 分者，显示轻度的压力，30% 可能患病

  D．生活事件单位总和超过 100～149 分者，显示轻微度的压力，10% 可能患病

14. 角色适应不良导致个体的生理反应不包括：　　　　　　　　　　　（　　）

  A．头痛　　　　　　　　　B．头晕　　　　　　　　C．睡眠障碍

  D．心率及心律异常　　　　E．紧张

15. 属于人的第二角色的是：　　　　　　　　　　　　　　　　　　　（　　）

  A．男人　　　　　　　　　B．老人　　　　　　　　C．班长

  D．值班护士　　　　　　　E．父亲

16. 一位患病的女教师，因惦记自己的学生而不能安心治病，属于：　　（　　）

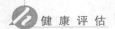

A. 患者角色冲突   B. 患者角色缺如   C. 患者角色消退

D. 患者角色强化   E. 患者角色行为异常

17. 疾病已经治愈,但患者却因害怕不能胜任以前的工作而不愿出院,属于: ( )

     A. 患者角色冲突   B. 患者角色缺如   C. 患者角色消退

     D. 患者角色强化   E. 患者角色行为异常

18. 患者自我感觉良好,认为医生的诊断有误,否认有病,或认为症状不严重而无需治疗,采取等待观望的态度等,属于: ( )

     A. 患者角色冲突   B. 患者角色缺如   C. 患者角色消退

     D. 患者角色强化   E. 患者角色行为异常

19. 夫妻及其婚生或领养子女组成的家庭,属于: ( )

     A. 核心家庭   B. 主干家庭   C. 单亲家庭

     D. 重组家庭   E. 同居家庭

20. 维持家庭内部稳定,建立爱与归属感,维护家庭成员的安全与健康,为健康状态不佳的成员提供良好的支持与照顾,属于家庭: ( )

     A. 生物功能   B. 心理功能   C. 教育功能

     D. 文化功能   E. 经济功能

21. 家庭文化功能指: ( )

     A. 是家庭的原始和基本的功能。满足家庭成员衣、食、住、行等方面的基本生活需求,以保证家庭成员的身体健康

     B. 家庭成员通过不断地工作来增加家庭的收入,以保证家庭其他功能的进行

     C. 指家庭通过亲朋往来、文化娱乐、求学就业等活动以传递社会的道德、法律、风俗、时尚等的过程,培养家庭成员的社会责任感,社会交往意识与技能

     D. 指家庭配合学校和社会传播科学与文化知识、促进健全人格发展

     E. 维持家庭内部稳定,建立爱与归属感,维护家庭成员的安全与健康,为健康状态不佳的成员提供良好的支持与照顾

22. 不属于家庭内部资源的是: ( )

     A. 经济支持,如医疗费用的分担

     B. 情感支持,如对家人的关心、爱护、鼓励和安慰等

     C. 信息支持,如提供医疗服务信息、保健知识等

     D. 结构支持,如居家装修、改变家中设备等以方便家人的生活

     E. 文化支持,如艺术欣赏、参观文物展览等

23. 以下不属于物理环境的是: ( )

     A. 温度   B. 室内装饰   C. 通风

     D. 生活方式   E. 大气污染

24. 以下不属于物理环境的是: ( )

     A. 温度   B. 室内装饰   C. 通风

     D. 教育   E. 大气污染

【填空题】

1. 心理评估的方法包括_____、_____、_____、_____和_____。

2. 观察法分为_____和_____两种。

3. 调查法包括_____和_____两个方面。

4. 心理测量学方法包括_____和_____,是心理评估主要的标准化手段之一。

5. 在护理专业中,自我概念包括人的_____、_____、_____与_____等。

6. 记忆过程主要包括_____、_____、_____或_____,即人脑对外界信息的编码、存储和提取的过程。

7. 记忆可分为_____、_____和_____。

8. 反映思维水平的主要指标是_____、_____和_____。

9. 注意分为_____、_____和_____3种类型。

10. 定向力包括_____、_____、_____以及_____等。

11. 按情绪状态(情绪发生的速度、强度和持续时间的长短),把情绪分为_____、_____和_____。

12. 个性的特征包括_____、_____、_____和_____。

13. 个性主要由_____、_____和_____3个部分组成。

14. 个性心理特征包括_____、_____和_____。

15. 根据应激源的属性,将其分为_____、_____、_____和_____应激源。

16. 压力应对方式可归纳为_____和_____两类。

17. 心理防御反应主要包括_____、_____、_____、_____、_____、_____、_____、_____和_____等。

18. 通常将角色分为以下3类:_____、_____和_____。

19. 角色的形成经历了_____和_____两个阶段。

20. 角色适应不良常见类型包括:_____、_____、_____和_____。

21. 常见的病人角色适应不良主要有以下几种:_____、_____、_____、_____和_____。

22. 文化的核心要素包括_____、_____和_____。

23. 家庭结构包括_____、_____、_____、_____和_____5个方面。

24. 家庭人口结构分为_____、_____、_____、_____、_____、_____和_____7种。

25. 家庭权利结构分为_____、_____、_____和_____4种。

26. 根据 Duvall 模式,家庭生活周期可分为_____、_____、_____、_____、_____、_____、_____和_____8个阶段。

27. 家庭的功能包括_____、_____、_____、_____和_____5个方面。

28. 家庭资源可分为_____和_____。

29. 社会环境包括_____、_____、_____和_____等。

30. 物理环境的评估包括_____、_____、_____和_____。

【名词解释】

1. 自我概念　2. 身体自我　3. 社会认同　4. 自我认同　5. 自尊　6. 自我概念紊乱

7. 认知　8. 感觉和知觉　9. 思维　10. 注意　11. 定向力　12. 情绪和情感

13. 心境　14. 激情　15. 应激　16. 焦虑　17. 抑郁　18. 个性　19. 个性倾向性

20. 个性心理特征　21. 能力　22. 气质　23. 性格　24. 自我意识　25. 压力

26. 应激源　27. 压力反应　28. 压力应对　29. 角色　30. 角色适应不良　31. 角色冲突　32. 角色模糊　33. 角色匹配不当　34. 角色负荷过重和角色负荷不足　35. 患者角色　36. 文化　37. 价值观　38. 信念　39. 信仰　40. 习俗　41. 家庭

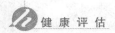

42. 家庭心理健康　　**43.** 家庭结构　　**44.** 家庭资源　　**45.** 环境

【简答题】

1. 简述心理、社会评估的目的。

2. 简述会谈法及作用。

3. 试述自我概念的形成和影响因素。

4. 简述自我概念紊乱的高危人群。

5. 简述情绪和情感包含的内容。

6. 简述情绪和情感的区别与联系。

7. 简述情绪和情感的作用。

8. 试述生理和心理两方面的变化。

9. 试述抑郁的具体表现。

10. 压力反应包括哪些方面?

11. 试述有效应对的判断标准。

12. 试述影响应对的因素。

13. 试述角色的特征。

14. 试述角色的形成过程。

15. 试述患者角色特征。

16. 试述影响患者角色适应的因素

17. 试述价值观与健康保健的关系。

18. 简述家庭内部资源和外部资源。

19. 试述家庭的特征。

20. 家庭压力包括哪几方面内容?

第 五 章

常用实验室检查

内容及要求

实验室检查是利用各种检查手段对患者的血液、体液、排泄物、分泌物及组织细胞等标本进行检测。本章主要介绍血、尿、粪三大常规检查,痰液、脑脊液、浆膜腔积液检查,以及肾脏、肝脏相关检查。

血液检查是实验室检查的重要组成部分,是最常用的实验项目之一。掌握血液检查参考值和参考意义对了解患者病情的发展和转归,制定护理计划、给予护理措施具有指导性意义。在学习中重点掌握红细胞和血红蛋白计数、红细胞沉降率、活化部分凝血活酶时间测定、血清钾测定、血清钠测定、血清钙测定、空腹血糖测定的参考值,白细胞分类计数、ABO 血型系统、交叉配血试验、心肌肌钙蛋白、口服葡萄糖耐量测定、胰岛素释放试验的参考意义;熟悉空腹血糖测定、网织红细胞、血小板计数、出血时间测定的参考意义;了解血浆鱼精蛋白副凝试验、凝血时间测定、血清总胆固醇测定、血清三酰甘油、糖化血红蛋白的参考值和参考意义。

尿液检查学习中重点掌握正常人尿液的性状,尿量、尿液的外观尿异常时的表现和常见疾病,以及尿液特殊化学检查的参考意义;熟悉尿蛋白定性、蛋白定量检查、尿糖定量检查、尿酮体检查的参考意义,尿比重、酸碱反应参考值;了解显微镜检查参考意义。

粪便检查的学习中重点掌握粪便检查一般性状及参考意义;熟悉显微镜和微生物检查及其参考意义。

痰液检查主要包括一般性状检查及参考意义、显微镜和微生物检查及其参考意义,学习中重点掌握一般性状检查及参考意义;熟悉显微镜和微生物检查及其参考意义。

脑脊液检查学习中重点掌握正常人脑脊液一般性状,脑脊液颜色异常时的常见疾病;熟悉化学检查、显微镜检查及参考意义;了解蛋白电泳部分内容。

浆膜腔积液检查的学习中重点掌握一般性状及参考意义和渗出液与漏出液的鉴别;熟悉化学检查及参考意义、显微镜检查及参考意义。

肾功能检查的学习中重点掌握内生肌酐清除率收集方法和参考意义;熟悉血清肌酐测定、血尿酸测定的参考值和参考意义。

肝功能检查学习中重点掌握血清蛋白的参考值,血氨测定、血清转氨酶测定、血清碱性磷酸酶测定、乙型肝炎病毒标志物检验的参考意义;熟悉血清 γ-谷氨酰基转移酶测定、血清胆红素检查、乙型肝炎 DNA 定量和定性检查的参考值和参考意义;了解血清蛋白电泳的参考值和参考意义。

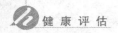

重点、难点

　　本节中血常规、血离子、血糖、交叉配血试验、尿液一般性状检查及参考意义、常见尿液检查、粪便检查一般形状及参考意义、痰液、脑脊液、浆膜腔积液一般性状检查及参考意义、渗出液与漏出液的鉴别、内生肌酐清除率、蛋白质测定、血清酶学检验、乙型病毒肝炎标志物检查是重点。难点内容为 ABO 血型系统血型鉴定,红细胞平均值计算、浆膜腔积液渗出液与漏出液的鉴别、内生肌酐清除率参考意义、蛋白质测定、血清酶学检验以及乙型病毒肝炎标志物检验。

专科生的要求

　　对于专科层次的学生,掌握血红蛋白、红细胞沉降率、血清钾、血清钠、血清钙、空腹血糖测定参考值,白细胞分类计数、ABO 血型系统、交叉配血试验、口服葡萄糖耐量测定、胰岛素释放试验的参考意义、尿量、尿液的外观、气味的参考意义;熟悉内生肌酐清除率参考意义和血清酶学检验;了解 ABO 血型系统血型鉴定、红细胞平均值、尿糖定量检查、尿酮体检验的参考意义、粪便、痰液、脑脊液、浆膜腔积液显微镜和微生物检查及其参考意义。

第一节　血　液　检　查

一、血常规检查

血液细胞成分的常规检查简称为血常规检查。血常规检查是临床最常用的实验项目之一。

（一）红细胞和血红蛋白

1. 红细胞和血红蛋白计数

(1) 参考值:参见表 5-1。

表 5-1　健康人群血红蛋白和红细胞数参考值

健康人群	血红蛋白	红细胞
成年男性	120～160 g/L	$(4.0～5.5)×10^{12}$/L
成年女性	110～150 g/L	$(3.5～5.0)×10^{12}$/L
新生儿	170～200 g/L	$(6.0～7.0)×10^{12}$/L

(2) 参考意义

1) 红细胞及血红蛋白增多:红细胞和血红蛋白增多指单位容积血液中红细胞及血红蛋白高于参考值高限。多次检查成年男性红细胞$>6.0×10^{12}$/L,血红蛋白>170 g/L;成年女性红细胞$>5.5×10^{12}$/L,血红蛋白>160 g/L 时,即认为增多。①相对性增多:由于血浆容量减少,血液浓缩使红细胞和血红蛋白相对增多,见于剧烈呕吐、严重腹泻、大面积烧伤、大汗、慢性肾上腺皮质功能减退、尿崩症、甲状腺功能亢进症危象、糖尿病酮症酸中毒。②绝对性增多:分为继发性红细胞增多或原发性红细胞增多两类,后者称为真性红细胞增多症。继发性红细胞增多见于胎儿、新生儿、高原区居民、冷水浴、剧烈运动以及阻塞性肺气肿、发绀型先天性心脏病和肺源性心脏病。真性红细胞增多症分为慢性和良性增生,部分可转为白血病。

2)红细胞及血红蛋白减少:①生理性减少:婴幼儿、15 岁以前的儿童红细胞和血红蛋白一般比正常人低 10%～20%,老年人以及妊娠的中、晚期均可使红细胞和血红蛋白减少。②病理性减少:见于各种原因所致的贫血。

2. 血细胞比容测定　血细胞比容(HCT)又称红细胞压积(PCV),是指红细胞在全血中所占容积百分比。

(1)参考值:温氏法:成年男性 0.40～0.50 L/L(40%～50%),平均 0.45 L/L;成年女性 0.37～0.48 L/L(37%～48%),平均 0.40 L/L。

(2)参考意义:血细胞比容测定可反映红细胞的增多或减少,但受血浆容量改变和红细胞体积的影响。

1)血细胞比容增高:相对增高见于各种原因所致的血液浓缩,如大量出汗、剧烈呕吐、严重腹泻和大面积烧伤。临床上测定脱水患者的血细胞比容,作为计算补液量的参考。绝对增高见于真性红细胞增多症。

2)血细胞比容降低:见于各种原因所致的贫血,由于不同类型贫血,红细胞体积不同,血细胞比容的减少和红细胞数的减少不一定成正比。将红细胞计数、血红蛋白量、血细胞比容三者结合起来,计算红细胞各项平均值,对贫血的形态学分类诊断才有参考意义。

3. 红细胞平均值

(1)红细胞平均体积(MCV)　指全血中平均每个红细胞的体积,计量单位为飞升(fL)。计算公式:MCV=每升血液中血细胞比容/每升血液中红细胞数。

(2)红细胞平均血红蛋白量(MCH):指全血中平均每个红细胞内所含血红蛋白的量,计量单位为皮克(pg)。计算公式:MCH=每升血液中血红蛋白量/每升血液中红细胞数。

(3)红细胞平均血红蛋白浓度(MCHC):指全血中每升红细胞中所含的血红蛋白量,计量单位为 g/L。计算公式:MCHC=每升血液中血红蛋白量/每升血液中血细胞比容。

(4)参考值:MCV 80～100 fl;MCH 27～34 pg;MCHC 320～360 g/L(32%～36%)。

(5)参考意义:红细胞平均值主要用于贫血的形态学分类,红细胞三种平均值密切相关,测定结果应作相互比较(详见表 5-2)。

表 5-2　贫血的形态学分类

贫血类型	MCV(fl)	MCH(pg)	MCHC(%)	常见疾病
正常细胞性贫血	80～100	27～34	32～36	再生障碍性贫血、早期缺铁性贫血、急性失血性贫血、获得性溶血性贫血和骨髓病性贫血
小细胞低色素性贫血	<80	<27	<32	晚期缺铁性贫血、珠蛋白生成障碍性贫血、铁粒幼细胞性贫血、慢性失血性贫血和铅中毒
大细胞性贫血	>100	>34	32～36	叶酸(及)或维生素 B_{12} 缺乏引起的巨幼细胞贫血、化疗、慢性肝病
单纯小细胞性贫血	<80	<27	32～36	慢性炎性贫血、肾性贫血

4. 红细胞容积分布宽度(RDW)测定　红细胞容积分布宽度是反映外周血红细胞体积异质性的参数。

(1)参考值:11%～14.5%。

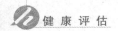
(2) 参考意义

1) 用于缺铁性贫血的诊断和鉴别诊断:缺铁性贫血和轻型珠蛋白生成障碍性贫血均表现为小细胞低色素性贫血,缺铁性贫血患者红细胞容积分布宽度增高,而珠蛋白生成障碍性贫血患者中88%红细胞容积分布宽度正常。

2) 用于贫血形态学的分类:按 Bassman 提出的以红细胞平均容积、红细胞容积分布宽度为参数对贫血的新的形态学分类(表5-3)。

表5-3　根据 MCV、RDW 的贫血形态学分类

贫血类型	MCV	RDW	常见疾病
小细胞均一性贫血	低	正常	珠蛋白生成障碍性贫血、球形细胞增多症
小细胞非均一性贫血	低	高	缺铁性贫血
正常细胞均一性贫血	正常	正常	急性失血性贫血
正常细胞非均一性贫血	正常	高	再生障碍性贫血、血红蛋白病性贫血
大细胞均一性贫血	高	正常	部分再生障碍性贫血
大细胞非均一性贫血	高	高	巨幼细胞贫血

(二) 白细胞计数和分类

周围血白细胞包括中性粒细胞、淋巴细胞、单核细胞、嗜酸性粒细胞和嗜碱性粒细胞,均来自骨髓造血干细胞分化后的各系列祖细胞。白细胞计数和白细胞分类计数有助于诊断感染、肿瘤、过敏或免疫抑制状态等。

1. 白细胞计数

(1) 参考值:成人$(4\sim10)\times10^9/L$;新生儿$(15\sim20)\times10^9/L$;6个月至2岁:$(11\sim12)\times10^9/L$。

(2) 参考意义:白细胞总数的变化主要受中性粒细胞数量的影响,其临床意义见白细胞分类计数的意义。

2. 白细胞分类计数

(1) 参考值:参见表5-4。

表5-4　白细胞正常百分数和绝对值

细胞类型	百分数(%)	绝对值$(\times10^9/L)$
中性粒细胞		
杆状核	$0\sim5$	$0.04\sim0.5$
分叶核	$50\sim70$	$2\sim7$
嗜酸性粒细胞	$0.5\sim5$	$0.05\sim0.5$
嗜碱性粒细胞	$0\sim1$	$0\sim0.1$
淋巴细胞	$20\sim40$	$0.8\sim4$
单核细胞	$3\sim8$	$0.12\sim0.8$

(2) 中性粒细胞(N):在外周血中可分为中性杆状核粒细胞和中性分叶核粒细胞两类。

1) 中性粒细胞增多:中性粒细胞增多常伴随白细胞总数增多。

生理性增多:生理情况下,外周血白细胞和中性粒细胞在一天内存在着变化,下午比早晨高;妊

娠后、剧烈运动或劳动后、情绪激动、高温、严寒、饱餐及淋浴后均可使中性粒细胞一过性增多。

病理性增多：①急性感染：为最常见的中性粒细胞增多的原因，尤其是急性化脓性感染。局限轻微感染时，白细胞虽可正常，中性粒细胞比例可增高；中度感染时，白细胞计数升高，中性粒细胞比例增高；在某些重度感染时，白细胞不但没有升高，反而降低。②严重的组织损伤或大量血细胞破坏：严重外伤、大面积烧伤、大手术、急性心肌梗死、严重血管内溶血后12～36 h，白细胞和中性粒细胞均可增高。③急性大出血：在急性大出血后1～2 h内，周围血中的红细胞数和血红蛋白含量还未减低，白细胞数和中性粒细胞即明显增高。④急性中毒：急性化学中毒如铅汞中毒，生物性中毒如昆虫毒、蛇毒，代谢性中毒如糖尿病酮症酸中毒、尿毒症。⑤恶性肿瘤：急性或慢性粒细胞白血病、肝癌及胃癌。多数白血病患者外周血中白细胞不同程度的增多，白细胞可达数万甚至数十万。⑥药物因素：应用皮质激素、肾上腺素及阿司匹林可引起白细胞增高。

2）中性粒细胞减少：白细胞总数$<4\times10^9$/L称白细胞减少，主要是中性粒细胞减少。中性粒细胞绝对值$<1.5\times10^9$/L，称为粒细胞减少症；绝对值$<0.5\times10^9$/L，称为粒细胞缺乏症。中性粒细胞减少常见原因如下。①感染：特别是革兰阴性杆菌感染如伤寒、副伤寒，白细胞总数和中性粒细胞均减少。某些病毒性感染，如流感、水痘、病毒性肝炎时白细胞总数常常减少，某些原虫感染，如疟疾、黑热病时白细胞亦可减少。②血液系统疾病：再生障碍性贫血、严重缺铁性贫血、恶性组织细胞病、骨髓转移癌和巨幼细胞贫血，白细胞减少同时血小板及红细胞减少。③物理化学损伤：X线、γ射线及放射性核素等物理因素；苯、铅、汞等化学物质；化学药物如氯霉素、抗肿瘤药、抗糖尿病药和抗甲状腺药物。④单核-吞噬细胞系统功能亢进：各种原因引起的脾大及其功能亢进，如门脉性肝硬化和淋巴瘤。⑤自身免疫性疾病：如系统性红斑狼疮，产生自身抗体导致白细胞减少。

（3）嗜酸性粒细胞（E）

1）嗜酸性粒细胞增多：①过敏性疾病：支气管哮喘、药物过敏、荨麻疹和食物过敏。②寄生虫病：肺吸虫病、蛔虫病和钩虫病等，某些寄生虫感染患者嗜酸性粒细胞明显增多，白细胞计数可达正常人的数倍。③皮肤病：湿疹、剥脱性皮炎、天疱疮和银屑病。④血液病：淋巴瘤、慢性粒细胞白血病、嗜酸性粒细胞白血病及多发性骨髓瘤。⑤恶性肿瘤：某些上皮系肿瘤（如肺癌）可引起嗜酸性粒细胞增多。⑥传染病：急性传染性疾病时，嗜酸性粒细胞大多数减少，但猩红热时可引起嗜酸性粒细胞增多。

2）嗜酸性粒细胞减少：见于伤寒、副伤寒初期、大手术和烧伤等应激状态，或长期应用肾上腺皮质激素。临床意义较小。

（4）嗜碱性粒细胞（B）

1）嗜碱性粒细胞增多：①变态反应：如药物食物所致的超敏反应和类风湿关节炎。②血液病：慢性粒细胞白血病、嗜碱性粒细胞白血病。③恶性肿瘤：尤其是转移癌时。④其他：糖尿病、水痘和流行性感冒等。

2）嗜碱性粒细胞减少：见于急性过敏、应激反应。临床意义较小。

（5）淋巴细胞（L）

1）淋巴细胞增多

生理性增多：多见于出生4～6 d的婴儿。

病理性增多：①感染性疾病：麻疹、风疹、水痘、流行性腮腺炎、传染性单核细胞增多症、传染性淋巴细胞增多症、病毒性肝炎、流行性出血症、柯萨奇病毒感染、腺病毒感染及巨细胞病毒感染。②血液病：急慢性淋巴细胞白血病和淋巴瘤。③急性传染病的恢复期。④其他疾病：自身免疫性疾病、肿瘤慢性炎症、移植抗宿主反应或移植抗宿主病。

2）淋巴细胞减少：见于应用肾上腺皮质激素、抗肿瘤药、烷化剂、接触放射性物质及免疫缺陷性

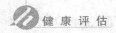

疾病等。

(6) 单核细胞（M）

1) 单核细胞增多：生理性增多见于婴幼儿和儿童；病理性增多见于某些感染（如感染性心内膜炎、黑热病、疟疾及急性感染恢复期）和某些血液病（如单核细胞白血病、恶性组织细胞病及骨髓增生异常综合征）。

2) 单核细胞减少：无临床意义。

二、网织红细胞

网织红细胞是指晚幼红细胞脱核后到完全成熟的红细胞之间的过渡型细胞。

(1) 参考值：①百分比：成年人 $0.5\%\sim1.5\%$；新生儿 $3\%\sim7\%$。②绝对值：$(24\sim84)\times10^9/L$。

(2) 参考意义：网织红细胞数直接反映骨髓造血功能，且与骨髓造血功能呈正比。

1) 网织红细胞增多：提示骨髓红细胞系增生旺盛，见于溶血性贫血、急性失血、缺铁性贫血和巨幼细胞贫血。

2) 网织红细胞减少：提示骨髓造血功能减低，见于再生障碍性贫血，在骨髓病性贫血时，红细胞增生受到抑制，网织红细胞也减少。

三、红细胞沉降率

红细胞沉降率（ESR）是指红细胞在一定条件下沉降的速率。它受多种因素影响，血浆中各种蛋白比例变化，球蛋白和白蛋白等；红细胞的数量和形状，红细胞减少 ESR 加快，红细胞增多 ESR 减慢，红细胞直径越大 ESR 越快。

(1) 参考值：①新生儿：$0\sim2$ mm/1 h。②儿童：$0\sim10$ mm/1 h。③成年：男性 $0\sim15$ mm/1 h；女性 $0\sim20$ mm/1 h。

(2) 参考意义

1) 血沉增快

生理性增快：见于 12 岁以下的儿童或 60 岁以上的老年人、妇女月经期或妊娠 3 个月以上。

病理性增快：①炎性疾病：急性细菌性炎症时，炎症发生 $2\sim3$ 天可见血沉加快，如风湿热、结核病。②急性组织损伤和坏死：心肌梗死时血沉快，心绞痛时无改变。较大的组织损伤或手术创伤，血沉加快。③恶性肿瘤：恶性肿瘤血沉明显加快，可能与肿瘤组织坏死、继发感染，或贫血有关。治疗有效时血沉逐渐恢复正常，复发或转移时增快。④各种原因导致的血浆球蛋白增高时，血沉加快（如肝硬化、慢性肾炎、淋巴瘤、系统性红斑狼疮、黑热病）。⑤糖尿病、肾病综合征、黏液水肿及部分贫血病人，血沉加快。

2) 血沉减慢：一般无临床意义。

四、血栓与止血检查

1. 血小板（PC）计数　血小板计数是指计数单位容积周围血液中血小板数量。

(1) 参考值：$(100\sim300)\times10^9/L$。

(2) 参考意义

1) 血小板减少：指血小板数 $<100\times10^9/L$。①血小板生成障碍：再生障碍性贫血、放射性损伤、急性白血病、骨髓纤维化晚期和巨幼细胞贫血。②血小板破坏或消耗增多：特发性血小板减少性紫癜、恶性淋巴瘤、输血后血小板减少症、新生儿血小板减少症、先天性血小板减少症、弥散性血管内凝血（DIC）、脾功能亢进、溶血性贫血、出血性疾病和血栓性血小板减少性紫癜。③血小板分布异常：肝硬化、血液被稀释如大量输入血浆或库存血。④感染：细菌、病毒感染，特别是当患者有免疫性疾

病如艾滋病时。

2) 血小板增多:指血小板数>400×10⁹/L。骨髓增生性疾病如真性红细胞增多症、骨髓纤维化早期、淋巴瘤、慢性粒细胞性白细胞病慢性期;反应性增多如急性感染、急性溶血和某些癌症。

2. **出血时间测定(BT)**　出血时间是指测定血液自然流出到自然停止所需的时间。

(1) 参考值:测定器法 6.9±2.1 min。

(2) 参考意义:出血时间测定主要反映血小板数量、功能及血管壁的通透性和脆性的变化。出血时间延长见于原发性或继发性血小板减少性紫癜、DIC、血小板无力症、遗传性出血性毛细血管扩张症及药物所致的出血。

3. **凝血时间测定(CT)**　凝血时间是指静脉血离体发生凝固所需时间。

(1) 参考值:普通试管法 4~12 min;硅胶法 15~32 min。

(2) 参考意义:目前,凝血时间测定基本上被活化部分凝血活酶时间测定取代。

1) 凝血时间延长:见于血友病、重症肝病和新生儿出血症。

2) 凝血时间缩短:见于血栓性疾病、血液高凝状态、抽血不顺利时血液中混有组织液。

4. **活化部分凝血活酶时间测定(APTT)**　活化部分凝血活酶时间是指在受检血浆中加入部分凝血活酶磷脂悬液,在 Ca^{2+} 作用下观察血浆凝固所需要的时间。

(1) 参考值:不同方法、不同试剂检测的结果有较大差异。测定值与正常对照值比较,延长 10 s 以上为异常。

(2) 参考意义:活化部分凝血活酶时间测定是内源性凝血系统最常用的筛选试验。

1) 活化部分凝血活酶时间延长:见于血友病,严重纤维蛋白原、凝血酶原及凝血因子缺乏。

2) 活化部分凝血活酶时间缩短:见于血栓疾病和血栓前状态。

5. **血浆凝血酶原时间测定(PT)**

(1) 参考值:①血浆凝血酶原时间:试剂不同而有差别,通常成人为 1~13 s,新生儿比成人长 2~3 s,测定值超过参考值 3 s 以上为异常。②凝血酶原比值(PTR):被检者的凝血酶原时间/正常人的凝血酶原时间的比值,参考值为 0.85~1.15。③国际标准化比值(INR):即 PTR^{ISI},参考值为 1.0±0.1。国际敏感性指数(ISI)越接近 1.0,组织凝血活酶的敏感度越高。

(2) 参考意义:血浆凝血酶原时间测定是外源性凝血系统较为敏感和最常用的筛选试验。

1) PT 延长:见于先天凝血因子Ⅰ、Ⅱ、Ⅶ、Ⅹ 缺乏;继发性凝血因子缺乏如严重肝病、DIC、大量输血、使用抗凝药;饮酒、痢疾、应用抗生素和磺胺药物。

2) PT 缩短:见于血液高凝状态如 DIC 早期、心肌梗死、脑血栓形成及长期口服避孕药。

3) 口服抗凝剂监测:PT 和 INR 是口服抗凝剂首选的试验。

6. **血浆鱼精蛋白副凝试验**　检测血浆中是否存在可溶性纤维蛋白单体与纤维蛋白降解物。

(1) 参考值:阴性。

(2) 参考意义

1) 阳性见于 DIC 早、中期,大手术、恶性肿瘤及败血症等可出现假阳性。

2) 阴性除正常人外,可见于 DIC 晚期和原发性纤溶症。

五、血型鉴定与交叉配血试验

(一)ABO 血型系统

1. **血型鉴定**　根据红细胞上是否存在 A 和(或)B抗原,血清中是否存在 A 和(或)B抗体,可将 ABO 血型系统分为 4 型(表 5-5)。

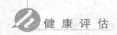

表 5-5 ABO 血型系统分型

血型	红细胞表面抗原	血清中抗体
A	A	抗 B
B	B	抗 A
AB	A、B	无抗 A 和 B
O	无 A、B	抗 A 和抗 B

（1）参考值：①用标准抗 A 及抗 B 血清鉴定被检者红细胞上的抗原，称直接试验。②用标准 A 型及 B 型红细胞鉴定被检者血清中的抗体，称反转试验（表 5-6）。

表 5-6 红细胞 ABO 血型鉴定

直接试验（血清）			反转试验（红细胞）			血型鉴定
抗 A	抗 B	抗 AB(O)型	A	B	O	
−	−	+	+	+	−	O 型
+	−	+	−	+	−	A 型
−	+	+	+	−	−	B 型
+	+	+	−	−	−	AB 型

注："+"表示凝集；"−"表示不凝集。

（2）参考意义

1）输血：输血是治疗和抢救的重要措施，必须严格鉴定 ABO 血型，尤其是 O 型供血者，其血清中天然抗 A 抗体、抗 B 抗体的效价应低于 1:200，且无免疫性抗 A 抗体、抗 B 抗体时，紧急才可以进行异型输血。

2）新生儿溶血病：母亲血型与胎儿血型不合而引起的疾病。母亲是 O 型血发病率较高。

3）器官移植：供者与受者 ABO 血型相符才可以移植。否则，引起排斥反应，导致移植失败。

2. 交叉配血试验 供血者的红细胞与受血者的血清反应（主侧），供血者的血清与受血者的红细胞反应（次侧），两者合称为交叉配血。输血前必须进行交叉配血试验，检查受血者与供血者的 ABO 血型是否相符，避免发生输血性溶血反应。参考值与参考意义见表 5-7。

表 5-7 交叉配血的结果与意义

主侧	次侧	临床意义
凝集/溶血	凝集/溶血	不能输血
不凝集/不溶血	不凝集/不溶血	可以输血
凝集/溶血	不凝集/不溶血	不能输血
不凝集/不溶血	凝集/溶血	紧急时可少量输血

（二）Rh 血型系统

Rh 血型系统鉴定：目前发现 Rh 主要有 5 种抗原，按照抗原性的强弱依次为 D、E、C、c、e，以 D 抗原性最强。Rh 血型系统的抗体有 5 种，即抗体 D、抗体 E、抗体 C、抗体 c 和抗体 e。临床上称含有 D 抗原的红细胞为 Rh 阳性，否则称为 Rh 阴性。参考值判定即抗 D 血清阳性，为 Rh 阳性。参考意义见 ABO 血型系统参考意义。

六、血生化检查

(一)血清电解质测定

1. 血清钾(K)的测定

(1) 参考值:3.5～5.5 mmol/L。

(2) 参考意义

1) 血钾减低:血清钾<3.5 mmol/L 称为低血钾。①摄入不足:如胃肠功能紊乱、长期无钾饮食、禁食未及时补钾。②丢失过度:长期腹泻、严重呕吐、大面积烧伤、长期使用利尿剂和肾上腺皮质功能亢进等。

2) 血钾增高:血清钾>5.5 mmol/L 称为高血钾。①摄入过多:高钾饮食、输入大量库存血及静脉输注大量钾盐。②排出减少:肾功能障碍及长期使用潴钾利尿剂。③细胞内钾移出:输入大量库存血、重度溶血反应、大面积烧伤、运动过度、休克、组织损伤、化疗、中毒、缺氧和酸中毒及药物作用。

2. 血清钠(Na)的测定

(1) 参考值:135～155 mmol/L。

(2) 参考意义

1) 血清钠减低:血清钠<135 mmol/L,并伴有血液渗透压增高者,称为低钠血症。①摄入不足:饥饿、营养不良、低盐疗法和长期低盐饮食。②丢失过多:肾脏丢失如大量应用利尿剂,皮肤丢失如大量出汗、大面积烧伤,胃肠道丢失如严重呕吐、腹泻。

2) 血清钠增高:血清钠>155 mmol/L 称为高钠血症。①摄入增多:食用大量盐或注入高渗盐水,且伴有肾功不全者。②水分摄入不足或丢失过多:昏迷、禁食、进食困难、大量出汗、烧伤、腹泻和呕吐。③其他:垂体肿瘤、脑外伤、脑血管病时,排尿排钠减少。肾上腺皮质功能亢进、原发性或继发性醛固酮增多症,排钾保钠,血钠升高。

3. 血清氯(Cl)的测定

(1) 参考值:96～106 mmol/L。

(2) 参考意义

1) 血清氯减低:血清氯<95 mmol/L 时称为低氯血症。①摄入不足:低盐治疗、大量出汗、饥饿及营养不良。②丢失过多:腹泻、呕吐、胃肠道引流、反复应用利尿剂、尿崩症、呼吸性酸中毒及慢性肾上腺皮质功能不全。

2) 血清氯增高:血清氯>106 mmol/L 称为高氯血症。①摄入过多:静脉大量补充 $CaCl_2$、NH_4Cl 和 NaCl 溶液。②脱水:大量呕吐、反复腹泻和大量出汗。③排出减少:急性或慢性肾功能不全的少尿期以及心功能不全。

4. 血清钙(Ca)的测定

(1) 参考值:总钙 2.25～2.58 mmol/L;离子钙 1.10～1.34 mmol/L。

(2) 参考意义

1) 血清钙减低:血清总钙<2.25 mmol/L 称为低钙血症。①摄入不足或营养不良:长期低钙饮食、严重乳糜泻和阻塞性黄疸。②成骨增强:恶性肿瘤骨转移和甲状旁腺功能减退。③钙吸收减弱:佝偻病和软骨病。④肾脏疾病:急、慢性肾衰竭。⑤其他:妊娠和坏死性胰腺炎。

2) 血清钙增高:血清总钙>2.58 mmol/L 称为高钙血症。①摄入过多:饮用大量牛奶或静脉输入钙过多。②溶骨作用增强:原发性甲状旁腺功能亢进、骨肉瘤和多发性骨髓瘤。③钙吸收增强:维生素 A 或 D 摄入过多。④肾脏疾病:急性肾衰竭。

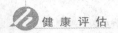

5. 血清磷（P）的测定

（1）参考值：儿童 1.3～1.9 mmol/L；成人 1.0～1.6 mmol/L。

（2）参考意义

1）血清磷降低：①摄入不足或吸收不良：饥饿、恶病质或长期服用铝制剂。②丢失过多：大量呕吐、反复腹泻及血液透析。③磷转入细胞内：静脉注入胰岛素或葡萄糖、过度换气综合征和急性心肌梗死。

2）血清磷增高：见于内分泌疾病（如甲状腺和甲状旁腺功能减退）、排除障碍（如肾功能不全所致磷盐排出障碍）和维生素 D 过多引起磷吸收增加。

（二）血清脂质和脂蛋白测定

1. 血清总胆固醇（TC）测定　血清总胆固醇包括胆固醇酯（CE）和游离胆固醇（FC）。

（1）参考值：新生儿 1.65～1.95 mmol/L；儿童 3.12～5.2 mmol/L；成人 5.82～5.95 mmol/L。

（2）参考意义

1）血清总胆固醇减低：见于甲状腺功能亢进症、严重肝病、贫血、营养不良、恶性肿瘤、应用雌激素和甲状腺激素等。

2）血清总胆固醇增高：①动脉粥样硬化所致心脑血管疾病。②高脂血症、糖尿病和甲状腺功能减退。③长期吸烟、饮酒。④应用药物如阿司匹林、口服避孕药。

2. 血清三酰甘油（TG）测定

（1）参考值：0.56～1.70 mmol/L。

（2）参考意义

1）血清三酰甘油减低：见于严重肝病、甲状腺功能亢进症和肾上腺皮质功能减退。

2）血清三酰甘油增高：见于生理性增高见于肥胖、运动不足、高脂饮食；病理性增高见于冠状动脉粥样硬化性心脏病、动脉粥样硬化、脂肪肝和肝硬化。

3. 低密度脂蛋白胆固醇（LDL-C）测定　低密度脂蛋白胆固醇的主要功能是胆固醇自肝脏运向周围组织，使动脉内膜下沉积大量脂质，促进动脉粥样硬化的形成。

（1）参考值：2.7～3.2 mmol/L。

（2）参考意义

1）低密度脂蛋白胆固醇减低：见于甲状腺功能亢进症和贫血。

2）低密度脂蛋白胆固醇增高：见于肾病综合征、糖尿病、甲状腺功能减退。

4. 高密度脂蛋白胆固醇（HDL-C）测定　高密度脂蛋白胆固醇在胆固醇由末梢组织向肝脏逆转运中起重要作用。

（1）参考值：1.03～2.07 mmol/L。

（2）参考意义

1）高密度脂蛋白胆固醇减低：生理性减低见于肥胖、缺乏运动、吸烟及素食饮食。病理性减低见于糖尿病、动脉粥样硬化和急性心肌梗死。

2）高密度脂蛋白胆固醇增高：大量运动、饮酒及肝硬化。

（三）心肌酶及蛋白测定

1. 心肌肌钙蛋白（Tn）测定

（1）参考值：Tn<0.1 g/L。

（2）参考意义：心肌肌钙蛋白是诊断心肌梗死最灵敏最特异的生物指标。对冠状动脉综合征的确定诊断、危险性分类、病情评估及治疗均有重要的意义。此外，肌钙蛋白还可以检测心肌梗死溶栓治疗后的效果、心肌缺血的面积、心肌创伤和严重程度。

2. 血清肌酸激酶(CK)测定

(1) 参考值:男性 38～174 U/L,女性 26～140 U/L(酶偶连法,37℃)。

(2) 参考意义

1) 肌酸激酶升高:①急性心肌梗死:急性心肌梗死时,肌酸激酶在发病后的 3～8 h 明显升高,其峰值在 10～36 h,3～4 d 恢复正常。肌酸激酶是早期诊断急性心肌梗死的灵敏指标之一。②心肌炎和肌肉疾病:心肌炎时,肌酸激酶明显升高。各种肌肉疾病如多发性肌炎、进行性肌营养不良、重症肌无力时肌酸激酶也明显升高。③溶栓治疗:急性心肌梗死溶栓后出现再灌注,肌酸激酶升高。④手术:心脏手术和非心脏手术均可导致肌酸激酶升高。

2) 肌酸激酶减低:长期卧床、甲状腺功能亢进症和激素治疗。

3. 血清肌酸激酶同工酶(CK-MB)测定

(1) 参考值:男性<5 g/L,女性<3 g/L。

(2) 参考意义:同心肌肌钙蛋白。

(四) 血糖及其相关蛋白、激素测定

1. 空腹血糖(FBG)测定

(1) 参考值:3.9～6.1 mmol/L。

(2) 参考意义

1) 空腹血糖减低:空腹血糖<2.8 mmol/L 称为低血糖症。

生理性减低:见于饥饿、妊娠、长期剧烈运动。

病理性减低:①胰岛素过多:大量应用胰岛素和降糖药等。②对抗胰岛素的激素分泌不足,生长激素缺乏。③肝糖原储存缺乏,如急性肝炎肝癌。④急性酒精中毒。⑤特发性低血糖。⑥消耗性疾病,营养不良。⑦先天性糖原代谢缺乏。⑧非降糖药吲哚美辛和水杨酸等影响。

2) 空腹血糖增高:空腹血糖>7.0 mmol/L 时,称为高血糖症。

生理性增高:见于高糖饮食、情绪激动和剧烈运动。

病理性增高:①各型糖尿病。②内分泌疾病,如甲状腺功能亢进症和巨人症。③应激、颅内压增高、颅脑损伤及中枢神经系统感染。④肝脏和胰腺疾病。⑤药物因素如使用氢氯噻嗪、口服避孕药等。

2. 口服葡萄糖耐量测定　葡萄糖耐量试验(OGTT)是检测葡萄糖代谢功能的试验,主要用于诊断症状不明显或血糖不明显升高的可疑糖尿病。口服葡萄糖耐量测定分别检测空腹血糖、口服葡萄糖后 30 min、60 min、120 min 及 180 min 的血糖。正常人口服一定量的葡萄糖后,血糖在短时间内降至空腹水平。当糖代谢紊乱时,口服一定量的葡萄糖后,血糖升高,或升高不明显,但在短时间内不能降至空腹水平。

(1) 适应证:①无糖尿病症状,随机血糖或空腹血糖异常。有一过性或持续性尿糖。②无糖尿病症状,但有明显的糖尿病家族史。③有糖尿病的症状,但空腹血糖未达到诊断标准。④甲状腺功能亢进症、妊娠期、肝病时出现尿糖者。⑤分娩巨大胎儿或有巨大胎儿史的妇女。⑥原因不明的肾脏疾病或视网膜病变。

(2) 参考值:FBG<6.1 mmol/L;服糖后 0.5～1 h 为 7.8～9.0 mmol/L;峰值<11.1 mmol/L;2 h 后<7.8 mmol/L。

(3) 参考意义

1) 诊断糖尿病:两次 FBG>7.0 mmol/L,或服糖后 2 h 血糖≥11.1 mmol/L,或随机血糖≥11.1 mmol/L且具有临床症状者,均可诊断。

2) 3 h 后血糖恢复正常,糖耐量减低。

3) 葡萄糖耐量曲线低平:指 FBG<7.0 mmol/L,服糖后 2 h 血糖 7.8～11.1 mmol/L,并且血糖

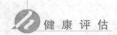

达到高峰的时间延至 1 h 后,恢复正常的时间延至 2～3 h 后。见于 2 型糖尿病、甲状腺功能亢进症、肥胖和肢端肥大症。

4)低血糖:生理性见于特发性低血糖,病理性见于急性重型病毒性肝炎、中毒性肝炎以及肝肿瘤等。

3. 胰岛素释放试验 胰岛素是促进合成代谢,调节血糖浓度的主要激素。血清胰岛素受血糖的调控,血糖升高刺激胰岛素分泌。糖尿病时出现血糖升高,胰岛素降低。在口服葡萄糖耐量测定的同时,分别在空腹、口服葡萄糖后 30 min、60 min、120 min 及 180 min 时,检验血清胰岛素的变化,称为胰岛素释放试验。

(1)参考值

1)空腹胰岛素 10～20Mu/L;胰岛素/血糖＜0.3。

2)口服葡萄糖后胰岛素峰值出现在 30～60 min 之间,为空腹胰岛素的 5～10 倍。120 min 胰岛素＜30 m/U,180 min 后达到空腹水平。

(2)参考意义

1)糖尿病诊断:胰岛素分泌减低,释放延迟,有助于糖尿病的早期诊断。①1 型糖尿病:空腹胰岛素明显减低。口服葡萄糖后,胰岛素与血糖比值明显降低。②2 型糖尿病:空腹胰岛素可以正常、减低或稍高。口服葡萄糖后,胰岛素与血糖比值明显降低。

2)胰岛 B 细胞肿瘤:胰岛 B 细胞肿瘤时,出现高胰岛素症,血糖减低,胰岛素与血糖比值常＞0.4。

3)其他:肥胖、肝功能损伤、巨人症和肾功能不全等血清胰岛素水平增高;肾上腺皮质功能不全,血清胰岛素水平减低。

4. 糖化血红蛋白(GHb)测定 糖化血红蛋白是红细胞生存期间 HbA 与己糖缓慢、连续的非酶促反应的产物。由于 HbA 结合的成分不同,分为 HbA_{1a}、HbA_{1b} 和 HbA_{1c},其中以 HbA_{1c} 含量最多。糖化血红蛋白对高血糖、特别是血糖和尿糖波动较大时有特殊的诊断价值。

(1)参考值:HbA_{1c} 4%～6%;HbA_1 5%～8%。

(2)参考意义

1)判断糖尿病的控制程度:糖化血红蛋白越高,血糖水平越高,病越重。糖尿病控制好者,2～3 个月检测 1 次。控制欠佳者 1～2 个月检测 1 次。妊娠期糖尿病和 1 型糖尿病每月检测 1 次。

2)糖尿病筛查:HbA_1＜8%,可排除糖尿病;HbA_1＞9%,可预测糖尿病的准确性为 78%,灵敏度为 68%,特异性为 94%;HbA_1＞10%,可预测糖尿病的准确性为 89%,灵敏度为 48%,特异性为 99%。

3)鉴别高血糖:糖尿病高血糖糖化血红蛋白增高,应激性高血糖时糖化血红蛋白正常。

(五)其他血清酶测定

1. 血清淀粉酶(AMS)测定

(1)参考值:760～1450 U/L(染色淀粉法)。

(2)参考意义

1)血清淀粉酶升高:急性胰腺炎是血清淀粉酶升高的最常见原因,血清淀粉酶在发病后 6～12 h 后升高,12～72 h 达到峰值,3～5 d 恢复正常。同时也见于胰腺癌、腮腺炎和消化性溃疡穿孔。

2)血清淀粉酶降低:慢性胰腺炎。

2. 血清脂肪酶(LPS)测定

(1)参考值:LPS＜79U/L。

(2)参考意义

1)血清脂肪酶升高:见于胰腺疾病,特别是急性胰腺炎。急性胰腺炎发病时,4～8 h 血清脂肪酶开始升高,24 h 达到高峰,可持续 10～15 d。也可见于肠梗阻、急性胆囊炎和消化性溃疡穿孔。

2）血清脂肪酶降低:胰腺结石或胰腺癌时胆管堵塞。

第二节　尿液检查

一、一般性状及参考意义

成人一般白天排尿 3～5 次,夜间 0～1 次,每次尿量 200～400 ml。尿量是反应肾脏功能的重要指标,受多方面因素影响。

1. 尿量　正常成人 24 h 尿量为 1 000～2 000 ml。儿童按体重计算尿量,比成人多 3～4 倍。

（1）尿量增多:24 h 尿量＞2 500 ml,称为多尿。尿量增多见于:①水摄入过多和应用利尿剂等。②内分泌疾病,如糖尿病尿糖增高引起溶质性利尿;尿崩症,垂体血管升压素分泌不足或肾小管对垂体血管升压素反应性减低,影响尿液浓缩导致多尿。③肾脏疾病如慢性肾盂肾炎、慢性肾间质肾炎和慢性肾衰竭早期。

（2）尿量减少:成人尿量＜400 ml/24 h 或 17 ml/h 称为少尿;成人尿量＜100 ml/24 h 称为无尿。尿量减少见于:①肾前性少尿,如休克、心力衰竭和失水。②肾性少尿是由各种肾实质性病变所致。③肾后性少尿,如尿路结石和尿路梗阻。

2. 外观　正常尿液受食物、尿色素影响为黄色或淡黄色。

（1）血尿:尿液内含有一定量的红细胞,尿液可呈红色云雾状、洗肉水样或混有血凝块。每升尿液中血液超过 1 ml,尿液可呈淡红色,称为肉眼血尿。镜检时每高倍视野红细胞＞3 个,称为镜下血尿。血尿见于泌尿系统炎症、结石、肿瘤、外伤等。

（2）血红蛋白尿和肌红蛋白尿:血红蛋白和肌红蛋白出现尿中,尿液呈浓茶色、红葡萄酒色或酱油色。血红蛋白尿见于血型不合输血和溶血性贫血。肌红蛋白尿见于挤压综合征和缺血性肌坏死。

（3）胆红素尿:尿液呈豆油样改变,震荡后出现黄色泡沫,且不易消散。见于阻塞性黄疸和肝细胞性黄疸。

（4）脓尿和菌尿:新鲜尿液呈白色混浊(脓尿)或云雾状(菌尿)。加热或加酸均不能使浑浊消散。见于泌尿系感染如肾盂肾炎及膀胱炎。

（5）乳糜尿:尿液中混有淋巴液呈稀牛奶状,称为乳糜尿。见于丝虫病和淋巴循环受阻。

3. 气味　新鲜尿液呈氨臭味见于膀胱炎、尿潴留;蒜臭味见于有机磷中毒;烂苹果味见于糖尿病酮症酸中毒;鼠臭味见于苯丙酮尿症。

4. 酸碱反应　肉食为主者尿液呈酸性,素食者则偏碱性。

（1）病理性酸性:酸中毒、高热、痛风和糖尿病。

（2）病理性碱性:碱中毒、尿潴留、膀胱炎和应用利尿剂。

5. 比重　尿比重指在 4℃条件下,尿液与同体积纯水重量的比值。正常成人尿液比重参考值为 1.015～1.025,婴幼儿尿比重偏低。

（1）尿比重增高:见于高热、脱水、出汗过多、急性肾小球肾炎和糖尿病时尿量多尿比重高。

（2）尿比重减低:见于大量饮水、急性肾衰竭少尿期及多尿期和慢性肾衰。

二、化学检查

1. 尿蛋白定性、定量检查

（1）参考值:尿蛋白定性阴性,尿蛋白定量试验 0～80 mg/24 h。

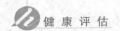

（2）参考意义：尿蛋白定性阳性或尿蛋白定量试验超过 150 mg/L，称为蛋白尿。

1）生理性蛋白尿：指泌尿系统无器质性病变，尿液内暂时出现蛋白质，程度轻，持续时间较短。见于剧烈运动、精神紧张、寒冷和发热。

2）病理性蛋白尿：各种肾脏及肾脏以外的疾病导致的蛋白尿，持续时间长。①肾小球性蛋白尿：是最常见的蛋白尿，见于肾小球肾炎、肾病综合征、系统性红斑狼疮和妊娠高血压病综合征。②肾小管性蛋白尿：通常由炎症或中毒引起，见于肾盂肾炎、间质性肾炎。③混合性蛋白尿：见于肾小球肾炎或肾盂肾炎后期。④溢出性蛋白尿：见于溶血性贫血和挤压综合征。⑤假性蛋白尿：尿液中混有大量血、脓、黏液等成分而导致蛋白质定性试验阳性。见于肾以下的泌尿道疾病如尿道炎和尿道出血。

2. 尿糖定量检查　正常人尿液中可有微量葡萄糖，当血糖浓度超过肾糖阈（8.88 mmol/L）或血糖虽未升高但是肾糖阈降低，导致尿中出现大量的葡萄糖。

（1）参考值：尿糖定性试验阴性，定量试验为 0.56～5.0 mmol/24 h。

（2）参考意义：尿糖定性试验阳性，称为糖尿。

1）血糖增高性糖尿：①糖尿病最为常见。②内分泌疾病如库欣综合征和甲状腺功能亢进症。③如肝硬化及功能不全和胰腺炎。

2）血糖正常性糖尿：见于慢性肾炎、肾病综合征和家族性糖尿。

3）暂时性糖尿：①摄入过多，大量进食碳水化合物或静脉输入葡萄糖。②应激性糖尿如脑外伤、脑出血、情绪激动和心肌梗死。

4）其他：乳糖、半乳糖、果糖、戊糖进食过多或体内代谢失调导致尿糖升高。

3. 尿酮体检查　酮体是 β-羟丁酸、乙酰乙酸及丙酮的总称。体内糖分分解代谢不足时，脂肪分解活跃，但氧化不完全，产生大量酮体，从尿中排出形成酮尿。

（1）参考值：阴性。

（2）参考意义

1）糖尿病性酮尿：常伴有酮症酸中毒，酮尿是糖尿病性昏迷的前期指标。

2）非糖尿病性酮尿：见于高热、腹泻、严重呕吐、饥饿、禁食和过分节食。

4. 尿胆红素与尿胆原检查　肝及胆道内外各种疾病引起胆红素代谢障碍，在血中潴留，部分从尿液中排出形成尿胆红素。

（1）参考值：正常人尿胆红素定性为阴性，定量＜2 mg/L；正常人尿胆原定性为阴性，定量≤10 mg/L。

（2）参考意义

1）尿胆红素增高：见于急性黄疸性肝炎、阻塞性黄疸、门脉周围炎和先天性胆红素血症。

2）尿胆原增高：见于肝细胞性黄疸。

三、显微镜检查及参考意义

1. 红细胞　尿沉渣镜检红细胞＞3 个/HP，为镜下血尿。由肾小球滤出的红细胞见于急、慢性肾小球肾炎和急性肾盂肾炎。非肾小球滤出的红细胞见于泌尿系统结石和肿瘤。

2. 白细胞　尿液中的白细胞主要是中性粒细胞。参考值为玻片平均 0～5 个/HP，定量检查为 0～10 个/μL，大量白细胞见于泌尿系统疾病，如肾盂肾炎、膀胱炎和尿道炎。

3. 肾小管上皮细胞　多见于肾小管坏死、肾病综合征及肾衰竭。

4. 管型　管型是蛋白质、细胞或碎片在肾小管、集合管中凝固而成的圆柱形蛋白聚体。

（1）透明管型：见于肾小球肾炎、肾病综合征、肾盂肾炎和恶性高血压。

（2）颗粒管型：少量细颗粒管型见于运动后、发热或脱水，大量颗粒管型见于肾小球肾炎和肾病综合征。

（3）细胞管型：是肾实质损害最可靠的试验依据之一。

（4）蜡样管型：见于肾小球肾炎晚期、慢性肾衰竭和肾淀粉样变性等。

5. 尿结晶　尿经离心沉淀后显微镜下观察到的盐类结晶。

（1）碱性尿液中出现的结晶体：碳酸钙、磷酸钙和尿酸钙。

（2）酸性尿液中出现的结晶体：草酸钙、尿酸结晶、胆红素、亮氨酸、胆固醇和磺胺结晶。

四、尿液特殊化学检查

1. 24 h 尿蛋白定量

（1）参考值：成人<0.15 g/24 h 或<0.1 g/L；青少年<0.3 g/24 h。

（2）参考意义

1）监测肾脏疾病疗效：监测肾脏疾病 24 h 尿蛋白变化比测定随机尿蛋白定性试验更有定量依据。

2）蛋白尿程度分级：①轻度：尿蛋白 0.15～1.0 g/24 h。②中度：尿蛋白 1.0～3.5 g/24 h。③重度：尿蛋白>3.5 g/24 h。对判断肾脏病变程度有一定意义。

2. 尿淀粉酶检查　胰腺的淀粉酶入血，随尿液排出，尿淀粉酶增高。

（1）参考值：1～17 u/h；170～2 000 u/L。

（2）参考意义：尿淀粉酶升高见于以下两种情况。①急性胰腺炎：尿淀粉酶在急性胰腺炎发病后，增高持续 2 周左右，受尿量影响，临床价值不如血淀粉酶的测定。②腮腺炎、肠梗阻和胰腺肿瘤。

3. 尿本-周蛋白测定

（1）参考值：阴性。

（2）参考意义：本-周蛋白尿见于多发性骨髓瘤、巨球蛋白血症、肾小管和肾小球疾病。

第三节　粪　便　检　查

一、一般性状及参考意义

1. 量　每日一次，每次 100～300 g，排便量与食物的种类与进食量及消化器官功能有关。

2. 颜色与性状　成人为黄褐色圆柱形软便，婴儿粪便为金黄色或黄色。

（1）鲜血便：见于直肠息肉、直肠癌、肛裂和痔疮。痔疮时常在排便后有鲜血滴落，而疾病鲜血附着于粪便表面。

（2）柏油样便：为稀薄、黏稠、漆黑和发亮的黑色粪便，形似柏油。见于消化道出血，且出血量达到 50～70 ml。口服铋剂或活性炭等也可出现柏油样便。

（3）白陶土样便：见于胆管阻塞。

（4）米泔水样便：见于副霍乱和重症霍乱。

（5）脓性及脓血便：见于溃疡性结肠炎、局限性肠炎和痢疾。

3. 气味 臭味　食肉者有强烈的臭味，食素者味轻。

4. 寄生虫　蛔虫、蛲虫、绦虫肉眼可辨，钩虫虫体常需将粪便冲洗过筛后，才能看到。

5. 结石　粪便中可见到胆石、胃石、胰石、肠石，最常见的是胆石。

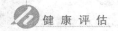

二、显微镜和微生物检查及参考意义

1. 红细胞　见于下消化道出血、溃疡性结肠炎、痢疾、结肠和直肠癌。
2. 白细胞　见于细菌性痢疾、过敏性肠炎及肠道寄生虫。
3. 巨噬细胞　见于细菌性痢疾和溃疡性结肠炎。
4. 上皮细胞　见于结肠炎和假膜性肠炎。
5. 肿瘤细胞　见于乙状结肠癌和直肠癌。

三、化学检测

粪便隐血试验(FOBT)　隐血是指消化道少量出血,红细胞被消化破坏,粪便外观无异常改变,肉眼与显微镜均不能证实出血。

参考值:阴性

隐血试验阳性对消化道出血鉴别诊断有一定意义。消化性溃疡、消化道恶性肿瘤、肠结核、克罗恩溃疡性结肠炎,粪便隐血试验均为阳性。

第四节　痰液检查

一、一般性状及参考意义

痰液是肺泡、气管、支气管产生的分泌物。正常人无痰或少量泡沫痰或黏液痰,无色透明,新鲜痰无特殊气味。

1. 痰量增多　见于呼吸道疾病,急性感染较慢性感染痰量少,病毒感染较细菌感染痰量少。痰量较多疾病见于支气管扩张、肺脓肿和肺气肿。
2. 颜色　黄绿色见于铜绿假单胞菌感染;黄色见于肺炎、支气管扩张、肺脓肿和肺结核;红色见于肺结核、肺癌和支气管扩张。铁锈色见于大叶性肺炎和肺梗死。粉红色泡沫痰见于左心衰竭和肺淤血。
3. 气味　恶臭见于肺脓肿、支气管扩张合并感染。血腥味见于肺癌和肺结核。粪臭味见于膈下脓肿与肺相通。
4. 性状　黏液性见于急性支气管炎、支气管哮喘和肺炎。浆液性见于肺水肿和肺淤血。脓性混浊见于呼吸道化脓性疾病如肺脓肿与活动性肺结核。

二、显微镜和微生物检查及参考意义

正常痰液有少量中性粒细胞和上皮细胞,无红细胞和寄生虫。

1. 红细胞　见于出血性疾病和呼吸道疾病。
2. 白细胞　脓细胞提示呼吸道化脓感染;嗜酸粒细胞增多见于肺吸虫病、过敏性支气管炎和支气管哮喘;淋巴细胞增多见于肺结核。
3. 上皮细胞　鳞状上皮细胞见于咽炎和喉炎;柱状上皮细胞见于气管和支气管黏膜炎症和癌变;肺泡上皮细胞见于肺部炎性病变。
4. 弹性纤维　见于肺癌和肺脓肿。
5. 结晶　胆红素结晶见于肺脓肿;胆固醇结晶见于慢性肺脓肿、脓胸和肺肿瘤;夏科-莱登结晶(Charcot-Leyden crystal)见于支气管哮喘和肺吸虫病。

第五节 脑脊液检查

一、一般性状及参考意义

脑脊液是循环于脑和脊髓之间的液体,调节颅内压力,供给脑和脊髓营养物质,并保护脑和脊髓免受外界震荡损伤。

正常人脑脊液卧位压力为 $80\sim180$ mmH$_2$O($0.78\sim1.76$ kPa),为无色水样,清晰透明,静置 24 h 不凝固。

1. **颜色** ①红色:见于穿刺损伤、蛛网膜下腔或脑室出血。②黄色:见于蛛网膜下腔出血、椎管梗阻、多神经炎和脑膜炎。③乳白色:因白细胞增多所致,见于化脓性脑膜炎。④微绿色:见于铜绿假单胞菌引起的脑膜炎。

2. **透明度及凝固性** 异常脑脊液静置 $1\sim2$ h 出现混浊呈脓样,出现凝块,见于化脓性脑膜炎;静置 $12\sim24$ h 后表面出现膜状物或纤维凝块,见于结核性脑膜炎。基本无色透明可见于病毒性脑膜炎。

二、化学检查

1. **蛋白定性与定量试验**

(1) 参考值

1) 定性:阴性或弱阳性。

2) 定量:成人腰池 $200\sim450$ mg/L;成人脑池 $100\sim250$ mg/L;成人脑室 $50\sim150$ mg/L;新生儿较高,6 个月后接近成人水平。

(2) 参考意义:蛋白质含量增高,见于化脓性脑膜炎为高度增加,结核性脑膜炎为中度增加,病毒性脑膜炎、流行性乙型脑炎为低度增加。其他如脑部肿瘤、椎管梗阻及神经梅毒等也可使蛋白质含量增高。

2. **葡萄糖检查**

(1) 参考值:成人 $2.5\sim4.5$ mmol/L。

(2) 参考意义

1) 葡萄糖降低:见于化脓性脑膜炎早期、结核性脑膜炎、颅脑肿瘤和结节病。

2) 葡萄糖增高:见于病毒性神经系统感染、脑出血和糖尿病。

3. **蛋白电泳**

(1) 参考值:前清蛋白 $2\%\sim7\%$;白蛋白 $56\%\sim76\%$;α_1 球蛋白 $2\%\sim7\%$;α_2 球蛋白 $4\%\sim12\%$;β 球蛋白 $8\%\sim18\%$;γ 球蛋白 $3\%\sim12\%$。

(2) 参考意义:前清蛋白增高见于脑萎缩、脑积水;白蛋白增高见于脑血管病变如脑出血、椎管内梗阻;α 和 β 球蛋白增高见于脑肿瘤、化脓性或结核性脑膜炎;γ 球蛋白增高见于脑肿瘤。

4. **酶学检查**

(1) 参考值

1) 天冬氨酸转移酶(AST)$5\sim20$ U/L。

2) 乳酸脱氢酶(LDH)成人 $3\sim40$ U/L。

3) 肌酸激酶(CK)0.94 ± 0.26 U/L(比色法)。

（2）参考意义

1）天冬氨酸转移酶增高：见于脑血管病变、脑萎缩、脑肿瘤和中枢神经系统感染。

2）乳酸脱氢酶增高：见于细菌性脑膜炎、脑外伤和脑肿瘤。

3）肌酸激酶增高：见于化脓性脑膜炎、结核性脑膜炎和脑血管病。

三、显微镜检查及参考意义

1. 细胞计数

（1）参考值：成人白细胞$(0\sim8)\times10^6/L$；儿童白细胞$(0\sim15)\times10^6/L$；新生儿白细胞$(0\sim30)\times10^6/L$。

（2）参考意义：白细胞增高是中枢神经系统感染的主要指标。见于化脓性脑膜炎、结核性脑膜炎、病毒性脑炎、脑膜炎、脑寄生虫、脑室和蛛网膜下腔出血。

2. 细胞学检查　主要检测肿瘤细胞。

第六节　浆膜腔积液检查

一、一般性状及参考意义

1. 颜色　一般为淡黄色。①红色见于恶性肿瘤、急性结核性胸膜炎、急性结核性腹膜炎、外伤及内脏损伤。②乳白色见于胸导管及淋巴管堵塞。③绿色见于铜绿假单胞菌感染。

2. 比重　漏出液一般<1.018，渗出液多>1.018。

二、化学检查

1. 黏蛋白试验　漏出液为阴性，渗出液多为阳性。

2. 蛋白定量测量　总蛋白是鉴别渗出液和漏出液最有意义的试验。渗出液蛋白$>30\ g/L$，漏出液$<25\ g/L$。

3. 葡萄糖测定　漏出液葡萄糖含量与血浆葡萄糖接近，葡萄糖降低见于化脓性胸（腹）膜炎和化脓性心包炎。癌性积液葡萄糖明显降低，提示肿瘤广泛转移。

4. 乳酸脱氢酶测定　乳酸脱氢酶升高见于化脓性积液和癌性积液。

三、显微镜检查及参考意义

1. 细胞计数　漏出液白细胞$<100\times10^6/L$，渗出液白细胞一般$>500\times10^6/L$。

2. 细胞分类　漏出液中细胞主要是淋巴细胞和间皮细胞。渗出液细胞较多，中性粒细胞增多见于化脓性积液或结核性积液早期；淋巴细胞增高见于结核性或癌性积液；嗜酸性粒细胞增高见于寄生虫感染或结缔组织病。

3. 细胞学检查　胸腔积液中的肿瘤细胞来自肺腺癌、间皮瘤细胞；腹水中的癌细胞来自肝癌、胰腺癌、胃癌和卵巢癌。

四、渗出液与漏出液的鉴别

区分积液的性质对疾病的鉴别有重要的意义（见表5-8）。

表 5-8　渗出液与漏出液的鉴别

检验项目	漏出液	渗出液
原因	非炎症所致	炎症、肿瘤、化学物理刺激
外观	淡黄色、浆液性	黄色、血性、脓性、乳糜性
透明度	清晰透明或微浊	混浊
比重	<1.018	>1.018
凝固性	不易凝固	易凝固
pH	>7.4	<6.8
黏蛋白定性	阴性	阳性
蛋白质定量(g/L)	<25	>30
葡萄糖定量(mmol/L)	与血糖相近	低于血糖
细胞总数(×10⁶/L)	<100	>500
有核细胞分类	以淋巴细胞为主,偶见间皮细胞	炎症早期以中性粒细胞为主,慢性期以淋巴细胞为主,恶性积液以淋巴细胞为主
细菌	无	可有
积液/血清蛋白比值	<0.5	>0.5
乳酸脱氢酶(U/L)	<200	>200
积液/血清的 LDH 比值	<0.6	>0.6
肿瘤细胞	无	可有

第七节　肾功能检查

一、内生肌酐清除率测定

肾单位时间内把若干毫升血液中的内在肌酐全部清除出去,被完全清除了内生肌酐的血液毫升数称为内生肌酐清除率(Ccr)。

1. **收集方法**　①患者连续 3 d 进低蛋白质饮食(<40 mg/d),禁食鱼、肉、咖啡和茶,并避免剧烈运动。②在限制饮食的第 4 d 早晨将尿排净,收集记录 24 h 尿量,加入甲苯 4～5 ml 防腐。同天采静脉血 2～3 ml,与 24 h 尿同时送检。

2. **参考值**　80～120 ml/min。老年人随年龄的增长有下降的趋势,每 10 年清除率减少 6.5 ml/min。

3. **计算公式**

$$Ccr(ml/min) = \frac{尿肌酐浓度(\mu mol/L) \times 每分钟尿量(ml/min)}{血浆肌酐浓度(\mu mol/L)}$$

4. **参考意义**

(1) 判断肾小球滤过功能损害的敏感指标:在肾小球滤过功能减低初期,内生肌酐清除率即可降到参考值的 80%,但血清肌酐、血清尿素测定值还在正常范围内。

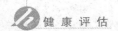

（2）评估肾功能损害程度：肾衰竭代偿期，Ccr 测定为 70～51 ml/min；肾衰竭失代偿期，Ccr 测定为 50～20 ml/min；肾衰竭期，Ccr 为 19～10 ml/min。尿毒症期或终末肾衰竭期，Ccr 测定＜10 ml/min。

（3）指导临床治疗：当内生肌酐清除率＜40 ml/min 时，限制蛋白质摄入；内生肌酐清除率＜30 ml/min，使用氢氯噻嗪利尿剂无效，不宜应用；＜10 ml/min，可作为血液透析的指征。

二、血清肌酐测定

血清肌酐(Cr)浓度取决于肾小球滤过的能力，所以血清肌酐浓度是肾小球滤过率受损的指标。

1. 参考值　①全血血清肌酐 88.4～176.8 μmol/L。②血清或血浆血清肌酐：男性 53～106 μmol/L，女性 44～97 μmol/L。

2. 参考意义　与内生肌酐清除率临床意义相似，是了解肾小球滤过功能的指标。

三、血尿素氮测定

尿素氮是蛋白质代谢的终末产物。其高低取决于蛋白质的摄入、肝功能状况及组织蛋白的分解代谢。

1. 参考值　成人 3.2～7.1 mmol/L；婴幼儿和儿童 1.8～6.5 mmol/L。

2. 参考意义　血尿素氮升高。①器质性肾功能损害：各种原发性肾小球肾炎、肾盂肾炎、肾肿瘤和多囊肾。急性肾衰竭时肾功能轻度受损，血尿素氮无变化。②肾前性肾衰竭：因大量腹水、严重脱水、休克、心脏功能衰竭导致肾衰竭。③蛋白质摄入或分解过多：上消化道出血、急性传染病、大面积烧伤、高热及甲状腺功能亢进症。

四、血尿酸测定

1. 参考值　男性 150～416 μmol/L；女性 89～357 μmol/L。

2. 参考意义

（1）血尿酸增高：①肾小球滤过功能损害，血尿酸测定较血肌酐、血尿素敏感。②尿酸生成增多，如痛风、血液病、恶性肿瘤、长期禁食及长期使用利尿剂。

（2）血尿酸减低：①各种原因导致的肾小管重吸收功能损害。②肝功能损害，尿酸生成减少，如急性肝坏死。③尿中丢失过多。

第八节　肝脏疾病常用检查

一、蛋白质测定

1. 血清总蛋白和白蛋白、球蛋白比值

（1）参考值

1）血清总蛋白：成人 60～80 g/L；新生儿 46～70 g/L。

2）白蛋白：成人 40～55 g/L；新生儿 28～44 g/L；大于 60 岁 34～48 g/L。

3）白蛋白/球蛋白：成人(1.5～2.5):1。

（2）参考意义

1）血清总蛋白和白蛋白降低：①肝细胞损害影响蛋白合成，如肝硬化、肝癌和亚急性重症肝炎。②营养不良，白蛋白摄入不足或消化不良。③白蛋白丢失过多，如大面积烧伤和急性大出血。④消耗增多,如重症结核、恶性肿瘤和甲状腺功能亢进症。⑤血清水分增多,如水钠潴留和静脉补充过多晶体。

2)血清总蛋白和清蛋白增高:①慢性肝脏疾病如肝硬化、慢性活动性肝炎和自身免疫性慢性肝炎。②M球蛋白血症如多发性骨髓瘤和淋巴瘤。③自身免疫性疾病如系统性红斑狼疮和风湿热。

3)白蛋白/球蛋白比值减低或倒置:见于严重肝损害,如肝硬化、原发性肝癌和多发性骨髓瘤。

2. 血清蛋白电泳

(1)参考值:醋酸纤维素膜法(%)测定值。白蛋白 62～71;α_1 球蛋白 3～4;α_2 球蛋白 6～10;β 球蛋白 7～11;γ 球蛋白 9～18。

(2)参考意义

1)肝脏疾病:白蛋白减少,α_1、α_2、β 球蛋白有减少倾向,γ 球蛋白增加。

2)肾脏疾病:白蛋白和 γ 球蛋白减少,α_2 和 β 球蛋白增高,如肾病综合征和糖尿病肾病。

3)M低蛋白血症:如骨髓瘤时清蛋白轻度减低,单克隆 γ 球蛋白明显增高,β 区带、γ 区带或 β 区 γ 区之间出现明显的 M 区带,见于骨髓瘤和原发性巨蛋白血症。

4)炎症 α_1、α_2、β 3 种球蛋白都增高,见于各种急、慢性炎症。

3. 血氨测定

(1)参考值:18～72 $\mu mol/L$。

(2)参考意义

1)血氨升高:生理性升高见于进食高蛋白质饮食或剧烈运动;病理性升高见于肝性脑病、肝昏迷、上消化道出血和尿毒症。

2)血氨降低:见于贫血和低蛋白饮食。

二、血清胆红素检查

(1)参考值:总胆红素(STB) 3.4～17.1 $\mu mol/L$;直接胆红素(CB) 0.6～0.8 $\mu mol/L$;直接胆红素/总胆红素(CB/STB) 0.2～0.4。

(2)参考意义

1)总胆红素:判断有无黄疸及黄疸程度。重度黄疸总胆红素>342 $\mu mol/L$;中度黄疸胆红素为 34.2～171 $\mu mol/L$;隐性黄疸或亚临床黄疸总胆红素为 17.1～34.2 $\mu mol/L$。

2)根据黄疸程度推断黄疸原因:溶血性黄疸为轻度黄疸,肝细胞性黄疸为中、重度黄疸,不完全阻塞性黄疸为中度黄疸,完全阻塞性黄疸为重度黄疸。

3)判断黄疸类型:肝细胞性黄疸时,直接胆红素/总胆红素的比值>0.2 且<0.5;溶血性黄疸时比值<0.2;阻塞性黄疸时比值<0.5。

三、血清酶学检查

1. 血清转氨酶测定 用于肝功能检查的氨基转移酶主要有丙氨酸氨基转移酶(ALT),门冬氨酸氨基转移酶(AST)和血清 γ-谷氨酰基转移酶。

(1)参考值:ALT 5～40 U/L;AST 8～40 U/L。

(2)参考意义

1)急性病毒性肝炎:ALT 与 AST 均明显增高,可达到参考值上限的 20～50 倍,ALT 增高更明显,ALT/AST>1,是诊断病毒性肝炎的重要手段。在肝炎病毒感染后 1～2 周,氨基转移酶达到高峰,第 3～5 周逐渐下降,ALT/AST 恢复正常。

2)慢性病毒性肝炎:氨基转移酶轻度上升或正常,ALT/AST>1,如果 AST 增高较 ALT 显著,

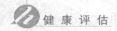

提示慢性肝炎进入活动期。

3）酒精性肝炎、药物性肝炎、脂肪肝、肝癌：氨基转移酶轻度增高或正常。

4）肝硬化：氨基转移酶活性取决于肝细胞坏死和肝纤维化的程度。

5）肝内外胆管淤积：氨基转移酶活性正常或轻度上升。

2. 血清碱性磷酸酶（ALP）测定

（1）参考值：男性：1～12 岁，＜500 U/L；12～15 岁，＜750 U/L；25 岁以上，40～150 U/L。女性：1～12 岁，＜500 U/L；15 岁以上，40～150 U/L。

（2）参考意义

1）肝胆疾病：各种肝内外胆管堵塞疾病，如胰头癌、原发性胆汁性肝硬化和肝内胆管淤积。

2）黄疸诊断和鉴别：胆汁淤积性黄疸，血清碱性磷酸酶和血清胆红素明显升高；肝细胞性黄疸，血清胆红素中度增高，氨基转移酶活性增高，血清碱性磷酸酶正常或稍高。

3）骨骼疾病：骨肉瘤、骨软化症、骨折愈合期血清碱性磷酸酶增高。

3. 血清 γ-谷氨酰基转移酶（γ-GT）测定

（1）参考值：γ-GT＜50 U/L。

（2）参考意义：血清 γ-GT 增高主要见于以下情况。①胆道梗阻性疾病：肝癌、胆汁淤积。②病毒性肝炎和肝硬化。③酒精性肝炎、药物性肝炎、胰腺炎、前列腺炎和脂肪肝。

四、乙型肝炎病毒检查

1. 乙型肝炎病毒标志物检查

（1）参考值：均为阴性。

（2）参考意义

1）乙型肝炎病毒表面抗原（HBsAg）：感染乙型肝炎病毒后 1～2 个月，出现在血清中，可持续数周、数月至数年或长期存在。本身不具有传染性，如果 HBsAg 是阳性，作为传染性标志之一。HBsAg 阳性见于乙型肝炎潜伏期和急性期、慢性活动性肝炎、肝硬化、肝癌、慢性 HBsAg 携带者。

2）乙型肝炎病毒表面抗体（抗-HBs）：对 HBsAg 有一定中和作用，是保护性抗体。抗-HBs 阳性见于接种乙肝疫苗、既往感染乙型肝炎病毒、被动性接受乙型肝炎病毒表面抗体如接受白蛋白或输血治疗。

3）乙型肝炎病毒 e 抗原（HBeAg）：HBeAg 阳性，提示传染性较强，HBeAg 持续阳性，表明肝细胞损伤严重，见于慢性乙型肝炎或肝硬化。

4）乙型肝炎病毒 e 抗体（抗-HBe）：是 HBeAg 的对应抗体，但不是中和抗体。抗-Hbe 阳性见于 HBeAg 转阴性的患者；部分慢性乙型肝炎、肝硬化和肝癌的患者。

5）乙型肝炎病毒核心抗原（HBcAg）：阳性提示血清中有感染性乙型肝炎病毒存在，临床常不检查。

6）乙型肝炎病毒核心抗体（抗-HBc）：反应肝细胞受乙型肝炎病毒损害的程度，主要包括抗-HBc IgG、抗-HBc IgM 和抗-HBc IgA。①抗-HBc IgG：感染乙型肝炎病毒 1 个月左右增高，在体内持续时间长，有流行病学意义。②抗-HBc IgM：是诊断急性乙型肝炎及判断病毒复制、传染性的重要指标。

2. 乙型肝炎 DNA 定量和定性检查（HBV-DNA）

（1）参考值：阴性。

（2）参考意义：HBV-DNA 阳性是急性乙型肝炎病毒感染可靠的诊断指标。

复习题

【A 型题】

1. 成年男性血红蛋白为：　　　　　　　　　　　　　　　　　　　　　　　（　　）
    A. 110～150 g/L　　　　　　　B. 120～160 g/L　　　　　　C. 100～140 g/L
    D. 130～170 g/L　　　　　　　E. 140～180 g/L

2. 成年女性红细胞为：　　　　　　　　　　　　　　　　　　　　　　　　（　　）
    A. $(4.0～5.5)\times10^{12}$/L　　　B. $(3.5～5.0)\times10^{12}$/L　　C. $(3.0～4.0)\times10^{12}$/L
    D. $(5.0～6.0)\times10^{12}$/L　　　E. $(6.0～7.0)\times10^{12}$/L

3. 下列不是红细胞绝对性增多的是：　　　　　　　　　　　　　　　　　　（　　）
    A. 阻塞性肺气肿　　　　　　　B. 发绀型先天性心脏病　　　C. 肺源性心脏病
    D. 新生儿　　　　　　　　　　E. 慢性肾上腺皮质功能减退

4. 下列不是红细胞减少的是：　　　　　　　　　　　　　　　　　　　　　（　　）
    A. 15 岁以前的儿童　　　　　　B. 老年人　　　　　　　　　C. 妊娠的中、晚期
    D. 贫血　　　　　　　　　　　E. 成年女性

5. 在贫血形态学分类中属于正常细胞性贫血的是：　　　　　　　　　　　　（　　）
    A. 叶酸(及)或维生素 B_{12} 缺乏引起的巨幼细胞贫血
    B. 再生障碍性贫血　　　　　　　　　　　　C. 慢性感染
    D. 晚期缺铁性贫血　　　　　　　　　　　　E. 慢性失血性贫血

6. 在贫血形态学分类中属于小细胞低色素性贫血的是：　　　　　　　　　　（　　）
    A. 叶酸(及)或维生素 B_{12} 缺乏引起的巨幼细胞贫血
    B. 再生障碍性贫血　　　　　　　　　　　　C. 慢性感染
    D. 晚期缺铁性贫血　　　　　　　　　　　　E. 急性失血性贫血

7. 在贫血形态学分类中不属于大细胞性贫血的是：　　　　　　　　　　　　（　　）
    A. 红细胞平均体积(MCV)＞100 fl
    B. 红细胞平均血红蛋白量(MCH)＞32 pg
    C. 红细胞平均血红蛋白浓度(MCHC)31％～35％
    D. 红细胞平均血红蛋白量(MCH)＞30 pg
    E. 铁粒幼细胞性贫血

8. 小细胞均一性贫血常见疾病为：　　　　　　　　　　　　　　　　　　　（　　）
    A. 部分再生障碍性贫血　　　　B. 再生障碍性贫血　　　　　C. 珠蛋白生成障碍性贫血
    D. 巨幼细胞贫血　　　　　　　E. 铁性贫血

9. 正常细胞均一性贫血常见疾病为：　　　　　　　　　　　　　　　　　　（　　）
    A. 球形细胞增多症　　　　　　B. 再生障碍性贫血　　　　　C. 珠蛋白生成障碍性贫血
    D. 急性失血性贫血　　　　　　E. 铁性贫血

10. 正常成人白细胞参考值为：　　　　　　　　　　　　　　　　　　　　　（　　）
    A. $(4～9)\times10^{9}$/L　　　　　B. $(5～10)\times10^{9}$/L　　　C. $(4～10)\times10^{9}$/L
    D. $(6～11)\times10^{9}$/L　　　　E. $(5～12)\times10^{9}$/L

11. 下列白细胞百分数为 50％～70％ 的是：　　　　　　　　　　　　　　（　　）
    A. 分叶核　　　　　　　　　　B. 嗜酸性粒细胞　　　　　　C. 嗜碱性粒细胞
    D. 淋巴细胞　　　　　　　　　E. 杆状核

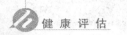

12. 下列不是中性粒细胞增多的是： （　　）

    A．急性感染   B．严重的组织损伤及大量血细胞破坏

    C．急性大出血   D．血液系统疾病   E．急性中毒

13. 下列不是嗜酸性粒细胞增多的是： （　　）

    A．支气管哮喘   B．药物过敏   C．伤寒

    D．慢性粒细胞白血病   E．猩红热

14. 网织红细胞减少提示： （　　）

    A．骨髓红细胞系增生旺盛   B．见于溶血性贫血   C．急性失血

    D．缺铁性贫血   E．再生障碍性贫血

15. ESR 增快不是病理性原因的是： （　　）

    A．风湿病   B．结核病   C．肿瘤组织坏死

    D．妊娠 3 个月以上   E．继发感染

16. 下列不是血小板减少的原因的是： （　　）

    A．血小板生成障碍   B．血小板破坏或消耗增多   C．感染

    D．骨髓增生性疾病   E．血小板分布异常

17. 下列疾病中，血小板增多的是： （　　）

    A．肝硬化   B．淋巴瘤   C．特发性血小板减少性紫癜

    D．AIDS   E．骨髓纤维化晚期

18. 下列疾病中，不是出血时间延长的是： （　　）

    A．继发性血小板减少性紫癜   B．原发性血小板减少性紫癜

    C．出血性毛细血管扩张症   D．药物所致的出血

    E．细菌病毒的感染

19. 凝血时间延长见于： （　　）

    A．血液高凝状态   B．重症肝病

    C．血栓性疾病   D．抽血不顺利而血液中混有组织液

    E．AIDS

20. 成人活化部分凝血活酶时间测定参考值为： （　　）

    A．3～32 s   B．25～35 s   C．32～43 s

    D．33～43 s   E．25～38 s

21. 活化部分凝血活酶时间测定缩短的是： （　　）

    A．血友病   B．严重纤维蛋白原缺乏   C．凝血酶原缺乏

    D．血栓前状态   E．凝血因子缺乏

22. 血浆凝血酶原时间延长见于： （　　）

    A．严重肝病   B．DIC 早期   C．心肌梗死

    D．脑血栓形成   E．长期口服避孕药

23. 王某的红细胞上存在 A 抗原，血清中存在抗 B 抗体，王某的血型是： （　　）

    A．A 型   B．B 型   C．AB 型

    D．O 型   E．非 A 型、非 B 型

24. 可以输入异型血 O 型血的是： （　　）

    A．紧急抢救时，A 型血，血清中无抗 B 抗体

    B．紧急抢救时，B 型血，血清中无抗 A 抗体

    C．紧急抢救时，A 型、B 型、AB 型血皆可

D．任何时刻，A 型、B 型、AB 型血皆可

E．紧急抢救时,血清中天然抗 A 抗体、抗 B 抗体的效价应低于 1：200,且无免疫性抗 A 抗体、抗 B 抗体时的 A 型、B 型、AB 型血皆可

25．下列不是血清钾增高的是：　　　　　　　　　　　　　　　　　　　　　　　（　　）
　　A．输入大量库存血　　　　　B．长期使用利尿剂　　　　　C．化疗
　　D．重度溶血反应　　　　　　E．长期使用尿潴留剂

26．血清钠减低常见于：　　　　　　　　　　　　　　　　　　　　　　　　　　（　　）
　　A．腹泻　　　　　　　　　　B．注入高渗盐水　　　　　　C．昏迷
　　D．垂体肿瘤　　　　　　　　E．脑外伤

27．下列是血清钙减低的是：　　　　　　　　　　　　　　　　　　　　　　　　（　　）
　　A．恶性肿瘤骨转移　　　　　B．阻塞性黄疸　　　　　　　C．骨肉瘤
　　D．慢性肾衰竭　　　　　　　E．佝偻病

28．诊断心肌梗死最灵敏最特异的生物指标：　　　　　　　　　　　　　　　　　（　　）
　　A．血清蛋白　　　　　　　　B．血清钾的测定　　　　　　C．空腹血糖
　　D．心肌肌钙蛋白　　　　　　E．血清肌酸激酶

29．空腹血糖增高见于：　　　　　　　　　　　　　　　　　　　　　　　　　　（　　）
　　A．各型糖尿病　　　　　　　B．长期剧烈运动　　　　　　C．生长激素缺乏
　　D．大量应用胰岛素　　　　　E．急性乙醇中毒

30．尿液烂苹果味见于：　　　　　　　　　　　　　　　　　　　　　　　　　　（　　）
　　A．糖尿病酸中毒　　　　　　B．苯丙酮尿症　　　　　　　C．膀胱炎
　　D．尿潴留　　　　　　　　　E．有机磷中毒

31．尿液病理性碱性见于：　　　　　　　　　　　　　　　　　　　　　　　　　（　　）
　　A．碱中毒　　　　　　　　　B．高热　　　　　　　　　　C．痛风
　　D．糖尿病　　　　　　　　　E．食素者

32．尿淀粉酶升高见于：　　　　　　　　　　　　　　　　　　　　　　　　　　（　　）
　　A．肝硬化　　　　　　　　　B．肾小球肾炎　　　　　　　C．急性胰腺炎
　　D．肺结核　　　　　　　　　E．冠状动脉粥样硬化性心脏病

33．胆管阻塞的患者排便为：　　　　　　　　　　　　　　　　　　　　　　　　（　　）
　　A．鲜血便　　　　　　　　　B．柏油样便　　　　　　　　C．脓性及脓血便
　　D．米泔水样便　　　　　　　E．白陶土样便

34．不是鲜血便病因的是：　　　　　　　　　　　　　　　　　　　　　　　　　（　　）
　　A．霍乱　　　　　　　　　　B．直肠息肉　　　　　　　　C．直肠癌
　　D．肛裂　　　　　　　　　　E．痔疮

35．粉红色泡沫痰见于：　　　　　　　　　　　　　　　　　　　　　　　　　　（　　）
　　A．左心衰竭、肺脓肿　　　　B．左心衰竭、肺淤血　　　　C．肺结核、肺癌
　　D．左心衰竭、肺癌　　　　　E．肺结核、肺脓肿

36．痰液血腥味见于：　　　　　　　　　　　　　　　　　　　　　　　　　　　（　　）
　　A．支气管扩张合并感染　　　B．肺癌、肺结核　　　　　　C．膈下脓肿与肺相通
　　D．肺脓肿　　　　　　　　　E．支气管扩张

37．脑脊液乳白色常见于：　　　　　　　　　　　　　　　　　　　　　　　　　（　　）
　　A．蛛网膜下腔出血　　　　　B．椎管梗阻　　　　　　　　C．化脓性脑膜炎
　　D．铜绿假单胞菌引起的脑膜炎　　　　　　　　　　　　　　E．脑室出血

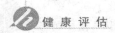

38. 浆膜腔积液正常为： （　　）

    A．无色透明   B．淡黄色   C．乳白色

    D．淡红色   E．绿色

39. 内生肌酐清除率的测定方法： （　　）

    A．患者连续 2 d 进低蛋白质饮食，在限制饮食的第 3 日收集晨尿

    B．患者连续 3 d 进低蛋白质饮食，在限制饮食的第 4 日收集晨尿

    C．患者进低蛋白质饮食 1 d，在限制饮食的第 2 d 早晨排净尿，收集记录 24 h 尿量

    D．患者连续 3 d 进低蛋白质饮食，在限制饮食的第 4 d 早晨排净尿，收集记录 24 h 尿量

    E．患者连续 2 d 进低蛋白质饮食，在限制饮食的第 3 d 早晨排净尿，收集记录 24 h 尿量

40. 下列不是血尿素氮升高的原因的是： （　　）

    A．肾肿瘤   B．冠状动脉粥样硬化性心脏病

    C．消化道出血   D．急性传染病   E．大面积烧伤

41. 下列不是血尿酸增高的原因的是： （　　）

    A．急性肝坏死   B．痛风   C．恶性肿瘤

    D．长期使用利尿剂   E．血液病

42. 血清总蛋白和白蛋白降低见于： （　　）

    A．肝硬化   B．休克   C．严重脱水

    D．饮水量不足   E．血液浓缩

43. 血氨病理性升高见于： （　　）

    A．贫血   B．低蛋白质饮食   C．肝性脑病

    D．肝硬化   E．病毒性肝炎

44. 重度黄疸总胆红素＞： （　　）

    A．17.1 μmol/L   B．34.2 μmol/L   C．171 μmol/L

    D．342 μmol/L   E．432 μmol/L

45. 下列关于血清氨基转移酶测定说法不正确的是： （　　）

    A．急性病毒性肝炎时 ALT 与 AST 均明显增高

    B．肝硬化时氨基转移酶轻度上升或正常

    C．酒精性肝炎时氨基转移酶轻度增高或正常

    D．慢性病毒性肝炎时氨基转移酶轻度上升或正常

    E．肝内外胆管淤积时氨基转移酶活性正常或轻度上升

46. 下列关于血清碱性磷酸酶不正确的是： （　　）

    A．成人参考值为 40～110 U/L   B．儿童参考值＜350 U/L

    C．血清碱性磷酸酶增高提示肝胆疾病   D．用于黄疸诊断和鉴别

    E．只能用于诊断肝胆疾病

47. 下列不是血清 γ 谷氨酰基转移酶增高的是： （　　）

    A．肝癌   B．前列腺炎   C．肝硬化

    D．胰腺炎   E．骨肉瘤

48. 下列关于乙型肝炎病毒表面抗原说法不正确的是： （　　）

    A．本身不具有传染性

    B．感染乙型肝炎病毒后 1～2 个月，出现在血清中

    C．可持续数周、数月至数年或长期存在

    D．表明肝细胞严重损害

E．阳性是作为传染性标志之一

49. 下列说法不正确的是： （ ）

A．乙型肝炎病毒表面抗原阳性见于慢性活动性肝炎

B．乙型肝炎病毒表面抗体阳性见于慢性 HBsAg 携带者

C．乙型肝炎病毒 e 抗原阳性见于慢性乙型肝炎

D．乙型肝炎病毒 e 抗体阳性见于肝硬化、肝癌

E．乙型肝炎病毒表面抗体阳性见于接受白蛋白输注或输血

50. 下列说法不正确的是： （ ）

A．乙型肝炎病毒表面抗体不是中和抗体

B．乙型肝炎病毒 e 抗原阳性，提示传染性较强

C．乙型肝炎病毒 e 抗体不是中和抗体

D．乙型肝炎病毒核心抗体 IgM 是诊断急性乙型肝炎及判断病毒复制、传染性的重要指标

E．乙型肝炎 DNA 定量和定性检验阳性是急性乙型肝炎病毒感染可靠的诊断指标

【填空题】

1. 成年女性血红蛋白是 _____，红细胞是 _____，新生儿血红蛋白是 _____，红细胞是 _____。

2. 新生儿白细胞为 _____，6 个月～2 岁白细胞为 _____。

3. 嗜酸性粒细胞绝对数是 _____，百分比是 _____。

4. 成人网织红细胞百分比是 _____，新生儿网织红细胞百分比是 _____。

5. 新生儿红细胞沉降率为 _____，儿童红细胞沉降率为 _____，成年男性红细胞沉降率为 _____。

6. 血小板参考值为 _____。

7. 出血时间测定是指血液自然流出到 _____ 所需要的时间，其参考值为 _____。

8. 凝血时间测定是指静脉血离体发生 _____ 所需的时间，其参考值普通试管法为 _____，硅胶法参考值为 _____。

9. 活化部分凝血活酶时间成人参考值为 _____，新生儿较成人 _____，延长 _____ 以上为异常。

10. 血浆凝血酶原时间成人参考值为 _____，新生儿比成人长 _____，测定值超过 _____ 以上为异常。

11. 凝血酶原比值指被检者的凝血酶原时间/正常人的凝血酶原时间的比值，参考值为 _____。

12. 根据红细胞上存在的抗原，血型分为 _____、_____、_____ 和 _____ 4 型。

13. 用标准抗 A 及抗 B 血清鉴定被检者红细胞上的抗原，称 _____，用标准 A 及 B 红细胞鉴定被检者血清中的抗体，称 _____。

14. 母亲是 _____ 血型与胎儿血型不合而引起的疾病的概率高。

15. 输血前必须进行 _____，检查受血者与供血者的 _____ 血型是否相符，避免发生输血性溶血反应。

16. 供血者的红细胞与受血者的血清反应称为 _____，供血者的血清与受血者的红细胞反应，称为 _____，两者合称为 _____。

17. Rh 血型系统中，把含有 _____ 的红细胞称为 Rh 阳性，否则称为 Rh 阴性。

18. 血清钾的参考值为 _____，血清钠的参考值为 _____，血清氯的参考值为 _____。

19. 血清总钙的参考值为 _____，钙离子参考值为 _____。

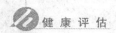

20. 成人血清磷的参考值为_____。

21. 血清总胆固醇包括_____和_____。

22. 血清总胆固醇新生儿参考值为_____，儿童参考值为_____，成人参考值为_____。

23. 血清三酰甘油参考值为_____。

24. 血清蛋白胆固醇中，_____促进动脉粥样硬化的形成，其参考值为_____。

25. _____是诊断心肌梗死最灵敏、特异的生物指标。

26. 血清肌酸激酶男性参考值为_____，女性参考值为_____。

27. 空腹血糖参考值为_____，血糖低于_____称为低血糖症，血糖高于_____称为高血糖症。

28. 两次空腹血糖＞_____，或服糖后 2 h 血糖_____，或随机血糖_____，诊断为糖尿病。

29. 成人 24 h 尿量为_____，24 h 尿量超过_____为多尿，＜_____为少尿，＜_____为无尿。

30. 尿液呈_____味见于膀胱炎尿潴留，_____味见于有机磷中毒，_____味见于糖尿病酮症酸中毒，_____味见于苯丙酮尿症。

31. 尿液一般为_____，pH 波动在_____。

32. 尿比重为_____。

33. 尿蛋白定量试验_____为蛋白尿。

34. _____是糖尿病性昏迷的前期指标。

35. 尿淀粉酶参考值_____。

36. 成人粪便为_____色，婴儿粪便为_____色或_____色。

37. 胆管阻塞粪便为_____便，霍乱粪便为_____便。

38. 成人脑脊液卧位压力为_____，为_____色水样，透明清晰。

39. 内生肌酐清除率参考值_____，每 10 年减少_____。

40. 血清肌酐参考值为_____。

41. 成年男性血尿酸参考值为_____，成年女性血尿酸参考值为_____。

42. 成人白蛋白参考值为_____，新生儿白蛋白参考值为_____，＞60 岁白蛋白参考值为_____。

43. 血清总胆红素参考值为_____，直接胆红素参考值为_____，直接胆红素/总胆红素为_____。

44. ALT 参考值为_____，AST 参考值为_____。

45. 成人血清碱性磷酸酶参考值为_____，儿童血清碱性磷酸酶参考值为_____。

46. 血清 γ - GT 参考值为_____。

47. 感染乙型肝炎病毒后_____出现乙型肝炎病毒表面抗原。

48. _____阳性提示乙型肝炎病毒传染性较强。

49. _____是诊断急性乙型肝炎及判断病毒复制、传染性的重要指标。

50. _____阳性是急性乙型肝炎病毒感染可靠的诊断指标。

【简答题】

1. 简述血常规的参考意义。

2. 简述乙型肝炎病毒标志物的参考意义。

第六章

器械检查

导学

内容及要求

　　本章主要介绍了心电图检查、X线检查、计算机断层成像、磁共振成像、核医学检查、超声检查、肺功能检查及内镜检查等相关器械检查。

　　心电图检查主要讲述了临床心电图基本知识、正常心电图、心房和心室肥大、心肌缺血与ST-T异常改变、心肌梗死、心律失常、药物与电解质紊乱对心电图的影响、心电图的操作分析步骤及临床应用8个部分内容。在学习中应掌握心电图的组成、正常心电图的波形特点、室性期前收缩、心房颤动、心室颤动、二度房室传导阻滞、三度房室传导阻滞的心电图特征、洋地黄中毒的临床表现和心电图特征；熟悉心电图的导联体系、心电图的测量方法、心肌梗死的基本图形及其图形演变及分期；了解小儿心电图特点、心房和心室肥大的病因及心电图特征、心肌梗死的定位诊断、各种心律失常的常见病因、心电图的操作分析步骤及临床应用。

　　X线检查介绍了X线成像原理及图像特点、X线检查方法和X线的临床应用。在学习中应掌握骨和关节系统、呼吸系统、心脏大血管和消化系统的正常X线表现及造影检查的术前准备。熟悉上述各系统基本病变和临床常见疾病的X线表现及X线在泌尿系统、女性生殖系统、中枢神经系统和头颈部疾病的临床应用。了解X线检查方法、X线成像原理及图像特点。

　　计算机断层成像介绍了CT的成像原理及分类、CT图像的特点、CT检查技术、CT检查前病人的准备及CT的临床应用。在学习中应掌握CT检查前患者的准备，熟悉CT的临床应用，了解CT图像的特点及CT检查技术。

　　磁共振成像介绍了MRI的成像原理与设备、MRI图像的特点、MRI检查前患者的准备及MRI的临床应用。在学习中应掌握MRI检查前患者的准备，熟悉MRI的临床应用，了解MRI图像的特点。

　　核医学检查介绍了核医学检查的原理、核医学显像仪器及核医学检查的临床应用。在学习中应熟悉核医学检查临床应用中的正常值（或图像）及临床意义；核医学检查原理作一般了解即可。

　　超声检查介绍了超声检查的定义、超声诊断仪的类型、人体脏器的回声性质。

　　肺功能检查介绍了通气功能检查、换气功能检查、小气道功能检查和血液气体分析四部分内容。在学习中应掌握潮气容积、肺活量和残气容积的正常值及临床意义、最大自主通气量的正常值及临床意义、通气功能测定的临床意义及动脉血氧分压、动脉血氧饱和度、动脉血二氧化碳分压的正常值及临床意义；熟悉其他肺容积组成的正常值及临床意义、通气功能测定其他常

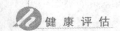

用指标的正常值；了解换气功能检查、小气道功能检查及其他血气分析指标的正常值和临床意义。

内镜检查介绍了内镜的发展、内镜的分类及内镜的临床应用。在学习中应掌握各项检查的术前准备和术后护理，熟悉各项检查的适应证和禁忌证，了解内镜的发展及分类。

重点、难点

重点内容为正常心电图、心肌梗死和心律失常的心电图特征、X线的临床应用、CT、MRI和超声检查前患者的准备、甲状腺吸^{131}I率测定、甲状腺显像、肺通气功能测定、血液气体分析及内镜的临床应用。难点为正常心电图的组成及波形特点、各种心律失常的心电图特点、各系统正常X线表现和基本病变、常见疾病的X线表现、核医学各项检查的正常值（或图像）和临床意义、超声检查的声像图特点、肺容积的组成、正常值及临床意义、血气分析指标的正常值和临床意义、上消化道内镜检查、纤维结肠镜检查、纤维支气管镜检查的适应证、禁忌证和术后护理。

专科生的要求

专科层次的学生应熟悉二度房室传导阻滞、三度房室传导阻滞的心电图特征、肺容积的组成、正常值及临床意义。了解心肌梗死的分期及基本图形、各系统基本病变和临床常见疾病的X线表现、核医学检查的临床意义、动脉血氧分压、动脉血氧饱和度、动脉血二氧化碳分压的临床意义、上消化道内镜检查、纤维结肠镜检查及纤维支气管镜检查的适应证和禁忌证。

第一节 心电图检查

一、临床心电图基本知识

1. 心电图概念　心脏机械收缩之前，心肌先产生电激动，心房和心室的电激动可经人体组织传到体表，利用心电图机从体表记录心脏每一心动周期所产生的电活动变化形成的曲线图形，即为心电图。

2. 心电图的组成　正常心电活动始于窦房结，兴奋心房的同时经结间束传导至房室结，然后沿希氏束→左、右束支→浦肯野纤维顺序传导，最后兴奋心室。这种先后有序的电激动的传播，引起一系列电位改变，即形成了心电图上的相应的波段（图6-1）。

（1）P波：反映心房的除极过程。

（2）P-R间期：从P波起点至QRS波群的起点。反映自心房开始除极至心室开始除极的时间。

（3）QRS波群：反映心室除极的全过程，是变化最复杂、波幅最大的综合波。其中第一个负向波称为Q波，第一个正向波称为R波，R波后的负向波称为S波。可根据波的相对大小分别用英文字母的大、小写形式来表示。如QRs、rs、Rs等。

（4）ST段：指QRS波群终点至T波起点间的一段基线，反映心室缓慢复极的过程。

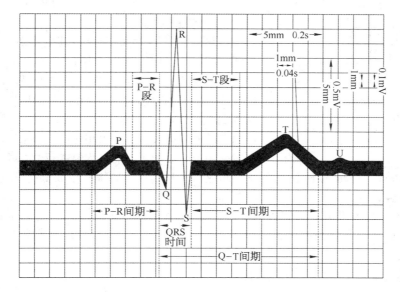

图6-1 心电图组成

（5）T波：指QRS波群后一个较宽的平缓波，反映心室快速复极时的电位变化。

（6）Q-T间期：指QRS波群起点至T波终点间的水平距离，反映心室除极、复极所需要的总时间。

（7）U波：紧跟T波后出现的振幅很小的波，代表心室后继电位，其产生机制尚未完全清楚。

3. 心电图导联体系　在人体不同部位放置电极，并通过导联线与心电图机电流计的正负极相连，这种记录心电图的电路连接方法称为心电图导联。电极位置和连接方法不同，可组成不同的导联。常规12导联体系是目前广泛采纳的国际通用导联体系，包括6个肢体导联和6个胸导联。

（1）肢体导联：包括标准导联Ⅰ、Ⅱ、Ⅲ及加压单极肢体导联aVR、aVL、aVF。

（2）胸导联：属于单极导联，包括$V_1 \sim V_6$导联。电极放置具体位置见（图6-2）。V_1：位于胸骨右缘第4肋间；V_2：位于胸骨左缘第4肋间；V_3：位于V_2与V_4两点连线的中点；V_4：位于左锁骨中线与第5肋间相交处；V_5：位于左腋前线与V_4同一水平处；V_6：位于左腋中线与V_4同一水平处。

在某些情况下还可描记V_7、V_8、V_9、$V_3R \sim V_6R$等。V_7、V_8、V_9导联电极分别放在左腋后线、左肩胛线和后正中线与V_4同一水平线上。V_3R、V_4R、V_5R、V_6R导联电极放在右前胸与$V_3 \sim V_6$导联相对称的位置上。

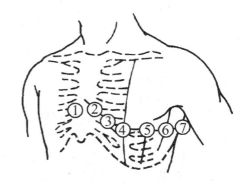

图6-2 胸导联连接方式

二、正常心电图

（一）心电图的测量方法

1. 心电图记录纸　心电图记录纸由纵线和横线交织而成，小方格各边均为1mm（图6-3）。

（1）纵线：代表电压，一般采用的定准电压是输入1mV电压，使电压曲线位移10mm（10小

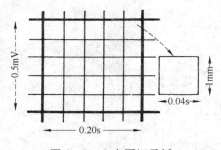

图 6-3　心电图记录纸

格),故每一小格代表 0.1 mV。定准电压改变时,每小格代表的电压会随之改变。

(2)横线:代表时间,与走纸速度有关。通常记录纸的走纸速度为 25 mm/s,故每小格代表 0.04 s。

2. 心率的测量　心律规则时,只需测量一个 R-R(或 P-P)间期的秒数,然后被 60 除即可求出。例如 R-R 间距为 0.8 s,则心率为 60/0.8＝75 次/min。还可采用查表法或使用专门的心率尺直接读出相应的心率数。心律不规则时,一般采用数个心动周期的平均值进行测算。

3. 时间的测量　一般规定,测量各波时间应自波形起点的内缘测至波形终点的内缘。正向波从基线下缘测量,负向波从基线上缘测量。

4. 振幅的测量　测量正向波形的高度时,应从参考水平线上缘垂直的测量到波的顶端;测量负向波形的深度时,应从参考水平线下缘垂直的测量到波的底端;双向波则计算正负相加的代数和。

(二)正常心电图波形特征和正常值

1. P 波　代表心房肌除极的电位变化。

(1)形态:P 波的形态在大部分导联上呈钝圆形,有时可有轻度切迹,但切迹双峰间距应<0.04 s。P 波方向在 Ⅰ、Ⅱ、aVF、$V_4 \sim V_6$ 导联向上,aVR 导联向下,其余导联呈双向、倒置或低平均可。

(2)时间:正常人 P 波时间一般<0.12 s。

(3)振幅:P 波振幅在肢体导联一般<0.25 mV,胸导联一般<0.2 mV。

2. P-R 间期　从 P 波的起点至 QRS 波群的起点,代表心房开始除极至心室开始除极的时间。心率在正常范围时,P-R 间期为 0.12~0.20 s。在幼儿及心动过速的情况下,P-R 间期相应缩短。在老年人及心动过缓的情况下,P-R 间期可略延长,但不超过 0.22 s。

3. QRS 波群　代表心室除极的电位变化。

(1)时间:正常成年人 QRS 时间<0.12 s,多数在 0.06~0.10 s。

(2)波形和振幅

1)肢体导联:Ⅰ、Ⅱ、Ⅲ 导联的 QRS 波群主波一般向上,R 波<1.5 mV。aVR 导联的 QRS 波群主波向下,可呈 QS、rS、rSr′ 或 Qr 型,R 波一般<0.5 mV。aVL 与 aVF 导联的 QRS 波群可呈 qR、Rs、R 型,也可呈 rS 型,aVL 导联的 R 波<1.2 mV,aVF 导联的 R 波<2.0 mV。

2)胸导联:正常人胸导联的 R 波自 $V_1 \sim V_6$ 逐渐增高,S 波逐渐变小,V_1 的 R/S<1,V_5 的 R/S>1。V_1、V_2 导联多呈 rS 型,V_1 的 R 波一般不超过 1.0 mV。在 V_3 和 V_4 导联 R 波和 S 波的振幅大体相等,呈 RS 型。V_5、V_6 导联 QRS 波群可呈 qR、qRs、Rs 或 R 型,且 R 波一般不超过 2.5 mV。

6 个肢体导联的 QRS 波群振幅(正向波与负向波振幅的绝对值相加)一般不应都<0.5 mV,6 个胸导联的 QRS 波群振幅一般不应都<0.8 mV,否则称为低电压。低电压可见于肺气肿、心包积液、胸腔积液或积气和高度水肿、偶尔也见于正常人。

(3)R 峰时间:指 QRS 起点至 R 波顶端垂直线的间距。如有 R′ 波(继 S 波之后的正向波),则应测量至 R′峰;如 R 峰呈切迹,则应测量至切迹第二峰。正常人 R 峰时间在 V_1、V_2 导联不超过 0.04 s,在 V_5、V_6 导联不超过 0.05 s。

(4)Q 波:正常人除 aVR 导联外,Q 波时间<0.04 s,Q 波振幅小于同导联中 R 波的 1/4。正常人 V_1、V_2 导联不应出现 Q 波,但偶尔可呈 QS 波。

4. J 点　QRS 波群的终末与 ST 段起始之交接点称为 J 点。J 点大多在等电位线上,通常随 ST

段的偏移而发生移位。

5. ST 段　自 QRS 波群的终点至 T 波起点间的线段,代表心室缓慢复极的过程。正常的 ST 段多为一等电位线,有时可有轻微偏移,但在任一导联,ST 段下移一般不超过 0.05 mV;ST 段上抬在 $V_1 \sim V_2$ 导联一般不超过 0.3 mV,V_3 不超过 0.5 mV,在 $V_4 \sim V_6$ 导联及肢体导联不超过 0.1 mV。

6. T 波　代表心室快速复极时的电位变化。

(1) 方向:在正常情况下,T 波的方向大多与 QRS 波主波的方向一致。在 Ⅰ、Ⅱ、$V_4 \sim V_6$ 导联向上,aVR 导联向下,Ⅲ、aVL、aVF、$V_1 \sim V_3$ 导联可以向上、双向或向下。

(2) 振幅:在 R 波为主的导联,T 波振幅应大于同导联 R 波的 1/10。

7. Q-T 间期　指 QRS 波群的起点至 T 波终点的间距,代表心室肌除极和复极全过程所需的时间。Q-T 间期长短与心率的快慢密切相关,心率越快,Q-T 间期越短,反之越长。心率在 60～100 次/min 时,Q-T 间期的正常范围为 0.32～0.44 s。

8. U 波　在 T 波之后 0.02～0.04 s 出现的振幅很小的波称为 U 波,代表心室后继电位,其产生机制目前仍尚未完全清楚。U 波方向大体与 T 波相一致。正常人 U 波时间为 0.16～0.25 s。U 波明显增高常见于血清钾过低、服用奎尼丁等;U 波倒置见于高血钾、冠心病及心肌梗死等。

(三) 小儿心电图特点

由于小儿的解剖生理特点,小儿心电图与成人有明显差别,年龄越小,差别越大。总的趋势可概括为自起初的右室占优势型,转变为左室占优势型的过程,其具体特点可归纳如下。

1. 心率　较成人快。1 岁以下心率为 100～140 次/min,1～6 岁心率为 80～120 次/min,10 岁以后可大致保持成人心率水平(60～100 次/min)。

2. P 波与 P-R 间期　P 波时间较成人短(儿童<0.09 s),P 波电压于新生儿期较高,以后则较成人为低。小儿的 P-R 间期较成人为短,7 岁以后趋于稳定(0.10～0.17 s)。

3. 心前区导联电压振幅　较成人高,是系因小儿胸壁薄、导电好。

4. QRS 波群　婴幼儿常呈右室占优势的特征,V_1(V_3R)导联呈高 R 波,V_5、V_6 导联常出现深 S 波。随后 V_1 导联 R 波随年龄增长而逐渐减低,V_5 导联 R 波随年龄增大而增高。Q 波较成人为深(常见于 Ⅱ、Ⅲ、aVF 导联)。

5. T 波　小儿 T 波变异较大,于新生儿期肢体导联及左胸前导联常出现 T 波低平、倒置。判断小儿 T 波振幅异常与否,应根据 Ⅱ 和 V_5 导联的 T 波为准。在新生儿期后,振幅应>0.1 mV。

三、异常心电图

(一) 心房、心室肥大

长期压力增高、负荷过重,心房、心室必然出现扩大和(或)肥厚。当心房、心室肥大达到一定程度时,可导致心电图改变。

1. 心房肥大　心房肥大时,由于心房除极电压增大和心房传导延迟,相应在心电图上即表现为 P 波电压的增高、时间的延长及形态的改变。

(1) 右心房肥大:正常情况下右心房先除极,左心房后除极。当右心房肥大时,除极时间延长,往往与稍后除极的左心房时间重叠,故总的心房除极时间并未延长,心电图主要表现为心房除极波振幅增高(图 6-4):①P 波时间正常。②P 波高尖,电压>0.25 mV,以 Ⅱ、Ⅲ、aVF 导联中 P 波高尖最为突出。胸导联 P 波电压>0.20 mV。右心房肥大的高尖 P 波,又称为"肺性 P 波",常见于慢性肺源性心脏病及某些能引起右心房负荷过重的先天性心脏病。

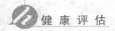

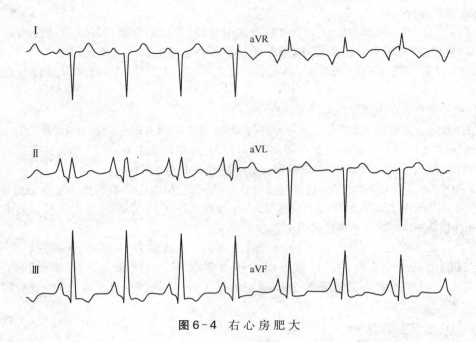

图 6-4 右心房肥大

(2) 左心房肥大:由于左心房最后除极,当左心房肥大时心电图主要表现为心房除极时间的延长(图 6-5):①Ⅰ、Ⅱ、aVR、aVL 导联 P 波时间≥0.12 s,常呈双峰型,双峰间距≥0.04 s。②V₁ 导联上 P 波呈正负双向型,且负向部分加深加宽。左心房肥大常见于二尖瓣狭窄,故又称"二尖瓣 P 波",亦可见于冠心病、高血压、心肌病、主动脉瓣病变及右心功能不全等。

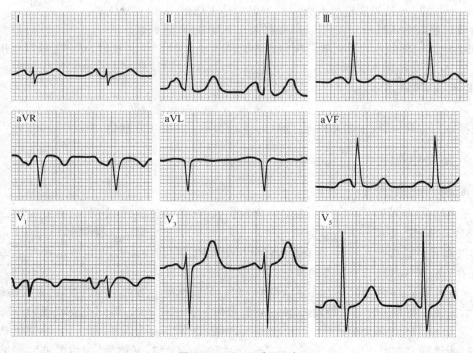

图 6-5 左心房肥大

(3) 双心房肥大：双心房肥大心电图特征为：①P 波时间≥0.12 s，电压≥0.25 mV。②V₁ 导联 P 波多为双向，正向波电压＞0.2 mV，负向波电压＞0.10 mV。双心房肥大多见于严重的先天性心脏病及风湿性心脏病联合瓣膜病等。

2. 心室肥大　心室肥大时，心电图上主要表现为反应肥大侧的导联电压增高，除极时间显著延长。

(1) 左心室肥大：左心室肥大时，可使左室优势的情况显得更为突出，引起面向左室的导联（Ⅰ、aVL、V₅、V₆）其 R 波振幅增加，而面向右室的导联（V₁、V₂）则出现较深的 S 波（图 6-6）。

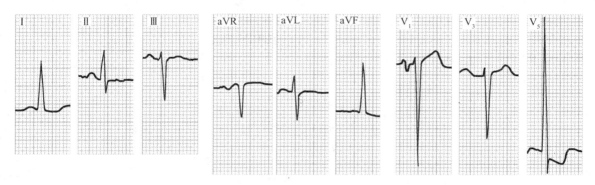

图 6-6　左心室肥大

1）左心室高电压的表现：①R_{V5}（或 R_{V6}）＞2.5 mV，$R_{V5}+S_{V1}$＞4.0 mV（男）或＞3.5 mV（女）。②R_{aVL}＞1.2 mV 或 R_{aVF}＞2.0 mV。③R_{I}＞1.5 mV 或 $R_{I}+S_{III}$＞2.5 mV。

2）QRS 时限达 0.10～0.11 s，但一般仍＜0.12 s。

3）额面心电轴可以左偏，一般不超过-30°。

4）ST-T 改变：在 R 波为主的导联 ST 段下移＞0.05 mV，T 波低平、双向或倒置。在 S 波为主的导联（如 V₁ 导联），则可见到直立的 T 波。当 QRS 波群电压增高同时伴有 ST-T 改变者，称为左室肥大伴劳损。

左心室肥大常见于高血压、冠心病、主动脉瓣狭窄以及主动脉瓣关闭不全，动脉导管未闭等。

(2) 右心室肥大：右心室壁厚度仅有左心室壁的 1/3，故右心室壁的厚度要达到一定程度时，才会显示右室肥大的图形改变。心电图特征如下（图 6-7）：①V₁ 导联 R/S≥1，V₅ 导联 R/S≤1 或 S

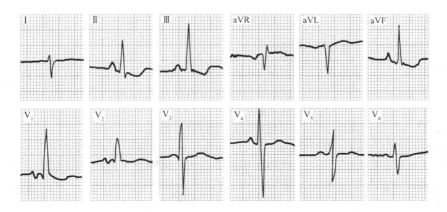

图 6-7　右心室肥大

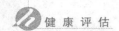

波比正常加深。少数病例可见 V_1 导联呈 QS 形或 qR 形(除外心肌梗死)。②$R_{V1}+S_{V5}>1.05\ mV$(重症者$>1.2\ mV$)。③电轴右偏:额面心电轴$\geqslant+90°$(重症可$>+110°$)。④aVR 导联中 R/S 或 R/q$\geqslant1$(或 R$>0.5\ mV$)。⑤ST-T 改变:右胸导联(V_1、V_2)ST 段压低,T 波双向或倒置。

右心室高电压同时伴 ST-T 改变称为右心室肥大伴劳损。轻度右心室肥大不易在心电图中表现出来,因此心电图对右心室肥大的诊断不敏感。右心室肥大多见于肺源性心脏病、风湿性心脏病二尖瓣狭窄、先天性心脏病房间隔缺损等。

(3) 双侧心室肥大:当左右心室均发生肥大时,心电图可有如下特征。①大致正常图形:因双侧心室电压均增高而相互抵消所致。②一侧心室肥大图形:以仅表现左心室肥大者居多,右心室肥大往往被掩盖。是因为左心室原本比右心室厚,虽双侧心室均增大而仅反映出左心室肥大。③双侧心室肥大图形:既表现右室肥大的心电图特征,如 V_1 导联 R 波为主,又存在左室肥大的某些特征,如 V_5 导联 R/S>1,R 波振幅增大等(图 6-8)。

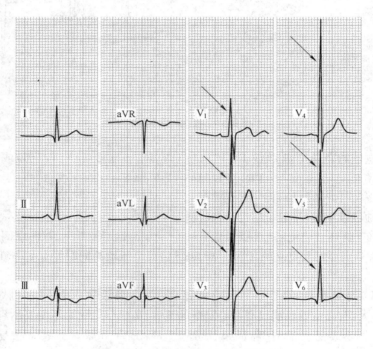

图 6-8　V_1 大 R 波,V_4、V_5 高电压

(二) 心肌缺血与 ST-T 异常改变

心肌缺血常见于冠心病所致慢性冠状动脉供血不足,其心电图改变取决于缺血的严重程度、持续时间和缺血发生的部位,可仅表现为 ST 段改变或 T 波改变,也可同时出现 ST-T 改变。

1. ST 段改变　有关导联(反映心肌缺血的部位)ST 段水平型及下斜型压低$\geqslant0.05\ mV$。

2. T 波改变　有关导联 T 波直立对称(T 波基底部变窄,两支对称)或低平,倒置(尤其呈倒置深尖、两支对称的冠状 T 波)。典型心绞痛发作时多数导联可出现一过性(常为几秒钟至几分钟)的 ST 段压低,T 波低平、双向或倒置。心绞痛缓解后心电图逐渐恢复至发作前的原来状况。

急性冠状动脉供血不足时,临床多有心绞痛,可出现一过性缺血或心律失常。变异型心绞痛属于透壁性心肌缺血,表现暂时性 ST 段抬高并伴有高耸 T 波和对应导联的 ST 段下移,酷似心肌梗死时的"损伤电流"型改变,这是急性严重心肌缺血表现;如 ST 段持续抬高,提示将可能发生心肌梗死(图 6-9)。

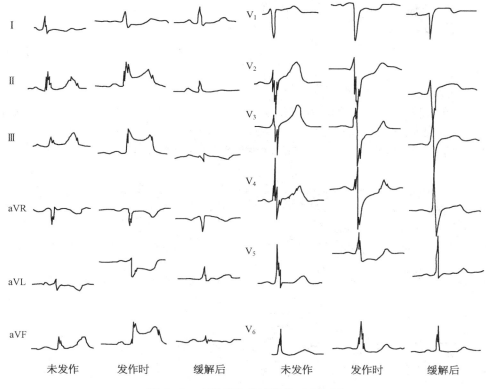

图 6-9 变异型心绞痛发作时心电图

慢性冠状动脉供血不足时,心电图常呈持续且较恒定的 ST 段压低和(或)缺血型 T 波改变(图 6-10)。

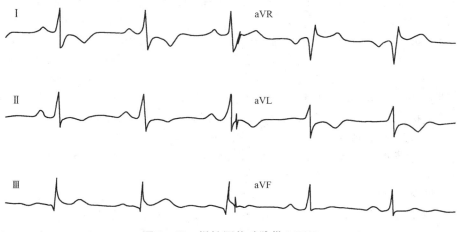

图 6-10 慢性冠状动脉供血不足

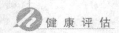

除冠心病外,不同病因的心肌炎、心肌病、心肌损害或器质性心脏病,也可出现类似的 ST‐T 改变。某些药物影响、电解质紊乱、心室肥大、束支传导阻滞以及异位室性节律及预激综合征等也可引起 ST‐T 改变。具体判断时需密切结合临床和心电图波形变化。

(三)心肌梗死

心肌梗死是冠心病的严重类型,系由各种原因造成冠状动脉急性阻塞所致。其心电图常呈特征性改变。

1. 心肌梗死的基本心电图形

(1)缺血型 T 波改变:在冠状动脉阻塞后几分钟或数十分钟之内就可观察到 T 波的剧烈变化。最常见的演变过程为:早期 T 波直立高耸,两支对称,动态变化明显。随后高耸 T 波开始逐渐降低,进而转为正负双向、倒置,随后 T 波倒置的程度逐渐增深,持续数周倒置 T 波又逐渐变浅,最后恢复直立。

(2)损伤型 ST 段改变:随着缺血时间延长,缺血程度进一步加重,就会出现损伤型图形改变,主要表现为面向损伤心肌的导联出现 ST 段抬高,ST 段抬高的形态为弓背向上型或斜上型,且常于 T 波融合成一弓背向上型的单向曲线,持续几十分钟至几小时,在坏死型 Q 波出现以后 ST 段抬高的幅度逐渐减小,短时间内即可出现显著的动态变化。常见的损伤型 ST 段抬高的形态变化如(图 6‐11)。

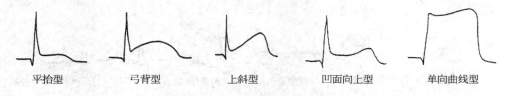

平抬型　　弓背型　　上斜型　　凹面向上型　　单向曲线型

图 6‐11 损伤型 ST 段抬高的形态

(3)坏死型 Q 波改变:主要表现是面向坏死区的导联出现异常 Q 波(时间>0.04 s,电压>1/4R)或者呈 QS 波。

2. 心肌梗死的心电图形演变及分期　心肌梗死发生后,心电图的变化随着心肌缺血、损伤、坏死的发展和恢复而呈现一定的演变规律,根据其变化特点可分为超急性期、急性期、近期(亚急性期)和陈旧期(愈合期)4 期。

(1)超急性期:起病后数分钟或数小时,主要为心肌缺血和损伤的心电图表现:ST 段上斜型或弓背向上型抬高,T 波高耸。此期若治疗及时适宜,可能避免发展为心肌梗死或使已发生梗死的范围趋于缩小。

(2)急性期:起病后数小时或数日,一般持续 3～6 周。出现心肌缺血、损伤和坏死的心电图表现:ST 段弓背上抬常与 T 波融合成一单向曲线,并出现坏死型 Q 波。在坏死型 Q 波出现后,抬高的ST 段逐渐下降至等电位线或接近等电位线,T 波逐渐降低并倒置加深。

(3)近期(亚急性期):起病后数周至数月。ST 段已恢复到等电位线,坏死型 Q 波持续存在,心电图主要演变是倒置加深的 T 波逐渐变浅,直至恢复正常或趋于恒定不变。

(4)陈旧期(愈合期):起病 3～6 月后或更久。ST 段和 T 波恢复正常或 T 波持续倒置、低平,趋于恒定不变,多数病例遗留下坏死型 Q 波,部分病例其坏死型 Q 波可逐渐变小或消失。

3. 心肌梗死的定位诊断　心肌梗死部位的诊断可根据梗死图形(异常 Q 波或 QS 波)出现于哪些导联而作出梗死部位的定位诊断(表 6‐1)。

表 6-1　心肌梗死的心电图定位诊断

V₁	V₂	V₃	V₄	V₅	V₆	V₇	V₈	V₉	Ⅰ	aVL	Ⅱ	Ⅲ	aVF	梗死部位
+	+	+								•				前间壁
	+	+	±											前壁
		±	+	+										前侧壁
									+	+				高侧壁
+	+	+	+	+	+				±	±				广泛前壁
											+	+	+	下壁
*	*					+	+	+						后壁

注：＋表示该导联出现坏死型图形；±表示该导联可能出现坏死型图形；﹡表示该导联出现 R 波增高、ST 段压低及 T 波增高。

（四）心律失常

心肌细胞具有自律性、兴奋性、传导性和收缩性，前三者与心律失常密切相关。正常人的心脏起搏点位于窦房结，并按正常传导顺序激动心房和心室。如果心脏激动的起源异常或（和）传导异常，称为心律失常。根据其发生机制分类如下（图 6-12）。

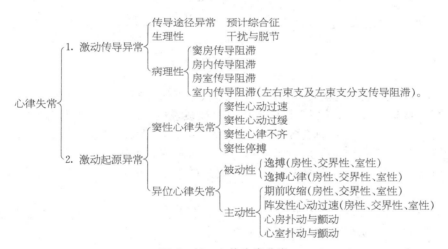

图 6-12　心律失常分类

1. **窦性心律失常**　凡起源于窦房结的心律，称为窦性心律。心电图特征：①P 波规律出现，在Ⅰ、Ⅱ、aVF、V₄～V₆ 直立，aVR 倒置。②P-R 间期＞0.12 s。③正常频率范围是 60～100 次/min。④P-P 间距之差＜0.12 s。

（1）窦性心动过速：成人窦性心律的频率＞100 次/min（儿童 1 岁内＞140 次/min，1～6 岁＞120次/min），称为窦性心动过速。常见于运动、精神紧张、发热、甲状腺功能亢进症、贫血、失血、心肌炎、心功能不全和拟肾上腺素类、阿托品、麻黄碱药物作用等。

（2）窦性心动过缓：窦性心律的频率＜60 次/min 时，称为窦性心动过缓。常见于老年人、运动员及睡眠状态。颅内压增高、甲状腺功能减退、阻塞性黄疸以及应用拟副交感神经药物、胺碘酮、β受体阻滞剂、普罗帕酮、钙拮抗剂或洋地黄等药物亦可引起窦性心动过缓。窦房结病变、急性下壁心肌梗死也可发生窦性心动过缓。

（3）窦性心律不齐：窦性心律的节律明显不规则，在同一导联上的 P-P 间期相差＞0.12 s，常与

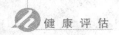

窦性心动过缓同时发生。多见于青少年或自主神经功能不稳定者,且常与呼吸有关,称为呼吸性窦性心律不齐,多无临床意义(图6-13)。

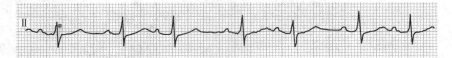

图6-13 窦性心律不齐

(4)窦性停搏:又称窦性静止。是由于窦房结病变或迷走神经功能亢进,使窦房结在一段时间内不发放冲动。心电图特征为较正常P-P间期为长的时间内无P波出现,或P与QRS波均不出现,长的P-P间期与基本的窦性P-P间期无倍数关系。过长时间的窦性停搏可使患者出现眩晕、黑蒙或短暂意识障碍,严重者可发生抽搐。窦性停搏可发生于迷走神经张力过高或颈动脉窦过敏者、急性心肌梗死、窦房结病变、脑血管病、某些药物(洋地黄、奎尼丁等)使用过量(图6-14)。

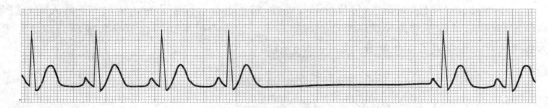

图6-14 窦性停搏

(5)病态窦房结综合征:起搏传导系统退行性病变以及冠心病、心肌炎(尤其是病毒性心肌炎)、心肌病等疾患可累及窦房结及其周围组织产生一系列缓慢性心律失常而引起病态窦房结综合征。心电图特征为:①持续的窦性心动过缓,心率<50次/min,且不易用阿托品等药物纠正。②窦性停搏或窦房阻滞。③在显著窦性心动过缓的基础上,常出现室上性快速心律失常(房速、房扑、房颤等),又称慢-快综合征。④双结病变:若病变同时累及房室交界区,可出现房室传导障碍,或发生窦性停搏时,长时间不出现交界性逸搏。

2. 期前收缩　期前收缩是由起源于窦房结以外的异位起搏点自律性增强或形成折返激动所引起,又称过早搏动或早搏,是临床上最常见的心律失常。

(1)相关概念

1)联律间期:指异位搏动与其前窦性搏动之间的时距。房性期前收缩的联律间期应从异位P波起点测量至其前窦性P波起点,而室性期前收缩的联律间期应从异位搏动的QRS波起点测量至其前窦性QRS波起点。

2)代偿间歇:指期前收缩后的长间歇。房性期前收缩大多为不完全性代偿间歇(指联律间期加代偿间歇小于正常心动周期的2倍)。而室性异位激动,距窦房结较远不易侵入窦房结,故往往表现为完全性代偿间歇(指联律间期加代偿间歇等于正常心动周期的2倍)。

3)单源性和多源性期前收缩:当期前收缩来自同一异位起搏点或有固定的折返路径,在同一导联上其形态、联律间期相同,称为单源性期前收缩。当期前收缩来自两个以上的异位起搏点,在同一导联中出现两种或两种以上形态及联律间期互不相同的异位搏动,则称为多源性期前收缩。如联律间期固定,而形态各异,则为多形性期前收缩,其临床意义与多源性期前收缩相似。

4)频发性期前收缩:期前收缩可依其出现频率分为偶发(指期前收缩<5次/min)和频发(指期前收缩≥5次/min)。联律是指期前收缩和窦性心律成对或成组的反复出现,是一种有规律的频发

性期前收缩。常见的有二联律(指期前收缩与窦性心搏交替出现)和三联律(指每2个窦性心搏后出现1次期前收缩)。

(2) 分类:根据异位搏动发生的部位,可分为房性、交界性和室性期前收缩,其中以室性期前收缩最常见,房性次之,交界性较少见。

1) 室性期前收缩:心电图特征如下。①提前出现的 QRS 波形态宽大畸形,时限>0.12 s。②提前出现的 QRS-T 波前无 P 波或无相关的 P 波。③T 波方向多与 QRS 波的主波方向相反。④多为完全性代偿间歇(图6-15)。

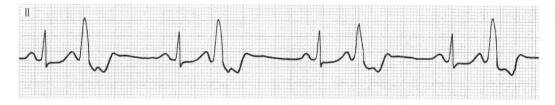

图6-15 室性期前收缩

2) 房性期前收缩:心电图特征如下。①提前出现的异位 P'波,形态与窦性 P 波有所不同。②P'-R间期常>0.12 s,部分房性期前收缩 P'-R 间期可延长>0.20 s。③QRS 波一般为正常形态。若合并室内差异性传导则宽大畸形;若异位 P'波后无 QRS-T 波,称房性期前收缩未下传。④大多为不完全性代偿间歇(图6-16)。

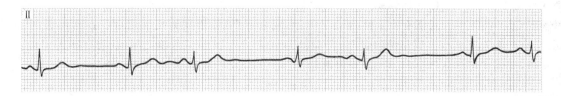

图6-16 房性期前收缩

3) 交界性期前收缩:心电图特征如下。①提前出现的 QRS-T 波其前无 P 波,QRS-T 形态与窦性下传者基本相同。②出现逆行 P'波(Ⅱ、Ⅲ、aVF 导联倒置,aVR 直立),可发生于 QRS 波群之前(P'-R 间期<0.12 s)或 QRS 波群之后(P'-R 间期<0.20 s),或者与 QRS 波相重叠。③多为完全性代偿间歇(图6-17)。

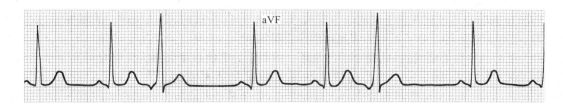

图6-17 房室交界性期前收缩

期前收缩可见于过劳、饱餐、焦虑、情绪激动或烟酒过量的正常人。大多期前收缩见于各种器质性心脏病,如冠心病、心肌炎、心肌病和心力衰竭等,也可见于电解质紊乱和药物中毒等。器质性心脏病或心力衰竭者若发生室性期前收缩,常诱发供血不足,频发或成对室性期前收缩时尤甚。若室性期前收缩表现为多源性、R-on-T性,或于心肌梗死及心排血量明显下降时出现则多有较高危险性,常可诱发严重心律失常。

3. 异位性心动过速 由异位节律点兴奋性增强或折返激动所引起的快速异位心律(期前收缩连续出现3次或3次以上)称为异位性心动过速。最常见的是阵发性心动过速,其特点为突然发作、突然终止,快速而规则或略有不整。根据其发生部位不同,分为房性、交界性和室性3种。

(1) 阵发性室上性心动过速:房性及交界性阵发性心动过速发作时,由于心率过快,P波常不易辨认,故将两者统称为阵发性室上性心动过速。

心电图特征:①心率160~250次/min,节律绝对规则。②QRS波形态正常,若伴有束支或室内传导阻滞,可呈宽大QRS波。③P波不易辨认,可埋藏于QRS波之中或位于其终末部,或位于ST段或T波起始部(图6-18)。

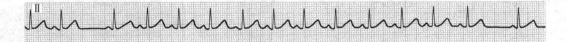

图6-18 阵发性室上性心动过速

阵发性室上性心动过速可见于健康人或预激综合征者、风湿性心脏病、心肌梗死、甲状腺功能亢进症等患者。无器质性心脏病者一般不引起严重后果,若持久发作、频率过快可出现血压下降、心绞痛、晕厥和心力衰竭等。

(2) 阵发性室性心动过速:心电图特征:①心室率常为140~220次/min,节律略有不整。②QRS波宽大畸形,QRS时间≥0.12 s。③P波与QRS波无固定关系,形成房室分离现象,P波频率慢于QRS波频率。④偶有室上性激动下传,形成心室夺获,表现为提前出现一正常形态的QRS波,其前有相关P波或形成室性融合波,即QRS波形态介于窦性和室性之间,其前有相关P波。房室分离、心室夺获及室性融合波是诊断阵发性室性心动过速的重要依据(图6-19)。

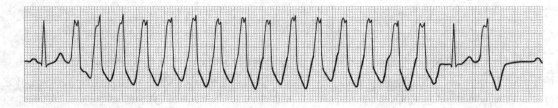

图6-19 阵发性室性心动过速

阵发性室性心动过速常见于器质性心脏病,如心肌梗死、心肌病、心肌炎或二尖瓣脱垂,以及药物中毒、电解质紊乱等。亦可见于无明显器质性心脏病者。

(3) 扭转型室性心动过速:此类心动过速是一种严重的室性心律失常。发作时可见一系列增宽变形的QRS波群,以每3~10个心搏围绕基线不断扭转其主波的正负方向。心室率为180~250次/min,每次发作持续数秒到数十秒而自行终止,但极易复发或转为心室颤动(图6-20)。临床

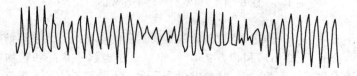

图6-20 尖端扭转型室性心动过速

上表现为反复发作心源性晕厥或称阿-斯综合征。

4. 扑动与颤动 扑动与颤动可出现于心房或心室,是一种频率超过阵发性心动过速的主动性异位心律。

（1）心房扑动与颤动

1）心房扑动:房扑大多为短阵发作,心电图特征如下。①正常 P 波消失,代之连续的大锯齿状扑动波（F 波）,F 波多数在Ⅱ、Ⅲ、aVF 导联中清晰可见;F 波间无等电位线,波幅大小一致,间隔规则,频率多为 250～350 次/min。②心室律与房室传导比例有关,故心室律可规则（2∶1 或 4∶1 传导）或不规则（房室传导比例不恒定或伴有文氏传导现象）。③QRS 波时限一般不增宽,但伴有束支或室内传导阻滞,或旁道下传时,QRS 波可宽大畸形（图 6-21）。

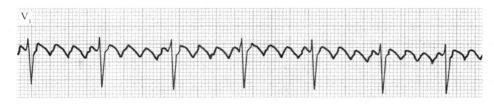

图 6-21　心房扑动呈 4∶1 下传

2）心房颤动:是仅次于期前收缩的常见心律失常,心电图特征如下。①各导联正常 P 波消失,代之以大小不等、形状各异的颤动波（f 波）,f 波的频率为 350～600 次/min,以 V₁ 导联最明显。②QRS 波一般不增宽,若伴室内差异性传导,QRS 波可增宽。③心室律绝对不规则（图 6-22）。

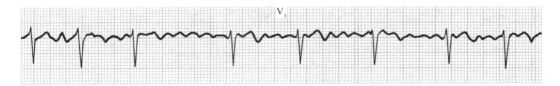

图 6-22　心 房 颤 动

阵发性心房扑动与颤动可见于无明显器质性心脏病者,与情绪激动、饮酒等有关;持续性心房扑动与颤动常见于风湿性心脏病、冠心病和甲状腺功能亢进症等,少数找不到原因的房颤,称为特发性房颤。

（2）心室扑动与颤动:简称室扑、室颤,是最严重的心律失常。室扑常为室颤前奏,持续时间短暂,迅速转为室颤。心电图特征为:正常 QRS 波与 T 波均消失,室扑呈正弦曲线样波形,波幅大而规则,频率 150～250 次/min（图 6-23）,室颤为极不规则的波幅低小的颤动波,频率 200～500 次/min（图 6-24）。

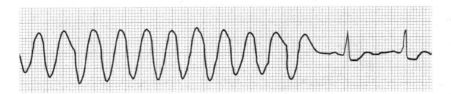

图 6-23　心 室 扑 动

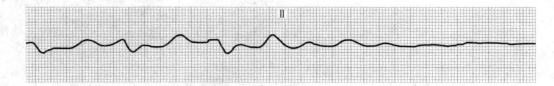

图 6-24　心室颤动

心室扑动与颤动均是极严重的致死性心律失常,可见于严重的器质性心脏病(如冠心病、心肌病、心肌炎等)、药物中毒(如洋地黄和奎尼丁中毒)、电解质紊乱、心脏手术以及电击伤等。

5. 心脏传导异常

(1) 心脏传导阻滞:冲动在心脏传导过程中,由于心肌某部位不应期延长,造成传导延缓或中断,形成心脏传导阻滞。根据阻滞部位不同,分为窦房传导阻滞、房内传导阻滞、房室传导阻滞和室内传导阻滞。其中房室传导阻滞最常见。根据阻滞程度不同分为一度(传导延缓)、二度(传导部分中断)和三度(传导完全中断);根据阻滞的发生情况可分为一过性、间歇性和持续性。

1) 房室传导阻滞:冲动从心房到心室传导过程中受到阻碍,造成传导延缓或中断,称为房室传导阻滞,阻滞部位可发生在房室结、房室束、左右束支等不同部位。

一度房室传导阻滞:阻滞部位多在房室结。心电图特征为:P-R 间期延长,时间>0.20 s(老年人 PR 间期>0.22 s),每个 P 波后均有一相关 QRS 波(图 6-25)。

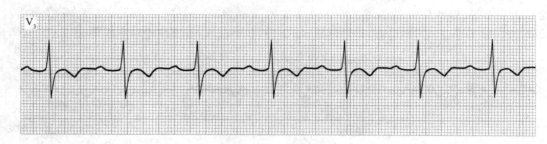

图 6-25　一度房室传导阻滞

二度房室传导阻滞:又分为以下 2 型。①二度 Ⅰ 型房室传导阻滞(文氏型):较多见,阻滞部位多在房室结,预后较好。心电图特征为:P-R 间期逐渐延长,直至 P 波后脱落 1 次 QRS 波,漏搏后房室传导阻滞得到一定改善,PR 间期又趋于缩短,之后又逐渐延长,如此周而复始,称为文氏现象(图 6-26)。以 P 波数与下传 QRS 波群数的比例来表示房室传导阻滞的程度,如 3:2 传导表示 3 个 P 波中有 2 个 P 波下传心室,而只有 1 个 P 波不能下传。②二度 Ⅱ 型房室传导阻滞(莫氏 Ⅱ 型):此型阻滞多为器质性病变,是由于传导系统绝对不应期明显延长所致,预后较差。心电图特征为:P-R 间期固定(正常或延长),周期性出现 QRS 波脱漏,激动在房室间呈一定比例下传(图 6-27)。当连续出现两次或两次以上的 QRS 波群脱漏时,称为高度房室传导阻滞,如 3:1 或 5:3 传导的房室传导阻滞等。

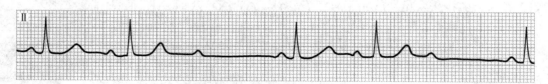

图 6-26　二度 Ⅰ 型房室传导阻滞

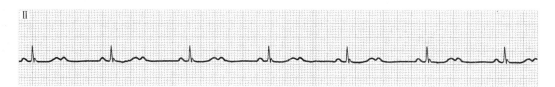

图 6-27 二度Ⅱ型房室传导阻滞

三度房室传导阻滞:又称为完全性房室传导阻滞,由于心房冲动完全不能下传,心房心室各自激动,心电图表现为:P-P间期固定,R-R间期固定,P波频率大于 QRS 波群频率,P 波与 QRS 波群互不相关(图 6-28)。

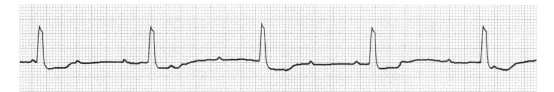

图 6-28 三度房室传导阻滞

一度及二度Ⅰ型房室传导阻滞可见于正常人,常与迷走神经张力增高有关。二度Ⅱ型及三度房室传导阻滞常见于器质性心脏病(如急性心肌梗死、心肌炎和心肌病等)、药物中毒以及电解质紊乱。一般阻滞部位越低,阻滞程度越重,危险性越大。

2) 束支与分支传导阻滞:当一侧束支阻滞时,激动会从健侧心室通过室间隔后再缓慢激动受阻滞一侧心室。束支传导阻滞时根据 QRS 波的时间是否>0.12 s 而分为完全性与不完全性束支传导阻滞。

右束支传导阻滞:完全性右束支传导阻滞心电图特征如下。①QRS 时间增宽≥0.12 s。②V₁ 导联呈 rsR′型或 M 型,此为最具特征性的改变,Ⅰ、V₅、V₆ 导联呈 qRS 型,S 波宽阔。③V₁、V₂ 导联 ST 段轻度压低,T 波倒置(图 6-29)。不完全性右束支传导阻滞时,QRS 波形与完全性右束支

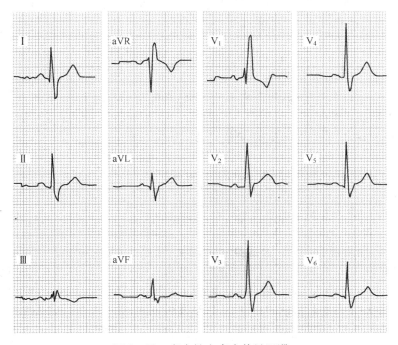

图 6-29 完全性右束支传导阻滞

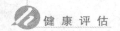

传导阻滞相同,仅 QRS 波时间不超过 0.12 s。由于右束支细长,由单侧冠状动脉分支供血,不应期比左束支长,故右束支传导阻滞较常见,可见于各种器质性心脏病,如风湿性心脏病、冠心病、心肌炎、心肌病和先天性心脏病等,也可见于健康人。

左束支传导阻滞:完全性左束支传导阻滞心电图特征如下。①QRS 时间≥0.12 s。②Ⅰ、V_5、V_6 导联出现宽大的 R 波,畸形或有切迹,其前无 Q 波,其后常无 S 波。③V_1、V_2 导联多呈 QS 或 rS 形,S 波宽大。④ST-T 方向与 QRS 波主波方向相反(图 6-30)。不完全性左束支传导阻滞的心电图形与完全性左束支传导阻滞相同,仅 QRS 波时间不超过 0.12 s。左束支粗而短,由双侧冠状动脉供血,不易发生阻滞,若发生阻滞,多由器质性心脏病变所致。左束支传导阻滞见于器质性心脏病,如冠心病、心肌炎和心肌病等。

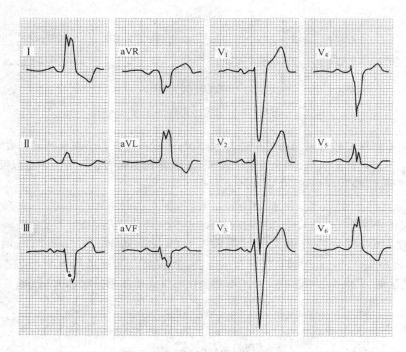

图 6-30 完全左束支传导阻滞

左前分支传导阻滞:该支细长,为左束支的分支,支配左室左前上方,较容易发生阻滞。心电图表现为:①心电轴显著左偏达$-90°\sim-30°$,超过$-45°$更有诊断意义。②Ⅰ、aVL 导联 QRS 波呈 qR 型,RaVL>RI,Ⅱ、Ⅲ、aVF 导联 QRS 波呈 rS 型,SⅢ>SⅡ。③QRS 时间无明显增宽(图 6-31)。

左后分支传导阻滞:该支较粗,双重血液供应,阻滞较少见。

(2) 预激综合征:是指在正常的房室传导途径之外,激动经由附加的房室传导束(旁路)提前到达心室,使部分(或全部)心室肌提前激动。

WPW 综合征(Wolff-Parkinso-While syndrome),又称典型预激综合征,是通过房室旁道(Kent 束)完成的。其心电图表现为:①P-R 间期<0.12 s。②QRS 时间≥0.12 s。③QRS 波起始部粗钝,形成预激波(亦称 delta 波)。④P-J 间期正常。⑤可有继发性 ST-T 变化(图 6-32)。

预激综合征多见于健康人,其主要危害是常可引发房室折返性心动过速,WPW 综合征如合并心房扑动或心房颤动,还可引起快速的心室率,甚至发生室颤,属于严重心律失常类型。近年来,采用导管射频消融术已可对预激综合征进行根治。

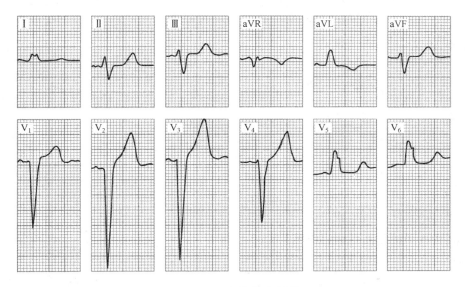

图 6-31　左前分支阻滞

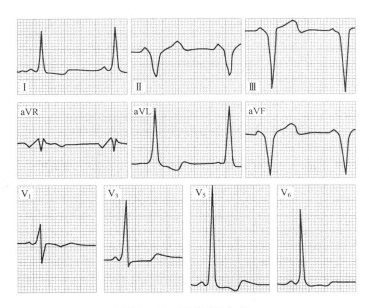

图 6-32　预 激 综 合 征

6. 逸搏与逸搏心律

当高位节律点发生病变或受到抑制而出现停搏或节律明显减慢时(如病态窦房结综合征),或者因传导障碍而不能下传时(如窦房或房室传导阻滞),或其他原因造成长的间歇时(如期前收缩的代偿间歇等),作为一种保护性措施,低位起搏点就会发出一个或一连串的冲动,激动心房或心室。仅发生 1～2 个称为逸搏,连续 3 个以上称为逸搏心律。按发生的部位分为房性、房室交界性和室性逸搏。其 QRS 波群的形态特点与各相应的期前收缩相似,两者的差别是期前收缩属提前发生,为主动节律,而逸搏则在长间歇后出现,属被动节律。临床上以房室交界性逸搏最多见。

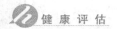

（1）房性逸搏心律：心房内分布着许多潜在节律点，频率多为 50～60 次/min，略低于窦房结。

（2）交界性逸搏心律：是最常见的逸搏心律，见于窦性停搏以及三度房室传导阻滞等情况，其 QRS 频率一般为 40～60 次/min，慢而规则（图 6-33）。

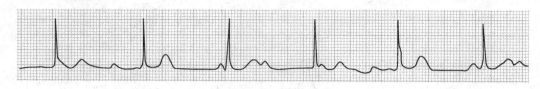

图 6-33　房室交界性逸搏心律伴三度房室传导阻滞

（3）室性逸搏心律：多见于双结病变或发生于束支水平的三度房室传导阻滞。其 QRS 波群呈室性波群，频率一般为 20～40 次/min，可略不规则。

（五）药物与电解质紊乱对心电图的影响

1. **药物对心电图的影响**

（1）洋地黄：洋地黄直接作用于心室肌，有增强心肌收缩力，加速心内膜复极，增加心肌兴奋性，以及增加心脏对迷走神经的反应性等作用。

洋地黄效应：①ST 段呈下斜型压低，与倒置（或负正双相）的 T 波形成"鱼钩样"改变。②Q-T 间期缩短。此改变只说明近期内用过洋地黄，即洋地黄效应，而非洋地黄中毒表现（图 6-34）。

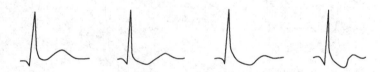

图 6-34　洋地黄引起 ST-T 变化示意图（鱼钩样）

洋地黄中毒：洋地黄中毒时可以有胃肠道症状如食欲不振、恶心、呕吐和神经系统症状如头痛、倦怠、视力模糊、黄视、绿视等，但出现各种心律失常是主要表现，常见的有以下几种。①频发室性期前收缩，尤其呈联律形式（如二联律、三联律）或为多源性室性期前收缩。②房室传导阻滞，特别是二度和三度房室传导阻滞，是严重中毒的表现。③心室扑动及颤动等。

（2）奎尼丁：是常用的抗心律失常药物之一。奎尼丁对心电图的影响在治疗剂量时表现为 Q-T 间期延长，T 波低平或倒置，U 波增高。奎尼丁中毒时除加重上述改变外，还可以使 QRS 波逐渐增宽 25%～50%。奎尼丁对心率、心律的影响是小剂量可使窦性心律加速，大剂量则抑制窦房结，产生窦性心动过缓、窦房传导阻滞甚至窦性停搏。

（3）胺碘酮：是疗效较好的抗快速性心律失常药物。该药对心电图的影响主要表现为 Q-T 间期延长，T 波平坦、切迹，U 波较明显。中毒时反复出现尖端扭转性室速，甚至室颤。

2. **电解质紊乱对心电图影响**

（1）高血钾：细胞外血钾浓度＞5.5 mmol/L，致使 Q-T 间期缩短和 T 波高耸，基底部变窄，形成"帐篷状"改变。随着血钾浓度的增高，P 波振幅逐渐降低，P-R 间期及 Q-T 间期逐渐延长。高血钾的最后阶段，P 波消失，宽大的 QRS 波甚至于 T 波融合呈正弦波。严重高血钾可引起室上性心动过速、心室扑动或颤动，甚至心脏停搏（图 6-35）。

（2）低血钾：典型改变为 ST 段压低，T 波低平或倒置和 U 波增高（U 波＞0.1 mV 或 U/T＞1 或 TU 融合、双峰状呈拱桥样），Q-T 间期一般正常或轻度延长。低血钾明显时，可使 QRS 波群时限

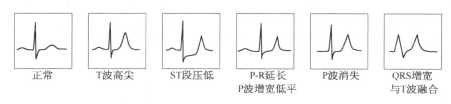

图 6-35　高血钾:随血钾水平逐渐升高引起的心电图改变示意图

延长,P 波振幅增高。低血钾可引起房性心动过速、室性异位搏动及室性心动过速、房室传导阻滞及室内传导阻滞等各种心律失常(图 6-36)。

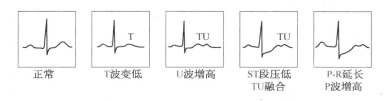

图 6-36　低血钾:随血钾水平逐渐降低引起的心电图改变示意图

(3) 高血钙和低血钙　高血钙的主要改变为 S-T 段缩短或消失,Q-T 间期缩短。严重高血钙(例如快速静注钙剂时),可发生窦性静止、窦房阻滞、室性期前收缩、阵发性室性心动过速等。低血钙的主要改变为 S-T 段明显延长,Q-T 间期延长,直立 T 波变窄、低平或倒置,一般很少发生心律失常。

四、心电图的操作、分析步骤及临床应用

(一) 心电图操作要点

(1) 受检查者准备:指导受检者心电图检查为一项无创检查,消除紧张情绪;除急诊外应避免于饱餐、吸烟、运动或情绪激动时做检查;受检者取平卧位,肌肉松弛,避免躯体和四肢运动。

(2) 环境准备:检查室内温度适宜,其他避免因寒冷引起肌电干扰;适当保护患者隐私,必要时屏风遮挡;检查床宽度适宜;心电图机旁禁用电器。

(3) 安置导联:检查前按申请单核对姓名。在受检者两手腕曲侧腕关节上方约 30 cm 处,及两内踝上部约 7 cm 处涂抹导电胶,按右上肢红色、左上肢黄色、左下肢绿色、右下肢黑色安置肢体导联;再按 $C_1 \sim C_6$ 标记或红、黄、绿、褐、黑、紫安置 $V_1 \sim V_6$ 胸导联。

(4) 记录心电图:按导联选择键,依次记录 Ⅰ、Ⅱ、Ⅲ、aVR、aVL、aVF 及 $V_1 \sim V_6$ 或同步记录 12 导联心电图。各导联一般记录 3~5 个心动波即可,当心律不齐时可加长 Ⅱ 导联或 V_1 导联,必要时嘱受检者屏气;如有急性下壁心肌梗死,应及时加做右胸导联及 $V_7 \sim V_9$ 导联。

(5) 其他:心电图记录完毕,应立即在心电图纸前部按申请单注明受检查者床号、姓名、性别、年龄和记录时间,同时做好导联标记。

(二) 心电图的分析步骤

(1) 一般性阅读:按顺序将心电图摆好,首先作一整体浏览,检查有无技术上的误差,确定定准电压及走纸速度。

(2) 确定心率和心律:根据 P 波出现的规律和形态,确定主导心律是否为窦性心律,再分别测量 P-P 或 R-R 间距计算出心房率或心室率。

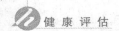

(3) 判断心脏位置:根据Ⅰ、Ⅲ导联 QRS 波群主波方向和振幅,确定心电轴有无偏移;根据胸导联 QRS 波群变化情况,判断有无钟向转位。

(4) 观察测量心电图各项要素:观察和测量 P 波、QRS 波群、ST 段和 T 波的形态、方向、电压,测量 P-R 间期和 Q-T 间期。

(5) 心电图诊断:结合患者的年龄、性别、症状、体征综合分析心电图资料做出心电图诊断。

(三)心电图的临床应用

(1) 分析和诊断各种心律失常。

(2) 了解有无心肌缺血和心肌梗死,明确心肌梗死的性质、部位和分期。

(3) 反映心房、心室肥大的情况。

(4) 客观评价某些药物对心肌的影响程度及心律失常的治疗效果,为临床用药的决策提供依据。

(5) 为其他疾病(如心包炎等)和电解质紊乱(如血钙和血钾的过低或过高等)的诊断提供依据。

(6) 心电图和心电监护广泛应用于手术麻醉及各种危重患者的病情监测。

(7) 心电图检查亦有局限性,许多心脏疾病,特别是早期,心电图可无异常。

第二节 X 线 检 查

一、概述

(一)X 线成像原理及图像特点

X 线检查在医学影像学中应用最为广泛。X 线具有穿透性、荧光效应和感光效应等特性,当 X 线穿过人体后,人体组织结构因存在密度和厚度的差异,吸收 X 线的程度不同,从而形成黑白不同的对比影像。X 线图像是由从黑到白不同灰度的影像所组成,这些不同灰度的影像是以密度为标准来反映人体组织结构的解剖及病理状态,例如白影、灰影和黑影分别表达高密度、中等密度和低密度,并表示物质密度的高低。人体组织中骨骼和钙化结构在 X 线影像上密度最高;软组织和体液,属于中等密度;脂肪组织结构疏松,密度较软组织低,为较低密度;在呼吸道、鼻窦、乳突及胃肠腔内含有气体,气体吸收 X 线最少,属于最低密度。

(二)X 线检查方法

1. 普通检查 包括荧光透视和 X 线摄影,是最常用的检查方法。

(1) 荧光透视:简称透视。透视的主要优点是可任意变换患者体位,可观察某些器官的动态变化(如心脏、大血管搏动,呼吸动度、膈肌运动及肠胃蠕动等),操作方便,费用低,并可以立即得出结果。缺点主要是影像比较模糊,难以观察密度和厚度差别较小的器官以及密度和厚度较大的部位(如头颅、腹部、脊椎和骨盆等),并缺乏客观记录。

(2) X 线摄影:所得到的照片称平片,应用最为广泛。优点是图像清晰,可做客观记录长期保存。缺点是费用高,每一照片仅是一个方位和一瞬间的 X 线影像,对器官功能方面的观察不如透视直接和方便。

2. 特殊检查 特殊检查包括断层摄影、放大摄影和软射线摄影等。目前只有软射线摄影还在应用。软射线摄影系用波长较长、穿透力较弱、衰减系数较高的射线进行摄影,可使密度相差不大的不同软组织分别清晰显影,适用于软组织,特别是乳腺的检查。

3. 造影检查 当 X 线穿过人体时,人体组织结构因存在密度和厚度的差异而形成的对比,称为自然对比。对某些缺乏自然对比的器官结构,将能吸收 X 线并与该器官结构密度不同的某些物质引入该器官结构内,产生人为对比显影的方法,称造影检查。引入体内形成对比的物质称造影剂。

(1) 造影剂:按密度高低分为两大类。①高密度造影剂:为原子序数高、比重大、吸收 X 线多的造影剂,又称阳性造影剂,主要是钡剂与碘剂。钡剂主要用于食管及胃肠等消化道检查,对碘过敏者也可用于支气管造影检查。水溶性碘剂可用心脏大血管、周围血管、胆系、泌尿系和实质性器官的实质染色造影及作 CT 增强检查等。②低密度造影剂:为原子序数低、比重小的气体,又称阴性造影剂。如空气、氧气和二氧化碳等。可用于关节囊、胸或腹腔、腹膜后、蛛网膜下腔、盆腔及组织间隙等的造影,但不能注入正在出血的器官,以免发生气栓。

(2) 造影方式:造影方式有两种。①直接引入式:口服法,如食管及胃肠钡餐检查。灌注法,如钡剂灌肠、支气管造影、逆行性胆管及泌尿系造影、脓腔及瘘管造影、子宫输卵管造影等。穿刺注入法,可直接穿刺或经皮穿刺引入导管,将造影剂注入组织或器官内,如心血管造影,周围血管动、静脉穿刺造影,关节腔造影,淋巴管造影和脊髓造影等。②间接引入式:利用某些造影剂引入体内后,能选择性地经某一器官吸收集聚或经某一器官排泄使某些器官显影的方法,也称生理排泄法。常用的有口服法胆囊造影、静脉肾盂造影和静脉胆道造影等。

(3) 造影前准备及造影反应的处理

1) 造影检查前准备:与患者沟通,减轻紧张情绪;询问患者疾病史及过敏史;掌握各种造影检查的适应证和禁忌证,并评估患者;用碘造影剂造影时,应行碘过敏试验;备好抢救药品、器械。

2) 碘过敏试验方法:①口服试验:检查前 2 d 开始服用一定量的造影剂,观察反应。若出现结膜红肿、恶心、呕吐,口、手、脚麻木及皮疹等为阳性。②皮内试验:取 3% 的碘造影剂 0.1 ml 行前臂皮内注射,20 min 后观察若出现局部红肿、硬结,直径 >1 cm 为阳性。③静脉注射法:检查前 1 d 静脉注射同剂型造影剂 1 ml,15~20 min 后观察患者,若出现胸闷、心慌、气急、呕吐和荨麻疹等为阳性。

3) 碘造影剂过敏反应的处理:轻度反应表现为全身灼热感、头晕、面部潮红、胸闷、气急、恶心、呕吐、腹痛及荨麻疹等,可不经特殊处理,吸氧及短时休息而好转,必要时给予肾上腺素或异丙嗪对症处理。重度反应表现为喉水肿、支气管痉挛、呼吸困难、周围循环衰竭、严重的心律失常甚至心脏骤停等,应立即停止检查,给予吸氧,行抗休克、抗过敏和对症治疗等抢救措施。

二、X 线检查的临床应用

医学影像技术不断进步,但 X 线检查并不能被取代,X 线诊断仍是影像诊断中使用最多和最基本的方法。临床应用应根据各种检查的适应证、禁忌证及优缺点,优先选择安全、简便、准确和经济的检查方法。

(一) 骨和关节系统

1. 正常 X 线表现

(1) 长骨:①骨干:X 线表现为密度均匀致密影,外缘清楚,在骨干中部最厚,越近两端越薄。骨干中央骨髓腔表现为由骨干皮质包绕的无结构的半透明区。骨皮质内外骨膜在 X 线上不显影。②骺:为未完成发育的长骨末端。在胎儿及幼儿时期为软骨,即骺软骨,在 X 线上不显影。③骺板:骺板为软骨,X 线片上呈横行半透明线。

成年骨骼的外形与小儿骨骼外形相似,但骨发育完全。骺与干骺端愈合,骺线消失,只有骨干和由骨松质构成的骨端。

(2) 脊柱:脊柱由脊椎和其间的椎间盘组成。除第一颈椎外,每个脊椎分椎体和椎弓两部分。

(3) 关节:人体关节有 3 种类型:①不动关节,如颅缝等;②微动关节,即软骨性关节,可有部分活动,如耻骨联合等;③能动关节,即滑膜性关节,多有较大活动度,包括关节骨端、关节囊和关节腔。骨性关节面在 X 线上表现为边缘光滑整齐的线样致密影。关节间隙 X 线表现为两个骨性关节面之间的透亮间隙,包括关节软骨、潜在的关节腔及少量滑液的投影。关节囊、韧带、关节盘 X 线不能分辨。

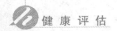
2. 骨和关节病变基本 X 线表现　骨和关节病变的病理改变及其 X 线表现多种多样,其基本病变是异常的成骨与破骨。

(1) 骨基本病变

1) 骨质疏松:主要是骨密度减低。在长骨可见骨松质中骨小梁变细、减少、间隙增宽,骨皮质出现分层和变薄现象;在脊椎,椎体内结构呈纵形条纹,周围骨皮质变薄,严重时椎体内结构消失。

2) 骨质软化:主要是由于骨内钙盐减少而引起的骨密度减低,与骨质疏松不同的是骨小梁和骨皮质边缘模糊。

3) 骨质破坏:表现为骨质局限性密度减低,骨小梁稀疏而形成骨质缺损,其中全无骨质结构。

4) 骨质增生硬化:表现为骨质密度增高,伴或不伴有骨骼的增大。骨小梁增粗、增多和密集,骨皮质增厚、致密。严重者难于分清骨皮质与骨松质。

5) 骨膜新生骨:习惯称骨膜增生,在早期是一段长短不定、与骨皮质平行的细线状致密影,同骨皮质间可见 1～2 mm 宽的透亮间隙。继而骨膜新生骨增厚,常见的有与骨皮质表面平行排列的线状、层状或花边状骨膜反应。随着病变的好转与痊愈,骨膜增生可变的致密,逐渐与骨皮质融合,表现为皮质增厚。痊愈后,骨膜新生骨可逐渐被吸收。如引起骨膜反应的病变进展,已形成的骨膜新生骨可被破坏,破坏区两侧的残留骨膜新生骨呈三角形,称为骨膜三角或 Codman 三角。

6) 骨质坏死:X 线表现为骨质局限性密度增高。

7) 矿物质沉积:可表现为骨小梁粗糙、紊乱,骨密度增高;也可表现为骨密度减低、骨皮质变薄、骨小梁粗疏等骨质疏松改变;甚至可出现骨质软化表现。

8) 周围软组织病变:外伤和感染引起软组织肿胀时 X 线表现为局部软组织肿胀,密度增高,软组织内的正常层次模糊不清。

(2) 关节基本病变

1) 关节肿胀:X 线表现为关节周围软组织肿胀、密度增高,大量关节积液可见关节间隙增宽。

2) 关节破坏:X 线表现为当破坏只累及关节软骨时,仅见关节间隙变窄,当累及关节面骨质时,则出现相应区的骨质破坏和缺损。关节破坏严重时可引起关节半脱位和变形。

3) 关节退行性变:早期主要表现为骨性关节面模糊、中断和消失;中晚期表现为关节间隙狭窄、软骨下骨质囊变,骨性关节面边缘骨赘形成,不发生明显骨质破坏,一般无骨质疏松。关节退行性变是组织衰退的表现,多见于老年人。

4) 关节强直:分为骨性强直和纤维性强直。骨性强直 X 线表现为关节间隙明显变窄或消失,并有骨小梁通过关节连接两侧骨端。纤维性强直虽然关节活动消失,但 X 线上仍可见狭窄的关节间隙,无骨小梁贯穿两侧骨端。

5) 关节脱位:是组成关节骨骼的脱离、错位,分为完全脱位和半脱位。

3. 常见疾病的 X 线表现

(1) 长骨骨折:骨折断裂多为不整齐的断面,X 线片上呈不规则的透明线,于骨皮质显示清楚整齐,在骨松质则表现为骨小梁中断、扭曲和错位。根据骨折的程度可分为完全性骨折和不完全性骨折。在儿童,骨骼柔韧性较大,外力不易使骨质完全断裂,仅表现为局部骨皮质和骨小梁的扭曲,而看不见骨折线或只引起骨皮质发生皱折、凹陷或隆突,即青枝骨折(图 6-37)。

(2) 慢性化脓性骨髓炎:X 线片可见在骨破坏周围有骨质增生硬化现象。骨膜的新生骨增厚,并同骨皮质融合,呈分层状,外缘呈花边状。因此,骨干增粗,轮廓不整。骨内膜也增生,致使骨密度明显增高,甚至使骨髓腔闭塞。①慢性骨脓肿:X 线表现为长骨干骺端中心部位的圆形、椭圆形或不规则形骨质破坏区,边缘较整齐,周围绕以骨硬化带。破坏区中很少有死骨,多

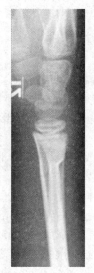

图 6-37　青枝骨折

无骨膜增生,也无软组织肿胀或瘘管。②硬化型骨髓炎:局部密度很高,不规则的小破坏区不易被发现。骨皮质增厚,骨髓腔变窄,骨干增粗,边缘不整。

（3）骨结核:是以骨质破坏和骨质疏松为主的慢性病。多发生于儿童和青年。

1）长骨结核:骺和干骺端是结核在长骨中的好发部位。X线可见骨松质中出现一局限性类圆形、边缘较清楚的骨质破坏区,临近无明显骨质增生现象。在骨质破坏区有时可见碎屑状死骨,密度不高,边缘模糊,称为"泥沙状"死骨。

2）骨干结核少见,可发生于短骨或长骨。初期改变为骨质疏松,继而在骨内形成囊性破坏,骨皮质变薄,骨干膨胀,故又有骨囊样结核和骨"气鼓"之称。

3）脊柱结核:以腰椎多见。椎体结核主要引起骨松质的破坏。由于骨质破坏和脊柱承重的关系,椎体塌陷变扁或成楔形。由于病变开始多累及椎体的上下缘及邻近软骨板,较早就引起软骨板破坏,而侵入椎间盘,使椎间隙变窄,甚至消失与椎体互相嵌入融合而难于分辨。受累的脊柱节段常出现后突变形。病变在破坏骨质时可产生大量干酪样物质流入脊柱周围软组织中而形成冷性脓肿。

（4）骨肿瘤

1）骨巨细胞瘤:瘤区X线表现可有两种类型,较多的病例破坏区内可见有数量不等、比较纤细的骨嵴,X线上可见似有分隔,成为大小不一的小房征,称为分房型。少数病例破坏区内无骨嵴,表现为单一的骨质破坏,称为溶骨型。病变局部骨骼常呈偏侧性膨大,骨皮质变薄,肿瘤明显膨胀时,周围只留一层薄的骨性包壳。肿瘤内无钙化或骨化影,邻近无反应性骨增生,边缘亦无骨硬化带,如不并发骨折也不出现骨膜增生。

2）骨肉瘤:X线表现主要为骨髓腔内不规则骨破坏和骨增生,骨皮质的破坏,不同形式的骨膜增生及骨膜新生骨的再破坏,软组织肿块和其中的肿瘤骨形成等。肿瘤骨一般表现为云絮状、针状和斑块状致密影。大致可分为成骨型、溶骨型和混合型。①成骨型骨肉瘤:以瘤骨形成为主,为均匀骨化影,呈斑片状,范围较广,明显时可呈大片致密影称象牙质变。早期骨皮质完整,以后也被破坏。骨膜增生较明显。软组织肿块中多有肿瘤骨生成。肿瘤骨X线所见无骨小梁结构。肺转移灶密度多较高。②溶骨型骨肉瘤:以骨质破坏为主,很少或没有骨质生成。破坏多偏于一侧,呈不规则斑片状或大片溶骨性骨破坏,边界不清。骨皮质受侵较早,呈虫蚀状破坏甚至消失,范围较广。骨膜增生易被肿瘤破坏,而于边缘部分残留,形成骨膜三角。软组织肿块中大多无新生骨生成。广泛性溶骨性破坏,易引起病理性骨折。③混合型骨肉瘤:成骨与溶骨的程度大致相同。于溶骨性破坏区和软组织肿块中可见较多的肿瘤骨,密度不均匀,形态不一。肿瘤周围常见不同程度的骨膜增生。

（二）呼吸系统

1. **胸部正常X线表现** 正常胸部X线影像是胸腔内、外各种组织、器官包括胸壁软组织、骨骼、心脏大血管、肺、胸膜和膈肌等互相重叠的综合影。

（1）胸壁软组织:胸片上能显影的软组织有胸锁乳突肌、锁骨上皮肤皱褶、胸大肌、女性乳房和乳头。

（2）骨性胸廓:由胸椎、肋骨、胸骨、锁骨和肩胛骨组成。

（3）胸膜:分为脏层和壁层。常规胸部正位片多可见水平裂胸膜。

（4）膈肌:呈圆顶状,分为左右两叶,通常右膈比左膈高1～2 cm。正位胸片上,膈内侧与心脏形成心膈角,外侧逐渐向下倾斜,与胸壁间形成尖锐的肋膈角。平静呼吸状态下,横膈运动幅度为1～2.5 cm,深呼吸时可达3～6 cm,两侧对称。

（5）纵隔:位于胸骨之后,胸椎之前,介于两肺之间,上为胸廓入口,下为横膈,两侧为纵隔胸膜和肺门。其中包含心脏、大血管、气管、食管、主支气管、淋巴组织、胸腺、神经及脂肪等。胸片上除气管和主支气管可分辨外,其余结构缺乏对比。

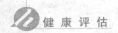

(6)肺:充满气体的两肺在胸片上表现为均匀一致较为透明的区域称为肺野。肺门影主要由肺动脉、肺叶动脉、伴行支气管及肺静脉组成。在充满气体的肺野,可见自肺门向外呈放射分布的树枝状影,称为肺纹理,主要由肺动脉、肺静脉组成,支气管、淋巴管及少量间质也参与肺纹理的形成。

2. 基本病变的 X 线表现

(1)肺部病变

1)支气管阻塞:支气管阻塞可引起阻塞性肺气肿、阻塞性肺不张。①阻塞性肺气肿:局限性阻塞性肺气肿表现为肺部局限性透明度增加。一侧肺或一个肺叶的肺气肿表现为一侧肺或一叶肺的透明度增加,肺纹理稀疏,纵隔移向健侧,患侧横膈下降。弥漫性阻塞性肺气肿表现为两肺野透明度增加,常有肺大泡出现,肺纹理稀疏。②阻塞性肺不张:阻塞性肺不张的影像学表现与阻塞部位有关。共同特征是阻塞远端肺组织体积缩小,密度增高,周围结构呈向心移位。

2)肺实变:肺实变是指终末细支气管以远的含气腔隙内的空气被病理性液体、细胞或组织所代替。X线胸片上实变范围可大可小,多数连续的肺泡发生实变,则形成单一的片状致密影;多处不连续的实变,隔以含气的肺组织,则形成多个灶性影,边界模糊。如实变占据一个肺段或整个肺叶,则形成肺段或大叶性阴影。实变中心区密度较高,边缘区较淡,但当其边缘至叶间胸膜时,可表现为锐利的边缘。

3)空洞与空腔:空洞为肺内病变组织发生坏死后经引流支气管排出后而形成。空腔是肺内生理腔隙的病理性扩大,肺大泡、含气肺囊肿及肺气囊等都属于空腔。

4)结节与肿块:良性肿瘤多有包膜,呈边缘锐利光滑的球形肿块。恶性肿瘤多呈浸润性生长,边缘不锐利,常有短细毛刺向周围伸出,靠近胸膜时可有线状、幕状或星状影与胸膜相连而形成胸膜凹陷征。当病灶以结节或肿块为基本病理形态时,直径小于 2 cm 者成为结节,大于 2 cm 者称为肿块。

5)钙化:表现为密度高、边缘清楚锐利、大小形状不同的阴影,可为斑点状、块状及球形,呈局限或弥散分布。

6)网状、细线及条索状影:肺部的网状、细线状及条索状影是间质性病变的反应。肺间质病理改变的性质不同、范围不同、时间不同,表现可有不同。较大的支气管、血管周围间隙病变表现为肺纹理增粗、模糊。发生于小支气管、血管周围间隙及小叶间隔的病变,表现为网状与细线状影或蜂窝状影。

(2)胸膜病变

1)胸腔积液:多种疾病可累及胸膜产生胸腔积液。少量积液最先积聚于位置最低的后肋膈角,因而站立后前位检查多难以发现。液量达 250 ml 左右时,于站立后前位检查可见肋膈角变钝,变浅或填平。随液量增加,胸腔下部呈均匀致密影,上缘呈外高内低的弧形凹面;大量积液时,患侧肺野呈均匀致密影,有时仅见肺尖部透明,肋间隙增宽,横膈下降,纵隔向健侧移位。

2)气胸与液气胸:气胸区无肺纹理,为气体密度。大量气胸时,气胸区占据肺野的中外带,内带为压缩的肺,呈密度均匀软组织影,同侧肋间隙增宽,横膈下降,纵隔向健侧移位,对侧可见代偿性肺气肿。

3. 呼吸系统常见疾病 X 线表现

(1)大叶性肺炎:典型的病理变化分为 4 期,即充血期、红色肝样变期、灰色肝样变期和消散期。充血期 X 线可无阳性发现,或仅肺纹理增多,透明度略低。实变期表现为密度均匀的致密影,炎症累及肺段表现为片状或三角形致密;累及整个肺叶,呈以叶间裂为界的大片致密影,有时致密影内可见透亮支气管影,即支气管充气征。消散期实变区密度逐渐减低,病变消散不均匀,表现为大小不等、分布不规则的斑片状影(图 6 - 38)。

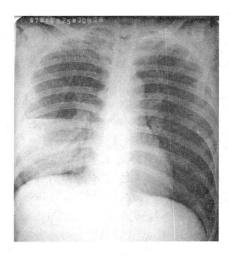

图 6-38 大叶性肺炎

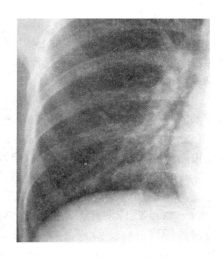

图 6-39 支气管肺炎 X 线表现(正位)

(2) 支气管肺炎:X 线表现为两肺中下野的内中带,肺纹理增多、增粗和模糊,沿肺纹理分布有斑片状模糊致密影,密度不均。密集的病变可融合成较大的片状(图 6-39)。

(3) 肺结核

1) 原发性肺结核(Ⅰ型):原发性肺结核的典型表现有 3 个 X 线征。①原发浸润:肺近胸膜处原发病灶多位于中上肺野。为局限性斑片状阴影,中央较浓密,周边较淡而模糊,当周边炎症吸收后则边缘略清晰。②淋巴管炎:从原发病灶向肺门走行的条索状阴影,不规则,此阴影仅一过性出现,不易见到。③肺门、纵隔淋巴结肿大:表现为肺门增大或纵隔边缘肿大淋巴结突向肺野(图 6-40)。

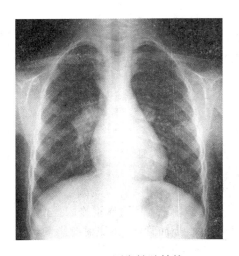

图 6-40 原发性肺结核

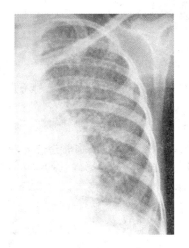

图 6-41 急性粟粒型肺结核

2) 血型播散型肺结核(Ⅱ型):可分为急性、亚急性及慢性血型播散型肺结核。急性血型播散型肺结核又称急性粟粒型肺结核,表现为两肺弥漫性粟粒状阴影。粟粒大小为 1~2 mm,边缘清晰。粟粒影的分布均匀、大小均匀、密度均匀(图 6-41)。亚急性血型播散型肺结核病灶多见于两肺上、中肺野,粟粒状阴影大小不一、密度不均、分布不均。慢性血型播散型肺结核病变类似于亚急性血型

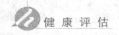

播散型肺结核。

3）继发性肺结核（Ⅲ型）：继发性肺结核是成年结核中最常见的类型。X线表现多种多样。多在肺尖、锁骨下区或下叶背段出现中心密度较高而边缘模糊的致密影，或小片云絮状影，病灶范围可呈现肺段或肺叶性浸润。病变发展过程可有渗出、增殖、播散、纤维和空洞等多种性质的病灶同时存在。可出现结核球和干酪性肺炎。

4）结核性胸膜炎（Ⅳ型）：结核性胸膜炎或单独发生，或与肺部结核病变同时出现。X线表现为不同程度的胸腔积液和胸膜广泛或局限性增厚。

（4）原发性支气管肺癌：肺癌的临床表现多种多样，最常见有咳嗽、咳痰、咯血、胸痛及发热等。影像学上按照肺癌发生的部位分为以下3型。①中央型：肿瘤发生在肺段或段以上支气管。②周围型：肿瘤发生在肺段以下支气管。③弥漫型：肿瘤发生在细支气管或肺泡，弥漫分布两肺。中央型肺癌X线表现肺门影加深、增大和肺门区块影，同时常伴有局限性肺气肿、阻塞性肺炎和肺不张等间接征象（图6-42）。周围型肺癌表现为肺内球形肿块，肿块常见不规则的分叶、短细的毛刺和不规则的厚壁空洞等（图6-43）。弥漫型肺癌表现为两肺广泛分布的细小结节较多为不对称分布。融合病灶呈肿块状，甚至发展为整个肺叶的实变，在融合病灶内可出现不规则支气管充气征。

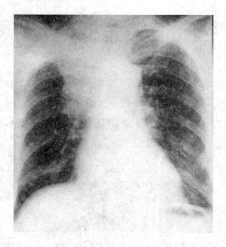

图6-42 右肺中央型肺癌伴右上肺不张

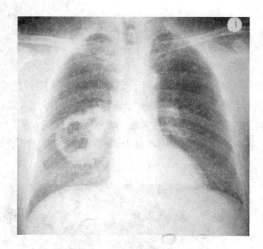

图6-43 右下肺周围型肺癌

（三）心脏、大血管

1. 心血管造影术　心血管造影是将造影剂快速注入心脏、大血管腔，借以显示其内部结构的解剖、运动以及血流情况的影像学检查方法。

（1）术前准备：①向患者做好解释工作，减轻其焦虑。并询问患者有无碘过敏史。②术前1日备皮，行青霉素试敏。③指导患者术前禁食6h以上。④指导患者练习床上排尿排便。

（2）心血管造影检查方法：①右心造影：经股静脉行右心插管，快速注射造影剂，显示右侧心腔和肺血管。用于观察右心、肺血管以及伴有发绀的先天性心脏病。②左心室造影：导管经周围动脉插入至左心室，然后经导管注射造影剂。适用于二尖瓣关闭不全、主动脉瓣口狭窄、心室间隔缺损及左心室病变。③主动脉造影：导管经周围动脉插入，导管尖端一般置于主动脉瓣上3～5cm处，能使升主动脉、主动脉弓和降主动脉上部显影。适用于显示主动脉本身的病变，主动脉瓣关闭不全，主动脉与肺动脉或主动脉与右心间的异常沟通，如动脉导管未闭等。④冠状动脉造影：用特制导管从周围动脉先插入至升主动脉，然后分别进入左、右冠状动脉开口处，行选择性造影。主要用于冠心病的检查，冠状动脉搭桥术或冠状血管成形术前必需的检查步骤。

2. 心脏大血管正常 X 线表现 心脏的四个心腔和大血管在 X 线上的投影,彼此重叠,平片上仅能显示各房室和大血管的轮廓,不能显示心内结构和分界。

(1) 后前位:心右缘分为两段,上段由主动脉与上腔静脉构成,下段由右房构成;心左缘自上而下分为主动脉结、肺动脉段和左心室。

(2) 右前斜位:心前缘自上而下由主动脉弓、升主动脉、肺动脉、右室前壁及左室下端构成。心后缘上段为左房,下段为右房。

(3) 左前斜位:心前缘上段为右房,下段为右室;心后缘上段为左房,下段为左室。

3. 心脏、大血管基本病变 X 线表现 包括心脏、大血管本身的改变及肺循环的改变。

(1) 心脏增大

1) 左心房增大:①后前位心左缘出现四弓影,或称“新三弓”,心右缘出现双房影。②右前斜位(食管充钡)食管左房段压迹明显,向后移位。③左前斜位增大的左房使左主支气管向上后方移位或变窄。

2) 右心房增大:①后前位右心缘下段向右膨凸。②左前斜位心前缘上段向上或向下膨凸,有时与其下方心室段构成成角现象。

3) 左心室增大:①后前位可见左心缘向左增大、凸出,相反搏动点上移,心尖向下、向外移位。②左前斜位左心缘向后凸出,转动 60°以后左室仍与脊柱重叠,室间沟前移。

4) 右心室增大:①后前位心尖上翘、圆隆,肺动脉段凸出,相反搏动点下移。②右前斜位心前缘向前隆凸,心前间隙变小或消失。③左前斜位右室膈段延长,室间沟向后移位。

(2) 肺门及肺血管异常

1) 肺门异常:双侧肺门增大,见于肺充血和肺淤血。前者常见搏动增强,血管边缘清楚;后者无搏动增强,血管边缘模糊。

2) 肺动脉异常:①肺充血:主要表现为肺动脉分支成比例的增粗且向外周伸展,边缘清晰锐利,肺野透明度正常。透视可见肺动脉段和两侧肺门血管搏动增强,形成“肺门舞蹈”征。长期肺充血可引起肺动脉高压。②肺动脉高压:主要表现为肺动脉段突出,肺门肺动脉大分支扩张而外周分支变细,与肺动脉大分支间有一突然分界,即肺门截断现象或残根样表现。③肺少血:主要表现为肺野透明度增加,肺门动脉变细,肺动脉血管纹理稀疏变细。严重者可出现粗乱的网状纹理,系来自体动脉的侧支循环。

3) 肺静脉高压:①肺淤血:肺血管纹理增多、增粗且边缘模糊;肺门增大且边缘模糊;肺野透明度降低。②间质性肺水肿:出现各种间隔线即 Kerley 线。以 B 线最常见,为肋膈角区长 2~3 cm、宽 1~3 mm 的水平线。③肺泡性肺水肿:亦称实质性肺水肿,表现为两肺广泛分布的边缘模糊的斑片状阴影,重者两肺大片影聚集在肺门区形成“蝶翼状”阴影。

4. 心脏、大血管常见疾病 X 线表现

(1) 风湿性心脏病:是常见的器质性心脏病之一。可发生于任何瓣膜,以二尖瓣受累最常见,其次为主动脉瓣。

1) 二尖瓣狭窄:①心脏呈二尖瓣型。②左心房和右心室增大,伴有三尖瓣关闭不全时右心房亦有增大。③左心室及主动脉结缩小。④二尖瓣可见钙化,呈片状或分散小斑片状密度增高阴影。⑤肺野出现肺淤血和间质性肺水肿。

2) 二尖瓣关闭不全:①轻度反流者,左心房可轻度增大。②中度以上反流时,左心房、左心室明显增大,出现肺淤血、肺静脉高压表现,左心室、左心房搏动增强。

(2) 肺源性心脏病:①肺部病变:常见慢性支气管炎、广泛肺组织纤维化及肺气肿表现。②肺动脉高压表现:常出现在心影形态改变之前,表现为肺动脉段凸出,右下肺动脉主干超过 15 mm;右心室增大,心脏呈二尖瓣型,心胸比率不大或小于正常值。

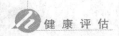

(3)高血压性心脏病:早期X线无心脏形态的变化,长期血压增高可使左心室增大显著,心腰凹陷,主动脉结明显突出,主动脉升部、弓部及降部扩张延长,心脏呈主动脉型。左心衰竭时,心影可明显增大。

(4)法洛四联症:心尖圆凸上翘,心腰部凹陷,心影呈或近似靴型。肺门影缩小,自肺门向肺内分布的血管纹理纤细、稀疏,重症者肺门影明显缩小甚至无明确的肺门结构,肺野内出现由支气管动脉形成的网状侧支血管影。主动脉弓部多有不同程度的增宽、凸出,其程度与肺门影缩小和肺动脉狭窄的程度呈平行关系。

(四) 消化系统

1. 检查方法

(1)上消化道检查:主要采用钡餐检查。用于观察食管、胃和小肠病变。检查前应禁食、禁水12 h,胃内如有大量潴留液时,应先抽出或洗胃后再进行;检查前3 d禁用不透X线(如铋、锑、铁及钙剂等)和影响胃肠功能药物;疑有肠胃穿孔和肠梗阻等症时,禁用钡剂检查,可口服胃影葡胺;上消化道出血者一般在出血停止后10～15 d方可进行检查。

(2)空肠与回肠:常用小肠灌肠双重对比造影检查,该法是检查小肠病变最敏感的方法。

(3)结肠双重对比造影:检查前应做结肠清洁准备,忌用清洁剂灌肠。指导患者连续2 d无渣饮食,口服缓泻剂排空肠内容物。

(4)口服法胆囊造影:常用的造影剂为碘番酸。主要用于观察胆囊形态与浓缩功能,用于诊断慢性胆囊炎。检查准备:造影前2 d指导患者进食少渣、少产气的食物,禁服泻剂或使肠道内显影的药物,做好肠道准备;造影前1 d午餐进食高脂肪饮食,使胆囊收缩排空,有利于造影剂进入胆囊;检查当天晨起空腹,必要时可做清洁灌肠。因本法受胃肠道吸收功能影响较大,幽门梗阻、严重腹泻和呕吐均可使造影失败,明显黄疸的患者胆囊多不显影。

(5)静脉法胆系造影:将造影剂泛影葡胺从静脉注射入血,经肝脏排泄,由胆汁排出,使胆囊和胆管显影。用于口服法胆囊不显影者、胆道和胆囊疾病(如结石、炎症、肿瘤)以及胆总管的外压性病变(如胰头部肿瘤)等。

(6)术后经引流T管胆管造影:经胆道手术后留置的T形引流管注入造影剂,使胆管显影,主要观察残余结石、胆管狭窄及胆道与十二指肠的通畅情况,造影剂一般用泛影葡胺。

(7)内镜逆行性胰胆管造影:是将十二指肠显微镜送至十二指肠降段,经十二指肠乳头插入导管注入造影剂。主要显示胆管和胰管,对观察胰腺疾病、胆管结石和肿瘤均有意义。检查后常见的并发症为化学性胰腺炎,故应密切观察受检查者有无上腹不适应症状、体温和血尿淀粉酶变化情况。

(8)经皮肝穿刺胆管造影:是在透视监视下,经肋弓下、腋中线或右背部经皮、经肝直接穿刺入胆道,注入造影剂后显示胆管情况。主要用以鉴别阻塞性黄疸的原因和确定阻塞部位。检查后嘱受检查者卧床并禁食6 h,注意观察血压、脉搏以及有无腹腔出血、胆汁性腹膜炎和气胸等并发症的出现。

2. 正常X线表现

(1)食管:正位上食管位于中线偏左。食管有3个压迹,由上到下分别为主动脉弓压迹、左主支气管压迹和左心房压迹。轮廓光滑整齐,宽度可达2～3 cm,黏膜皱襞表现为数条纤细纵形且平行的条纹状影,通过贲门与胃小弯的黏膜皱襞相连。

(2)胃:胃分为胃底、胃体、胃窦三部分及胃小弯和胃大弯。胃的形状一般分为牛角型、钩型、长型和瀑布型。胃黏膜皱襞是可塑的,可自行改变其形状。胃底皱襞较粗而弯曲,略成网状;胃小弯皱襞平行整齐,向大弯处逐渐变粗而成横向或斜行;胃窦部黏膜皱襞与小弯平行或斜行。

(3)十二指肠:十二指肠全程呈C形,分为球部、降部、水平部和升部。球部呈锥形,轮廓光滑整齐,黏膜皱襞为纵形条纹,彼此平行。

（4）空肠、回肠:空肠黏膜皱襞较密,多呈羽毛状;回肠黏膜皱襞较稀少。

（5）结肠:可见大致对称的结肠袋以及由半月皱襞形成的不完全间隔。

3. 消化系统病变的基本 X 线表现

（1）充盈缺损:指钡剂涂布的轮廓有局限性内陷的表现(图 6-44)。因管壁局限性肿块凸入腔内所致。

（2）龛影:指钡剂涂布的轮廓有局限性外突的影像(图 6-45)。

（3）憩室:表现为管壁向外囊袋状膨出,有正常黏膜通入,与龛影不同。

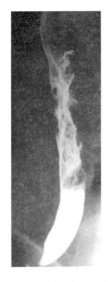

图 6-44　食管癌充盈缺损

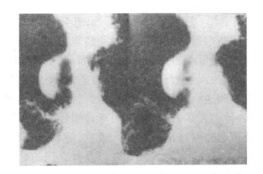

图 6-45　胃部凸出腔外的龛影

4. 消化系统常见疾病的基本 X 线表现

（1）食管静脉曲张:是门静脉高压的重要并发症。典型表现为食管中下段的黏膜皱襞明显增宽迂曲,呈蚯蚓状或串珠状充盈缺损,管壁边缘呈锯齿状。

（2）食管癌:黏膜皱襞消失、中断和破坏,代之以癌瘤表面杂乱不规则的影像;管腔狭窄,钡剂通过受阻,其上方食管扩张;腔内充盈缺损,形状不规则、大小不等;不规则的龛影,典型溃疡型癌,可见一较大、轮廓不规则的长形龛影,长径与食管的纵轴一致;受累段食管局限性僵硬。

（3）胃溃疡:直接征象是龛影,多见于小弯,其切线位呈乳头状、锥状或形状,边缘光滑整齐,密度均匀。底部平整或稍不平。龛影口常有一圈黏膜水肿造成的透明带,是良性溃疡的特征。

（4）十二指肠溃疡:球部溃疡常较胃溃疡小,大多在后壁和前壁,轴位像上近似火山口,表现为类圆形或米粒状密度增高影,其边缘大都光滑整齐,周围常有一圈透明带,或有放射状黏膜纠集。球部腔小壁薄,溃疡易造成球部变形,可以是山字形、三叶形。另外还可出现一些征象,如激惹征,表现为钡剂达到球部后不易停留,迅速排除。

（5）胃癌:充盈缺损,形状不规则;胃腔狭窄、胃壁僵硬;龛影形状不规则,多呈半月形,外缘平直,内缘不整齐而有多个尖角;黏膜皱襞破坏、消失或中断。

（6）肠结核:溃疡型肠结核 X 线表现为患病肠管痉挛收缩,黏膜皱襞紊乱。钡剂到达病变区,不能正常停留,而迅速被驱向远侧肠管,因此病变肠管只有少量钡剂充盈呈细线状,或者完全没有钡剂充盈,称为"跳跃"征,是溃疡型肠结核典型表现。增殖型肠结核 X 线表现为末端回肠、盲肠和升结

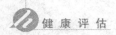

肠的狭窄、缩短和僵直。黏膜皱襞紊乱消失,常见多处小息肉样充盈缺损。回盲瓣常受侵犯,表现为增殖肥厚,使盲肠内侧壁凹陷变形。

(7) 结肠癌:充盈缺损,大小不等结节样;肠管不规则狭窄,可偏于一侧或形成环状狭窄;龛影形状不规则,边缘有尖角,周围常有不同程度的充盈缺损,肠壁僵硬,结肠袋消失。

(8) 急腹症:当腹腔内器官和组织发生病理改变时,其密度发生变化,可显出异常 X 线征象。这种情况,在急腹症时尤为明显,因而对急腹症的影像诊断一般仍以腹部 X 线平片和超声作为首先选择的检查方法。常用的 X 线检查方法有腹部 X 线平片和透视,也可根据急腹症的病因选择钡剂或空气灌肠做造影检查。为了不改变腹部的自然状态,X 线检查应在胃肠减压、放置肛管、灌肠和给予吗啡类药物前进行。

(五)泌尿系统

1. 常用的 X 线检查方法及适应证

(1) 腹部平片:是泌尿系统常用的初查方法。可观察肾的位置、大小、形态,可显示泌尿器官内的阳性结石和钙化影。检查准备:检查前 2 d 不吃产气和多渣食物,禁服能吸收 X 线的药物;检查前晚服植物性轻泻剂或于检查前 1~2 h 清洁灌肠;检查当晨禁食,检查前排空尿或导尿。

(2) 尿路造影:主要用于观察肾盏、肾盂和输尿管。根据造影剂引入的途径分为排泄性尿路造影和逆行性尿路造影。①排泄性尿路造影:又称静脉肾盂造影。有助于诊断肾、输尿管疾病(如肾结石、结核、肿瘤、畸形),不明原因的血尿、脓尿、泌尿系损伤等。检查前首先需要了解有无应用造影剂的禁忌证,需行碘过敏试验并备好抢救药物;清洁肠道,并限制饮水。②逆行性尿路造影:包括逆行性肾盂造影和逆行膀胱造影等。逆行肾盂造影是借助膀胱镜将导管插入输尿管内,缓慢注入造影剂而使肾盏、肾盂显影的方法,适用于排泄性尿路造影显影不佳患者或不适于静脉肾造影者;逆行膀胱造影是经尿道插管将造影剂注入膀胱,使膀胱显影的方法,有助于诊断膀胱疾病(如结石、肿瘤和憩室),观察盆腔肿瘤与膀胱的关系以及外在压迫(如前列腺肥大)等。

(3) 腹主动脉造影与选择性肾动脉造影:腹主动脉造影与选择性肾动脉造影一般采用经皮股动脉穿刺插管的技术。对肾脏病变的诊断和鉴别诊断有重要价值,也可同时行介入治疗如肾癌的化疗、栓塞等。

2. 正常 X 线表现

(1) 肾:为脊柱两侧密度略高影,长径 12~13 cm,宽径 5~6 cm,边缘光滑。右肾略低于左肾。

(2) 输尿管:输尿管上连肾盂,下连膀胱,全程长约 25 cm。输尿管有 3 个生理狭窄:与肾盂相连处、通过骨盆缘处以及进入膀胱处。

3. 常见疾病的 X 线表现

(1) 肾结石:结石可位于单侧或双侧肾窦区,表现为圆形、卵圆形、桑葚状或鹿角状高密度影,可均匀或不均匀。

(2) 输尿管结石:输尿管走行区内约米粒大小的致密影,结石上方输尿管和肾盂常有不同程度的扩张。

目前肾癌、肾盂癌等诊断多依赖于超声和 CT,在此不进行讲述。

(六)女性生殖系统

X 线检查由于对性腺和胎儿的辐射作用,目前应用较少。

1. X 线平片　通常摄取骨盆平片,可了解骨盆的形状、大小、有无畸形、发现生殖系统有无钙化。检查前,需口服缓泻剂,清洁肠道。

2. 子宫输卵管造影　子宫输卵管造影是在透视下经子宫颈口注入造影剂,以显示子宫和输卵管内腔的检查方法。有助于诊断子宫、输卵管畸形、肿瘤、原发或继发性不孕等疾病。此检查应于月经后 5～7 d 进行。生殖器急性炎症、月经期、子宫出血和妊娠期禁用。

3. 透视　可用于检查金属节育环的位置和形状,判断有无异常情况,保证避孕的效果。

(七)中枢神经系统

1. 颅骨平片　方法简单、经济、无痛苦,是基本的检查方法。可提示病变的存在,明确病变的位置和性质。如对颅骨肿瘤和肿瘤样变、炎症、骨折及颅缝分离等可明确诊断。对颅内疾病(如肿瘤、炎症、钙化和寄生虫病)的诊断有一定的参考价值。

2. 脑血管造影　脑血管造影是将有机碘造影剂经颈内动脉穿刺或经股动脉插管,引入脑血管内显示脑血管的方法。用于脑血管病和颅内占位性病变的定位和定性诊断。

3. 脊髓造影　脊髓造影是通过腰椎穿刺法将造影剂注入椎管内,透视下观察造影剂在椎管内流动情况、形状及位置的变化,有助于诊断椎管内占位性病变和蛛网膜粘连等。

(八)头颈部疾病

X 线平片可显示眶骨病变和眶内不透 X 线的异物。中耳及乳突小房内含有气体,骨壁与气体形成良好的自然对比,适于 X 线检查。鼻腔与鼻窦内含有空气,与邻近骨结构有良好自然对比适于 X 线检查。对常见的鼻窦疾病如鼻窦炎、鼻窦囊肿和鼻窦肿瘤等,平片常可确定病变的存在和位置。颈侧位和颅底位 X 线片可显示含气咽腔及咽壁情况。

第三节　计算机断层成像

一、概述

1. CT 的成像原理及分类　计算机断层成像简称 CT。由 Hounsfield 于 1969 年设计成功,1972 年问世。它是利用 X 线束对人体选定层面进行扫描,取得信息,经计算机处理而获得的重建图像,所显示的是断面解剖图形。其密度分辨率明显优于 X 线图像,从而显著扩大了人体的检查范围,提高了病变的检出率和诊断的准确率。分为螺旋扫描 CT 和电子束 CT(又称超速 CT)。

2. CT 图像的特点　CT 图像是由一定数目由黑到白不同灰度的像素按矩阵排列所构成,像素反映的是相应体素的 X 线吸收系数。CT 图像的不同灰度,反映器官和组织对 X 线的吸收程度。与 X 线图像一样,密度高的组织为白影,如骨骼;密度低的组织为黑影,如肺部。

CT 图像不仅以不同灰度显示组织密度的高低,还可将组织对 X 线吸收系数转换成 CT 值,用 CT 值说明组织密度高低的程度,即具有量的概念。CT 值单位为 Hu。把水的 CT 值定位为 0 Hu,人体中密度最高的骨皮质 X 线吸收系数最高,CT 值定为 ＋1 000 Hu,气体的密度最低,定为−1 000 Hu,人体中密度不同的各种组织的 CT 值则居于−1 000～＋1 000 Hu 的 2 000 个分度之间。人体软组织的 CT 值多与水相近,一般在 20～50 Hu,脂肪的 CT 值为−70～−90 Hu。

3. CT 检查技术　普通 CT 检查分平扫、造影增强扫描和造影扫描。①平扫:是指不用造影增强或造影的普通扫描。一般都是先做平扫。对颅脑损伤和急性脑卒中的患者多用平扫即可。②造影增强扫描:检查的原理是经静脉注入水溶性有机碘剂后,器官与病变内的碘形成密度差,使病变显影更清楚,是较常使用的方法。③造影扫描:是先作器官或结构的造影,再行扫描的方法。临床应用不多。

高分辨力 CT 扫描是指在较短的时间内,取得良好空间分辨力 CT 图像的扫描技术。这种技术可以提高 CT 图像的空间分辨力,是常规 CT 检查的一种补充,可清楚显示微小的组织结构,如肺间质、内耳、听骨与肾上腺等。对显示小病灶及病灶的细微改变优于普通 CT。

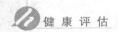
二、CT 检查前患者准备

（1）心理指导，减轻焦虑。

（2）需禁食者，向患者解释禁食的意义并指导其禁食。

（3）向患者讲述检查过程，指导检查时注意事项。

（4）行增强检查者，应询问碘过敏史并通知医师。

（5）指导患者摘除金属物品及饰品。

（6）生命垂危或不合作患者，医护人员应陪同检查全过程。

三、CT 的临床应用

1. 中枢神经系统疾病的检查　CT 检查对中枢神经系统疾病诊断价值较高，是首选的检查方法。对颅内肿瘤、脓肿与肉芽肿、寄生虫病、外伤性血肿与脑损伤、脑梗死与脑出血以及椎骨内肿瘤与椎间盘突出等疾病诊断效果好。特别是对脑卒中和脑瘤的诊断，因其可反映病灶的部位、形状和大小，可观察脑卒中者病变的演变过程，应作为首选的检查方法。

2. 头颈部疾病的检查　CT 对眶内占位病变、鼻窦早期癌、中耳小胆脂瘤、听骨破坏与脱位、内耳骨迷路的轻微破坏、耳先天发育异常以及鼻咽癌等的早期发现有诊断意义，可观察病变的细节。

3. 胸部疾病的检查　对肺癌和纵隔肿瘤等的诊断，很有帮助。肺间质和实质性病变也可以得到较好的显示。对平片较难显示的病变，如与心脏、大血管重叠病变的显示，更具有优越性。对胸膜、膈、胸壁细微病变及少量胸腔积液，也可清楚显示。

4. 心脏及大血管疾病的检查　螺旋扫描 CT 和电子束 CT 对冠状动脉和心脏瓣膜的钙化可以很好显示，对于诊断冠心病有所帮助。心腔及大血管的显示需行心血管造影 CT，并且要用螺旋扫描 CT 或电子束 CT 进行。心血管造影 CT 对先天性心脏病如心内、外分流和大血管狭窄以及瓣膜疾病的诊断有价值。

5. 腹部及盆腔疾病的检查　CT 对腹部及盆腔内的实质性器官检查比较敏感，应用于肝、胆、胰和脾，腹膜腔及腹膜后间隙以及泌尿和生殖系统的疾病诊断，尤其是占位性、炎症性和外伤性病变等。在胃肠病变的检查中，CT 主要用于肿瘤的诊断，多在胃肠道造影检查发现病变后进行，主要是了解肿瘤有无向腔外的侵犯、与周围脏器和组织间的关系以及有无邻近和远处转移等，也可用于肿瘤治疗的随访观察。

6. 脊柱和脊髓疾病检查　横断面 CT 可直接观察椎管狭窄变性、测量椎管大小并探明椎管狭窄的原因。CT 扫描有助于发现突出于椎管或椎间孔的软组织块影，有利于椎间盘病变的诊断。

7. 骨骼肌肉系统疾病检查　多可通过简便、经济的 X 线检查确诊，使用 CT 检查较少。

第四节　磁共振成像

一、概述

磁共振成像（magnetic resonance image，MRI）是利用原子核在强磁场内发生共振所产生的信号，经图像重建而形成的一种无辐射、非创伤性的成像技术。

1. MRI 成像基本原理与设备　在无外加磁场时，正常人体内的氢质子自旋轴的排列无一定规律性，当人体进入外加匀强磁场中，其自旋轴将按磁场力线的方向重新排列，形成一个小磁场，致使整个人体处于轻度磁化状态，用特殊频率的射频脉冲进行激发，氢质子被激发后吸收一定量的能量而产生共振。停止激发时,被激发的氢质子将吸收的能量逐渐释放出来,重新恢复到被激发前的状态,这一恢复过程称弛豫,恢复到原子平衡状态所用时间为弛豫时间。弛豫时间有两种,纵向弛豫时间(T1)和横向弛豫时间(T2)。人体不同器官的正常组织与病理组织的纵向弛豫时间和横向弛豫时间是相对固定的,而且它们之间有一定的差异,这种组织间弛豫时间上的差异,是 MRI 的成像基础。

MRI 设备复杂,但基本设备有两部分组成,一是 MR 信号产生和数据采集系统,二是数据处理和图像显示部分。

2. MRI 图像特点

(1)多参数成像:MRI 的图像若主要反映组织间 T1 的差别,称 T1 加权像;若主要反映组织间 T2 的差别,称 T2 加权像;若主要反映组织间质子密度的差别则为 Pd 加权像。MRI 的图像以不同灰度显示,反映的是 MR 信号强度的不同或弛豫时间的长短。人体正常与病变组织或器官,在 MRI 上可呈现不同灰度的黑白影。

(2)多方位成像:MRI 可获得人体横断面、冠状面、矢状面及任何方向的断面图像,有利于病变的三维定位。

(3)流动效应:也称流空现象,是指正常流速的血液或脑脊液不产生或只产生很低的信号,所以在 T1 加权像或 T2 加权像中均为黑影,与其他组织形成很好的对比,有利于血管病变(如动脉瘤和动静脉发育异常等)的诊断。

(4)质子弛豫增强效应与对比增强:一些顺磁性和超顺磁性物质使局部产生磁场,可缩短周围质子弛豫时间,此现象为质子弛豫增强效应,这一效应使 MRI 也可行对比增强检查,可使一些物质如正铁血红蛋白在 MRI 上被发现。

二、MRI 检查患者的准备

(1)MRI 的检查时间长,较为封闭,受检查者需坚持不动,克服幽闭感。为此,检查前应向受检查者解释清楚,以使检查顺利进行。

(2)特殊部位检查需禁食者,指导患者禁食。

(3)置有心脏起搏器或人工金属材料如动脉瘤夹、金属假肢不能行此项检查。

(4)受检者不能佩戴有义齿、发卡、戒指、耳环、钥匙和手表等金属物品及电子产品。

(5)危重患者需要使用生命监护和生命维持系统时也不能进行这种检查。

(6)受检查者不合作,或烦躁不安无法控制的不自主运动者,不宜作检查。

(7)孕妇(尤其早期妊娠时)也应慎用。

三、MRI 的临床应用

1. 中枢神经系统疾病 在神经系统应用最早,也较为成熟。对脑干、幕下区、枕大孔区、脊髓与椎间盘的显示明显优于 CT。对脑脱髓鞘疾病如多发性硬化、脑梗死、脑与脊髓肿瘤、血肿、脊髓先天异常与脊髓空洞症的诊断价值较高。对脑梗死的发现一般起病后 6 h MRI 即可出现异常,有利于脑梗死的早期诊断。

MR 血管造影(MR angiography,MRA)使颅内血管清晰显影,对脑血管病变,包括动脉瘤和动静脉畸形及其并发症,如出血和脑血管闭塞的诊断有较高价值。

2. 头颈部疾病 对头颈部疾病,特别是肿瘤的诊断优于 CT,有利于对肿瘤的定位、定量,乃至定性诊断。对内耳前庭、耳蜗及半规管显示清楚,因此有助于先天发育异常的诊断。

3. 纵隔与胸部疾病 在 MRI 上,脂肪与血管形成良好对比,易于观察纵隔肿瘤及其与血管间的解剖关系。对肺癌的诊断分期及肺门淋巴结的观察,乳腺疾病特别是乳腺癌的诊断很有帮助。

4. 心血管系统疾病 MRI 对以下疾病有诊断价值。①大血管病:主动脉夹层动脉瘤,能显示真

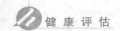

假腔和内膜片;主动脉瘤,可见主动脉腔扩大,壁薄及瘤内血栓;主动脉的异常,如狭窄和扩张以及腔静脉的狭窄和梗阻。②先天性心脏病:房室间隔缺损、主动脉狭窄、动脉导管未闭和复杂性先天性心脏病。③心肌病变:心肌梗死、室壁瘤、瘤内血栓形成及特发性心肌病。④心脏肿瘤:良性黏液瘤、恶性纤维组织细胞瘤及血管肉瘤等。⑤心包病变:心包积液、心包肥厚和心包肿瘤等。

5. 腹部疾病 在胃肠道疾病的诊断中价值较小。对肝内原发性或转移性肿瘤、血管瘤及肝囊肿的诊断与鉴别诊断,胰腺疾病的诊断等方面有优越性;在腹主动脉瘤破裂、实质器官外伤诊断方面,也有一定帮助。对于泌尿系统和盆腔疾病的诊断,在显示病变的内部结构,恶性肿瘤对邻近器官、血管的侵犯情况,有无瘤栓存在,有无远处淋巴结转移,对恶性肿瘤的分期及治疗后的随访、评价,有无肿瘤复发等诸多方面,均有优势。

6. 骨骼与肌肉疾病 显示软组织包括肌肉、韧带和关节囊、软骨等是 MRI 的优势。MRI 对于膝关节半月板病变的诊断是首选方法。骨髓在 MRI 上表现为高信号,侵及骨髓的病变如肿瘤、感染及代谢性疾病可清楚显示。对早期急性骨髓炎的诊断灵敏度较高。

第五节 核医学检查

一、概述

核医学是利用放射性核素及其标记的化合物进行疾病的诊断和治疗的一门学科。核医学检查(诊断核医学)可动态观察和定量分析脏器的变化,以获得脏器形态和功能两方面的信息,在临床上广泛应用于甲状腺、肾脏、心脏和骨骼等疾病的诊断,此技术具有方法简便、安全、灵敏度高和特异性强等优点。

(一)核医学检查的原理

利用放射性核素进行脏器和病变显像的方法称为放射性核素显像,这种显像有别于单纯形态结构的显像,是一种兼顾形态结构的功能、代谢显像,当病变早期仅仅出现功能、代谢变化时,即可通过核医学显像呈现出来。核医学诊断方法按放射性核素是否引入受检者体内分为两类。

1. 体外检查法 不需将放射性核素引入体内的方法,称体外检查法。体外检查法是利用放射性标记的配体为示踪剂,以竞争结合反应为基础,在试管内完成的微量生物活性物质检测技术,如放射免疫分析,它是一项在体外进行的超微量生物活性物质测量技术。

2. 体内检查法 凡需要将放射性核素引入体内的方法称为体内检查法。放射性核素或其标记物被引入人体后,被脏器、组织摄取后,能够停留足够的时间进行平面或断层显像,根据放射性核素分布的多少,从而了解组织、脏器的功能、代谢或血流灌注等情况,或观察体内某一通道的通畅程度。

(二)核医学显像仪器

核医学显像所用的仪器主要是 γ 相机和 ECT。

1. γ 相机 γ 相机是现代核医学的重要诊断设备,γ 相机可同时记录脏器内各个部分的射线,以快速形成器官的静态平面图像,同时因其成像速度快,亦可用于获取反映脏器内放射性分布变化的连续照片,经过数据处理后,可观察脏器的动态功能及其变化,因此 γ 相机既是显像仪又是功能仪。

2. ECT ECT 包括 SPECT 和 PET。①SPECT(single photon emission computed tomography)是单光子发射型计算机断层显像仪,主要以发射单光子的放射性核素为探测对象。可以围绕患者某一脏器进行 360°旋转,在旋转时每隔一定角度(3°或 6°)采集一帧图片,然后经电子计算机自动处理,将图像叠加,并重建为该脏器的横断面、冠状面、矢状面或任何需要的不同方位的断层,提高了对深部病灶的分辨率和定位准确性。② PET 即正电子发射计算机断层显像（Positron Emission Computed Tomography），是目前国际上最尖端的医学影像诊断设备，也是目前在分子水平上进行人体功能显像的最先进的医学影像技术。PET 的基本原理是利用加速器生产的超短半衰期核素，如 ^{18}F、^{13}N、^{15}O、^{11}C 等作为示踪剂注入人体，参与体内的生理生化代谢过程。PET 在临床医学的应用主要集中于神经系统、心血管系统、肿瘤三大领域。

二、核医学检查的临床应用

（一）甲状腺摄^{131}I率测定

1. 原理　利用甲状腺能摄取和浓聚放射性碘离子（^{131}I），并可放射出 γ 射线的特性，给患者口服一定量的^{131}I，通过在不同时间测定甲状腺体表部位的放射性，反映无机碘进入甲状腺的数量和速率，从而判断甲状腺功能状态。

2. 方法　患者在检查前 2 周停服含碘食物及某些药物。空腹口服^{131}I（$Na^{131}I$），服药后 2 h 方可进食。服^{131}I后 2 h、4 h、24 h 分别测定甲状腺摄取^{131}I率。

3. 正常参考值　第 2 h 为 8%～25%，第 4 h 为 13%～37%，第 24 h 为 25%～60%，峰时 24 h。摄^{131}I率随时间增加逐次增高。正常值受所用技术和方法不同及各地食物和饮食中含碘不同的影响而有较大差别。

4. 影响因素　某些食物和药物对甲状腺摄^{131}I率的影响较大，检查前应加以停用。

（1）含碘食物：海带、紫菜、海蜇、海鱼和虾等，需停 2～4 周。

（2）含碘及含溴药物：如碘化物、复方碘化钾、碘酊、含碘片等，需停 2～8 周；含溴类药物（如普鲁苯辛）和过氯酸钾、硫氰酸盐等需停 2～4 周；碘油造影剂抑制作用可长达 1 年至数年。

（3）中草药：如海藻、昆布和贝母等，需停用 2～6 个月。

（4）抗甲状腺药物：甲状腺片，需停用 4～6 周。

（5）激素类药物：需停用 2～4 周。

5. 临床意义

（1）甲状腺摄^{131}I率增高：①甲状腺功能亢进症：摄^{131}I率各时相均明显增高，摄^{131}I率高峰前移。②地方性甲状腺肿：摄^{131}I率各时相均高于正常值，但高峰仍在 24 h。

（2）甲状腺摄^{131}I率降低：见于亚急性甲状腺炎和甲状腺功能减退等。

（3）是计算^{131}I放射治疗剂量的重要参数。

（二）甲状腺显像

1. 原理　正常甲状腺具有选择性吸收和浓聚碘（I）的功能，锝（Tc）和碘是同族元素，亦能被正常甲状腺组织吸附，但不参加甲状腺激素的合成。将放射性^{131}I或^{99m}Tc 等作为示踪剂，引入人体，可被甲状腺摄取，借助单光子发射计算机断层显像仪，简称 SPECT 或 γ 相机，在体外可显示出甲状腺的影像，从而了解其位置、形态、大小和腺体内放射性分布的情况。当甲状腺发生病变时，病变部位常可以改变 I 或 Tc 在甲状腺中的代谢，表现为对^{131}I或^{99m}Tc 的摄取功能增强或降低，在显像图上相应的病变部位，显示为放射性浓集或稀疏区，从而反映甲状腺腺体功能情况。

2. 方法　口服^{131}I后 24 h 后，或口服^{99m}Tc 1 h 后和静脉注射^{99m}Tc 40 min 后即开始显像。显像时受检者取仰卧位，伸展颈部，暴露甲状腺部位，用 SPECT 或 γ 相机做颈部甲状腺平面或断层显像。受检者在检查前应停用含碘食物及药物。

3. 正常图像　正常甲状腺图像显示甲状腺位置与解剖学一致，形态完整，呈蝴蝶状，分左、右两叶，两叶的下 1/3 处由峡部相连，腺体内放射性分布均匀。正常甲状腺可有多种变异，如锥形叶、马蹄形、峡部不显影和先天性一叶缺如等。

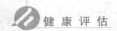

4. 临床意义

(1) 甲状腺结节的诊断:①"热结节":结节部位的放射性明显高于正常甲状腺组织,一般认为"热结节"几乎无恶变,常见于功能自主性甲状腺腺瘤、结节性甲状腺肿、局部甲状腺组织增生、增厚等。②"温结节":结节处的放射性与正常甲状腺组织相似,多见于甲状腺瘤等。③"凉结节":结节处的放射性低于正常甲状腺组织。④"冷结节":结节处无放射性分布。一般认为,"凉或冷结节"提示结节部位功能低下,见于甲状腺癌、甲状腺腺瘤囊性变、囊肿和结节性甲状腺肿等。"凉结节"中有10%~30%为恶性病变,单发"冷结节"更为多见。

(2) 异位甲状腺的定位诊断:注射放射性显像剂后,在颈部正常甲状腺部位无放射性浓集,而可疑部位出现放射性浓集呈团块影,提示异位甲状腺。异位甲状腺可位于胸骨后、舌根部及气管旁,甚至卵巢等部位。

(3) 甲状腺癌转移病灶的定位:甲状腺显像是寻找甲状腺癌转移灶非常有效的方法,对于正常甲状腺组织已完全去除(如手术全切或大剂量[131]I治疗)患者,用[131]I做全身扫描,当发现甲状腺外出现异常的放射性浓集区,应高度怀疑甲状腺癌转移病灶。但如果扫描未发现有放射性浓集区,也不能完全除外转移灶的存在,因甲状腺髓样癌(原发于甲状腺间质)转移灶不具摄[131]I功能,故不能显影。

(4) 确定甲状腺形态大小和估计甲状腺重量:甲状腺静态显像图可明确显示甲状腺的形态和大小,依照甲状腺显像图上提示的甲状腺正面面积,可估计甲状腺重量,有助于甲状腺功能亢进症进行[131]I治疗时用药量的确定。

(5) 颈部肿块的鉴别诊断:①腺外肿块:显像图上甲状腺形态完整,肿块无放射性浓集且位于甲状腺轮廓之外甚至与甲状腺远离,可诊断为甲状腺外肿块。②腺内肿块:显像图上肿块位于甲状腺轮廓之内,甲状腺形态不完整,不论肿块是否具有摄取放射性的功能,都可视为甲状腺内肿块。

(三) 心肌灌注显像

1. 原理　心肌细胞可以选择性地摄取某些化合物,其摄取量与局部心肌冠状动脉血流灌注量成正相关,用放射性核素标记这种物质,利用SPECT从体外对心肌进行显像,以探测其在心肌摄取的情况。通过对体外探测所得图像进行分析,即可了解局部心肌血流灌注的状况。心肌灌注显像的方法有负荷显像和静息显像,负荷心肌显像又包括运动负荷和药物负荷两种情况。

2. 正常图像　通常右心室不显像。左心室显像清晰,放射性分布均匀,心尖部由于室壁较薄,放射性分布可较稀疏,中央放射性稀疏或缺损区为心腔。除心尖或心底外,若图像中在左心室壁出现放射性稀疏或缺损区,多提示该室壁心肌梗死或较严重心肌缺血。

3. 临床意义　对心肌灌注显像的异常图像进行分析,有助于下列疾病的诊断:冠心病(心肌缺血、心肌梗死)、室壁瘤、心肌病和病毒性心肌炎等。此外,还可应用于急性心肌梗死预后、溶栓治疗的监测、冠心病内科或手术治疗的疗效观察、预后的评估等。

(四) 肾显像

1. 原理

(1) 动态显像:静脉快速注入能被肾小球滤过或肾小管上皮细胞吸收、浓集和排泄的放射性显像剂,连续采集放射性核素通过腹主动脉、肾脏的一系列影像,经过计算机系统处理可得到有关肾脏血流灌注、实质功能和尿引流的信息,具有重要的临床应用价值。

(2) 静态显像:静脉注射慢速通过肾脏实质细胞浓集的显像剂,一定时间后用SPECT进行静态平面及断层显像,借以了解肾脏的位置、大小、形态和肾内占位性病变。

2. 临床意义　肾显像出现异常图像时,根据异常图像的特征,有助于下列疾病的诊断:肾血管性高血压、肾占位性病变的诊断(肾癌、囊肿、血管瘤等)与鉴别诊断、肾功能判断、肾异常(先天性单侧肾缺如、多囊肾、马蹄肾、异位肾、肾下垂等)、炎症性肾脏疾病(急或慢性肾盂肾炎)、肾外伤(部位、程度及受损肾脏的血流灌注情况)以及尿路梗阻等。此外,肾动态显像也可作为肾移植术后的监测,以了解移植肾的位置、血运情况,有无术后并发症、排斥反应、尿路梗阻或尿漏等。

(五) 肺通气和肺灌注显像

1. 原理

(1) 肺通气显像原理:放射性气溶胶经呼吸道吸入后,由于其直径不同,选择性沉积于喉、气管、支气管、细支气管和肺泡壁上。若呼吸道某部位阻塞,阻塞处以下呼吸道至肺泡将出现放射性分布稀疏或缺损区。用核医学显像装置在体外可获得放射性气溶胶在呼吸道的分布情况。

(2) 肺灌注显像原理:直径大于肺毛细血管的放射性微粒经静脉注射后,随肺动脉血流一过性的嵌顿于肺部毛细血管床,其在肺内的分布与肺局部血流灌注成正比。应用核医学显像装置在体外可获得放射性微粒在肺毛细血管内的分布情况,从而判断肺局部血流灌注情况。当肺血管阻塞时,相应部位的血流灌注减少或中断,肺灌注图像上表现为相应部位的放射性稀疏或缺损区。

2. 临床应用　主要用于慢性阻塞性肺疾病的诊断、肺动脉血栓栓塞症的诊断和疗效评价、肺血管高压的诊断、肺癌的诊断和根治切除的可能性估计。

(六) 骨显像

1. 原理　骨显像剂静脉注射后,与骨骼中的无机成分进行离子交换或化学吸附,或与骨组织中的有机成分结合,而使骨骼显影。正常情况下全身骨骼呈对称性放射性分布,当骨骼局部病变时,病灶处表现出放射性分布不均匀不对称或与邻近或对侧相应正常骨骼部位比较呈现局部或弥漫性放射性异常增高或减低等异常放射性分布。

2. 临床应用　主要应用于原发性骨肿瘤的诊断与鉴别诊断、确定肿瘤侵犯范围;早期肿瘤骨转移的诊断及骨转移范围的确定;指导肿瘤治疗方案的选择及疗效监测等。骨显像是诊断肿瘤骨转移的首选方法。

(七) 肿瘤

1. ^{18}F-氟化脱氧葡萄糖(^{18}F-FDG)PET 肿瘤显像原理　^{18}F-FDG 静脉注射后,可通过细胞膜上的葡萄糖转运体进入细胞内,在己糖激酶作用下变成 6-磷酸-^{18}F-FDG。因不能继续代谢,而滞留在细胞内。肿瘤细胞糖代谢增强,其摄取与滞留的^{18}F-FDG 增强。肿瘤细胞摄取 FDG 的程度与肿瘤的恶性程度呈正相关。应用 PET 或带符合探测功能的 SPECT 显像可获取肿瘤代谢的信息,灵敏度和特异性较高。代谢旺盛的恶性肿瘤常呈放射性异常浓聚。

2. 临床应用　^{18}F-FDG PET 主要用于肿瘤的诊断与鉴别诊断;恶性肿瘤的分期;恶性肿瘤放射治疗或化学治疗后疗效的监测;恶性肿瘤患者预后判断;肿瘤治疗后残存、复发灶与纤维瘢痕组织的鉴别诊断。主要应用于肺癌、乳腺癌、脑肿瘤、结直肠癌、淋巴瘤、黑色素瘤和头颈部肿瘤等。

第六节　超声检查

一、概述

超声检查是利用超声波的物理特性和人体各组织器官的声学特性相互作用后产生的信息,并将其接受、放大和信息处理后形成图形、曲线或数据进行疾病诊断的检查方法。超声波是指振动频率>20 000 Hz,超过了人耳听觉阈值的机械波。临床使用的超声波以百万赫兹(即兆赫,megahertz,MHz)为单位,常用频率在 1~20 MHz 之间,低于 1 MHz 的超声波分辨率低,不能用于诊断。超声

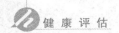

检查具有操作简便,可多次重复,及时获得结果,无特殊禁忌证,对人体无损伤,显示方法多样性等优点,是一种常用的影像诊断方法。

1. 超声诊断仪的类型 根据仪器对反射信号显示的方式不同,超声诊断仪分为 A 型、B 型、M 型和 D 型等几种类型。其中 B 型诊断仪是目前应用最广泛的超声诊断仪。

2. 人体脏器的回声性质 根据人体组织和病变的回声强度,可分为无回声型、低回声型、强回声型和全反射型(表 6-2)。

表 6-2　人体组织的声学类型

反射类型	组织器官	二维超声图像表现
无反射型	血液等液性物质	液性暗区
少反射型	心肌、肝、脾等实质脏器	低密度、低回声区
多反射型	心瓣膜、肝包膜等	高亮度、高回声区
全反射型	肺气、肠气等	极高亮度、强回声区

二、超声检查前患者准备

1. 心理指导 向患者简单介绍检查方法及过程,缓解心理压力。

2. 胃肠道检查 检查前 3 d 禁止上消化道钡餐造影检查,检查前 1 d 晚餐后禁食禁饮,结肠检查者还需要当天排便。

3. 胆囊胆道检查 为减少胃肠内容物和气体的干扰,检查前 2 d 内不食产气食品,如豆制品、牛奶和糖类等,必要时做胃肠道排气;检查前 8 h 禁食。

4. 盆腔检查 充盈膀胱,利于检查,因此检查前需饮水和憋尿。

5. 婴幼儿及检查不合作者 可给予水合氯醛灌肠,待安静入睡后再行检查。

三、超声检查的临床应用

超声检查在临床上应用广泛,下面介绍几种常见超声检查在临床的应用。

(一)肝脏超声检查

超声检查是肝脏疾病首选的影像学检查方法。

1. 检查前准备 一般不需要特殊准备,如果需要同时检查胆囊,必须空腹 8 h 以上。

2. 声像特点

(1)正常肝脏声像图:正常肝脏声像图在斜切面呈楔形,在纵切面略呈三角形。右叶大且厚,向左叶逐渐变小变薄。正常情况下,肝右叶斜径 10.0～14.3 cm(12.2＋1.1 cm),肝左叶前后径 4.1～7.4 cm(5.8＋0.8 cm),肝左叶上下径 4.0～8.3 cm(6.2＋1.1 cm)。肝内的门静脉、肝静脉和胆管及其一级分支均能在声像图上显示出来。正常肝实质回声稍低,光点细小,分布均匀;有时可见散在的略强回声的稀疏光点和(或)短小线状回声(图 6-46)。

(2)门脉性肝硬化声像图:门脉性肝硬化是临床上最常见的一种类型。声像图显示:肝脏失去正常形态,体积

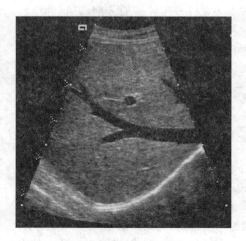

图 6-46　正常肝脏声像图

多缩小;表面常凹凸不平;肝实质回声增强而不均匀。

（3）原发性肝癌:是最常见的肝脏恶性肿瘤。在病理上,肝癌可分为结节型、巨块型和弥漫型3种类型。①巨块型显示为不规则的巨大团块状回声,形态不规则,边缘不清楚,内部回声密集但不均匀,多为强回声,但也可见低回声。如果瘤体内部有坏死或液化,则显示为低回声或无回声区。②结节型显示为大小不等的结节状回声,内部回声强弱不等。③弥漫型显示为大小不等,分布不均匀的团块状回声,回声的强度不一,可累及一个肝叶甚至整个肝脏(图6-47)。

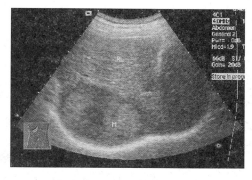

图6-47 肝癌声像图

（二）胆囊超声检查

1. **检查前准备** 检查前空腹8 h以上。

2. **声像特点**

（1）正常声像图:正常胆囊呈椭圆形,轮廓清楚,曲线自然光滑,胆囊内胆汁呈无回声区,胆囊壁厚度不超过2~3 mm。

（2）急性胆囊炎:急性胆囊炎的发生多与胆管阻塞、胆汁淤积、胰液反流及细菌感染有关。胆囊胀大、饱满及胆囊壁增厚是急性胆囊炎的主要声像表现。单纯胆囊炎超声显示为胆囊增大、饱满,囊壁轻度增厚,内部回声正常;化脓性胆囊炎显示为胆囊明显胀大,胆囊壁增厚,中层由于水肿而回声降低,呈现典型的强、弱、强3层回声结构,胆囊内无回声区可见稀疏或密集的点状、片状回声,不向重力方向聚集,不形成明显的沉积带,为胆汁内混有脓性物的征象。

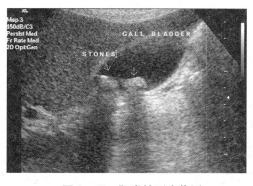

图6-48 胆囊结石声像图

（3）慢性胆囊炎:炎症较轻时胆囊的大小和形态可无改变,随着病情的进展,可出现胆囊体积缩小,胆囊壁回声增强、增厚,并失去正常的平整、光滑的曲线。

（4）胆囊结石:胆囊结石的形成与胆汁淤积、胆固醇代谢失调、感染等有关。结石可呈圆形、椭圆形或不规则形态,可以单发、多发或呈泥沙形。典型的胆囊结石的声像特点为:①胆囊内出现稳定的点状或团块状的强回声,大小不等。②几乎所有的结石后方均可显示声影。③检查过程中,改变体位可见强回声向重力方向移动(图6-48)。

（三）心脏、大血管超声检查

超声心动图检查可实时观察心脏大血管的结构与功能,显示内部血流状态,对先天性心脏病、各种瓣膜疾病、急性心肌梗死的并发症(如室间隔穿孔、乳头肌断裂、室壁瘤)、心包积液、心肌病、心脏肿物等有重要诊断价值。检查方法包括M型超声心动图,二维超声心动图,频谱型多普勒超声心动图和彩色多普勒超声心动图。

（1）二维超声心动图:又称切面超声心动图,能清晰直观、实时地显示心脏各个结构的空间位置、连接关系等,有较好的空间分辨能力,是超声心动图的基本检查方法。

（2）M型超声心动图:有较好的时间分辨力。

（3）多普勒超声心动图:是应用多普勒效应对心血管内血流方向、速度和状态进行显示。

（4）经食管超声心动图:主要用于常规经胸超声检查成像困难或有关结构显示不够满意、致使

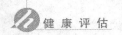

诊断难以明确的各种心脏或大血管疾病。检查前患者禁食水至少 4~6 h。

（四）肾脏、膀胱和前列腺超声检查

1. 检查前准备　无需特殊准备。

2. 声像特点

（1）正常声像图：①正常肾脏声像图经背部纵切图呈大豆状,长 9~12 cm,厚 3~6 cm,宽 5~7 cm。肾的外周有光滑整齐、反射明亮的线状包膜,包膜下的肾实质为低回声,其内有散在的点状回声,分布均匀,向内伸入锥体之间,厚约 1.5 cm。肾中央部为肾窦区,包括肾盂、肾盏、肾血管和脂肪组织,呈不规则的强回声区,其宽度占肾断面宽度的 1/2~2/3。②正常膀胱声像图：膀胱的形态与切面及膀胱充盈状态有关。充盈时,横切面呈圆形或椭圆形或近四方形,纵切面呈三角形,中心部为尿液形成的无回声区,周边为膀胱壁的强回声带,有良好的连续性。③前列腺可经腹壁、直肠或会阴部探查。经腹壁探查时,呈对称而圆钝的三角形。包膜回声光滑、明亮,内部回声为散在的分布均匀的细小光点,声像图前方为膀胱的无回声区,后方为直肠呈圆形光亮回声。前列腺的上下径、前后径和左右径分别为 3 cm、2 cm 和 4 cm。

（2）肾结石：肾窦区内呈现点状或团块状、斑片状的强回声,直径＞0.5 cm 的结石后方可伴有声影。小的结石呈点珠状,致密的结石通常只见表面的回声呈弧光带,疏松的结石则可见结石的全貌。

（3）前列腺炎：急性炎症时前列腺弥漫性增大,左右基本对称,包膜完整、光滑、稍增厚。内部回声多不均匀,呈不规则的光点或光斑。脓肿时可出现不规则的液化区。慢性前列腺炎声像图显示多样,大小不等,但包膜完整、连续,左右对称,内部回声多不均匀,各径线稍大或正常。

（五）妇科超声检查

1. 检查前准备　膀胱充盈。

2. 声像特点

（1）正常声像图：①子宫纵切面呈倒置的梨形,横切面呈椭圆形,轮廓光滑清晰,长 7~8 cm,宽 4.5~5.5 cm,厚 3~4 cm。肌层呈均匀的低回声,宫腔呈线形的强回声,周围有内膜的弱回声环绕,其厚度、回声强度和子宫大小,随月经周期变化,经期子宫略大。②正常卵巢切面呈圆形或椭圆形,内部回声强度略高于子宫,3 cm×2 cm×1 cm 大小。

（2）子宫肌瘤：①子宫增大,失去正常形态,增大程度和形态改变与肌瘤的大小、部位、数目有关。②肌瘤内部回声不均匀,较小肌瘤呈低回声或等回声;较大的肌瘤由于瘤体内部供血障碍,营养缺乏,可出现玻璃样变、囊性变,而呈低回声或无回声;肌瘤钙化后,可见钙化光环或点片状回声,伴后方声影。③子宫内膜线移位或变形。

（3）卵巢肿瘤：大体上可分为囊性和实性。囊性常见,声像图显示为瘤体呈圆形或椭圆形,囊壁光滑,囊体内部回声根据其囊内液体的不同而不同。浆液性为无回声的暗区,黏液性为散在或密集的光点,可随体位改变。

（六）产科超声检查

1. 估计胎儿孕龄

（1）早孕：指受孕至第 12 周末。确诊早孕的依据是宫腔内探及妊娠囊。一般在妊娠第 5 周即可见到妊娠囊,声像图表现为宫腔近底部出现圆形无回声区,周围呈强回声光环。妊娠第 6 周时,妊娠囊已十分清晰,直径 15~20 mm,超声检出率达 100%。胎囊一般每周平均增长 5 mm。妊娠第 6 周可于妊娠囊内见到点状的胎芽回声,同时可见到原始心管的节律性搏动。妊娠 12 周时可显示成形胎儿及椭圆形的胎头图像。

（2）中晚期妊娠：妊娠第 12~30 周,可根据胎儿双顶径判断胎龄。孕 36~40 周可根据胎腹周径估计胎龄。

2. **多胎妊娠** 超声检查于孕7周即可发现两个或两个以上胎囊、胎芽及胎心等。中晚期妊娠可见到两个或两个以上胎头、胎心及多个肢体影像。

3. **死胎** 最直接、最敏感和最可靠的征象是胎心搏动和胎动的消失,继而出现由于组织分离所致的胎头及胎体等的双层回声、胎盘肿胀、回声不均及羊水混浊等。

4. **胎盘**

(1) 正常胎盘:妊娠7~8周开始形成,第9~10周可利用声像图定位,至第12周胎盘完全形成,呈"新月形",紧贴子宫内壁,为密集的光点回声,胎盘边界清晰,厚度随妊娠周数有相应的变化,足月妊娠时为2.5~3.5 cm。不同孕期内胎盘声像图具有阶段性特征,据此对胎盘的成熟度进行分级。

(2) 前置胎盘:超声检查时要求膀胱适度充盈,以清晰显示膀胱、宫颈口及胎头与胎盘下缘的关系。根据胎盘下缘对宫颈口的覆盖程度分为3类。①边缘性前置胎盘:胎盘实质回声下缘,紧靠宫颈内口边缘,但未覆盖。②部分前置胎盘:胎盘实质回声部分覆盖宫颈内口。③完全性前置胎盘:胎盘实质回声完全覆盖宫颈内口。

5. **胎儿畸形** 目前超声检查对胎儿畸形的诊断优于其他常规产前检查方法,成为优生筛选及产前检查的首选方法。

(1) 脑积水:妊娠20周前诊断本病应谨慎。声像图示胎儿双顶径每周增长>0.3 cm;侧脑室率(脑中线至侧脑室壁宽度与脑中线至颅内侧壁宽度之比)>0.5时应考虑本病。重度积水可见胎头明显增大,颅内正常结构消失,代之以无回声区。

(2) 无脑儿:妊娠12周后,胎头缺乏完整的颅骨光环,若见一"鱼头样"扁平而不规则的胎头图像时,可诊断本病。常伴羊水过多及脊柱裂等畸形。

第七节 肺功能检查

一、通气功能检查

(一)肺容积

1. **肺容积的组成、正常值及临床意义** 肺容积指在安静情况下,测定一次呼吸所出现的呼吸气量变化,不受时间限制,具有静态解剖学意义,是最基本的肺功能检查项目。肺容积是肺的基本组成,共有4个彼此互不重叠的容积:潮气容积、补吸气容积、补呼气容积和残气容积。肺容量是由两个或两个以上的基本肺容积所组成:深吸气量、功能残气量、肺活量和肺总量(图6-49)。

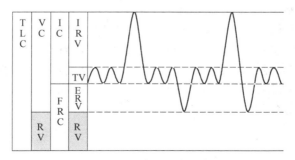

图6-49 肺容积组成示意图

ERV:补呼气量;FRC:功能残气量;IC:深吸气量;IRV:补吸气量;
RV:残气量;TLC:肺总量;VT:潮气量;VC:肺活量

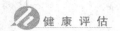

（1）潮气容积（tidal volume，VT）：为平静呼吸时，每次进出肺内的气量。成人正常值为 400～500 ml。VT 受吸气肌的影响，尤其是膈肌的运动。呼吸肌功能不全时 VT 降低。

（2）补呼气容积（expiratory reserve volume，ERV）：为平静呼气末再尽最大力量呼气所呼出的气量。正常值：男性为 1 609±492 ml，女性为 1 126±338 ml。

（3）补吸气容积（inspiratory reserve volume，IRV）：为平静吸气末再尽最大力量吸气所吸入的气量。正常值：男性约为 2 160 ml，女性约为 1 400 ml。

（4）残气容积（residual volume，RV）：为深呼气后肺内残留的气体。正常值：男性为 1 615±397 ml，女性为 1 245±336 ml。其临床意义同功能残气量。临床上常以残气容积占肺总量的百分比（即 RV/TLC%）作为判断指标，正常值：男性<35%，女性约为 29%，老年人可达 50%。超过 40%提示肺气肿。

（5）深吸气量（inspiratory capacity，IC）：为平静呼气末所能吸入的最大气量，即 IC=VT+IRV。正常值：男性为 2 617±548 ml，女性为 1 970±381 ml。

（6）功能残气量（functional residual capacity，FRC）：为平静呼气末肺内所含气量，即 FRC=ERV+RV。正常值：男性为 3 112±611 ml，女性为 2 348±479 ml。FRC 约相当于肺总量的 40%。FRC 反映胸廓弹性回缩和肺弹性回缩力之间的关系，正常情况下这两种力量相等而互相抵消。肺弹性回缩力下降，可使 FRC 增高，如阻塞性肺气肿和气道部分阻塞。反之 FRC 下降，如肺间质纤维化、急性呼吸窘迫综合征（ARDS）。

（7）肺活量（vital capacity，VC）：为最大吸气后所能呼出的全部气量，即 VC=IC+ERV。正常值：男性为 4 217±690 ml，女性为 3 105±452 ml；VC 实测值/预计值之比正常为 100±20%，<80%为异常，60%～79%为轻度降低，40%～59%为中度降低，<40%为重度降低。肺活量减低见于限制性通气障碍及严重阻塞性通气障碍，亦可提示有严重的阻塞性通气功能障碍。临床上常见于胸廓畸形、广泛胸膜增厚、大量胸腔积液、气胸、肺不张、弥漫性肺间质纤维化和大量腹腔积液、腹腔巨大肿瘤等，以及重症肌无力、膈肌麻痹、传染性多发性神经根炎和严重的弥漫性阻塞性肺疾病及支气管哮喘等疾病。

（8）肺总量（total lung capacity，TLC）：为最大限度吸气后肺内所含全部气量，即 TLC=VC+RV。正常值：男性为 5 766±782 ml，女性为 4 353±644 ml。TLC 减少见于广泛肺疾病，如肺水肿、肺不张、肺间质纤维化、气胸、胸腔积液与肺切除术后等。TLC 增加主要见于阻塞性肺气肿。

正常人肺功能储备能力大，但受性别、年龄、身高和体表面积等因素影响，肺容积个体差异很大，故在判定结果时通常将实测值与同性别、同年龄、同身高的正常人的预计值进行比较，以其相对值即实测值占预计值百分比作为评价依据。

2. **测定方法**　潮气容积、深吸气量、补呼气容积和肺活量可用肺量计直接测定。测定前受检者先安静休息 15 min。测试时取立位，夹好鼻夹，含口器与肺量计相连，肺量计开始运转。受检者平静呼吸描记潮气曲线，当潮气曲线稳定时让受检者从平静呼气末做深吸气，从而得出深吸气量。再恢复平静呼吸，当基线稳定后，受检者从平静呼气末做深呼气，从而得出补呼气量。最后，让受检者做深吸气后继以最大呼气，得出肺活量。肺功能残气和残气容积不能用肺量计直接测得，而需应用气体分析法间接测算，其中以惰性气体分析法多用，要求测定气体不能与肺进行气体交换，一般常用氦气和氮气。

（二）通气功能测定

通气功能又称动态肺容积，是指单位时间内随呼吸运动进出肺的气量和流速。常用指标的正常范围和临床意义如下。

1. 肺通气量

(1) 每分钟静息通气量(minute ventilation, VE):指静息状态下每分钟出入肺的气量。VE=潮气容积(VT)×每分钟呼吸频率(RR)。一般用肺量计测定。正常值:男性 6 663±200 ml,女性 4 217±160 ml。VE>10 L/min,提示通气增强,可造成呼吸性碱中毒;<3 L/min,提示通气不足,可造成呼吸性酸中毒。

(2) 最大自主通气量(maximal voluntary ventilation, MVV):指在 1 min 内以最大的呼吸幅度和最快的呼吸频率呼吸所得的通气量。可用来评估肺组织弹性、气道阻力、胸廓弹性和呼吸肌的力量,是临床上常用做通气功能障碍、通气功能储备能力考核的指标,一般用肺量计测定。一般只测 15 s,将测定值乘以 4 即得。正常值:男性为 104±2.71 L,女性为 82.5±2.17 L。临床常以实测值占预计值的百分比进行判定,正常值为 MVV>80%,MVV<80% 为异常,MVV<50% 胸科手术应慎重或列为禁忌。由于 MVV 测定是较为剧烈的呼吸运动,故严重心肺疾病与咯血者,应列为禁忌。

2. 用力肺活量(forced vital capacity, FVC)和第 1 秒用力呼气容积(forced expiratory volume in one second, FEV1.0) FVC 是指深吸气后以最大力量、最快的速度所能呼出的全部气量。通常用肺量计进行检查。FEV1.0 是指深吸气后以最大力量、最快的速度开始呼气第 1 s 内的呼出气量,是临床应用最广的指标。常用 FEV1.0/FVC% 或 FEV1.0/VC%(因正常人 FVC=VC)来表示,简称一秒率(FEV1.0%)。正常值:FEV1.0 男性为 3 179±117 ml,女性为 2 314±48 ml。FEV1.0% 男女均应>80%。

3. 肺泡通气量(alveolar ventilation, VA) 是指安静状态下每分钟进入呼吸性细支气管及肺泡参与气体交换的有效通气量。正常成人潮气容积为 500 ml,其中约 150 ml 在呼吸性细支气管以上气道中仅起传导气体作用,不参与气体交换,称为解剖无效腔死腔效应。进入肺泡中的气体,若无相应肺泡毛细血管血流与之进行气体交换,也同样会产生死腔效应,称肺泡无效腔。解剖无效腔加肺泡无效腔称生理无效腔(dead space ventilation, VD),正常情况下解剖无效腔与生理无效腔基本一致。每分钟肺泡通气量=(潮气容积-无效腔)×呼吸频率,可见通气效率受到潮气容积与无效腔比率的影响,正常无效腔/潮气容积(VD/VT)=0.3~0.4,比值小则有效肺泡通气量增加,比值大则减少,故浅速呼吸的通气效率低于深缓呼吸。

4. 临床应用 通气功能测定为肺功能测定的最基本内容,也是一系列肺功能检查的初筛项目,临床中可根据 VC 或 MVV 实测值占预计值的百分比和 FEV1.0% 判断肺功能状况和通气功能障碍类型。

(1) 肺功能不全分级:见表 6-3。

表 6-3 肺功能不全分级

程度	VC 或 MVV 实测值/预计值%	FEV1.0%
基本正常	>80	>70
轻度减退	80~70	70~61
显著减退	70~51	60~41
严重减退	50~21	≤40
呼吸衰竭	≤20	

(2) 通气功能障碍分型:通气功能障碍有阻塞性和限制性两种类型,兼有两者特点的属于混合型,其分型见表 6-4。

表 6-4　通气功能障碍分型

类型	FEV1.0/FVC%	MVV	VC	气速指数	RV	TLC
阻塞性	↓↓	↓↓	正常或↓	<1.0	↑	正常或↑
限制性	正常或↑	正常或↓	↓↓	>1.0	正常或↓	↓
混合性	↓	↓	↓	=1.0	不定	不定

以上的通气功能主要反应气道内径>2.0 mm 的大气道通气功能状况,阻塞性通气功能障碍特点是以流速(如 FEV1.0%)减低为主,限制性通气功能障碍则以肺容量(如 VC)减少为主。

二、换气功能检查

1. 通气/血流比值　正常肺泡通气量约 4 L/min,肺血流量约 5 L/min,通气/血流比值(ventilation/perfusion,V/Q)为 0.8,换气效率最佳。在病理情况下,局部血流障碍时,进入肺泡的气体由于没有充足血流与之交换,V/Q>0.8,使无效腔气量增加。反之,局部气道阻塞,V/Q<0.8,部分血流因无通气与之交换,称为无效灌注,而导致静-动脉样分流效应。凡能影响肺顺应性、气道阻力和血管阻力的病理因素,均可使 V/Q 异常,而 V/Q 比例失调是肺部疾病产生缺氧的主要原因。临床上见于肺实质、肺血管与气道疾病,如肺炎、肺不张、肿瘤、急性呼吸窘迫综合征、肺栓塞、肺水肿、支气管哮喘和阻塞性肺气肿等。

2. 弥散功能测定　肺的弥散是肺泡内气体和肺泡壁毛细血管中的 O_2 和 CO_2,通过肺泡壁毛细血管膜进行气体交换的过程。因 CO_2 弥散能力很强,为 O_2 的 21 倍,故不存在弥散功能障碍,临床上弥散障碍主要是指 O_2 的弥散障碍。弥散量的大小与肺泡膜的面积、厚度及膜两侧氧分压差有关。凡能影响上述诸因素的疾病,均可导致弥散障碍而导致缺氧,如肺组织广泛损害、肺淤血、肺水肿和肺间质纤维化等。此外,V/Q 比例失调如肺气肿亦可相应减少弥散面积和效率,使弥散量减少。目前临床常用一氧化碳(CO)吸入法测定弥散功能,根据单位时间内 CO 吸收量和肺泡 CO 分压,即可算出 CO 弥散量(DLCO)。正常值:男性为 18.23～38.41 ml/mmHg·min,女性为 20.85～23.9 ml/mmHg·min。

三、小气道功能检查

小气道是指在吸气状态下内径≤2 mm 的细支气管,包括全部细支气管和终末细支气管。其发生病变时,临床上可无任何症状和体征,也不易被常规肺功能测定方法检出。以下介绍的小气道功能检查方法,对早期发现和诊断小气道疾病很有意义。

1. 闭合容积　闭合容积(closing volume,VC)是指平静呼吸至残气位时,肺下垂部小气道开始闭合时所能呼出的气体量。而小气道开始闭合时肺内留有的气体量则称为闭合总量(closing capacity,CC)。测定方法有两种:①氮气法或一口气氮气法。②氦气法。正常值:VC 为 0.4 L,CC 为 1.9 L,CC/TLC 为 32%。目前较多用于吸烟、大气污染、粉尘作业对小气道功能损害的研究和监测,可作为临床医学早期筛选手段。

2. 最大呼气流量-容积曲线　最大呼气流量-容积曲线(maximum expiratory flow-volume curve,MEFV,V-V 曲线)为受试者在做最大用力呼气过程中,所描绘出的呼出气体容积与相应的呼气流量的相关曲线。临床上常用 VC50% 和 VC25% 时的呼气瞬时流量($V_{max}50$ 和 $V_{max}25$)作为检测小气道阻塞的指标,凡两指标的实测值/预计值<70%,且 $V_{max}50/V_{max}25<2.5$,即认为有小气道功能障碍。

3. 频率依赖性肺顺应性　肺顺应性是指肺的可膨胀性,是单位压力改变时所引起的肺容积变化。肺顺应性分静态和动态两种,动态肺顺应性又分为正常呼吸频率(20 次/min)和快速呼吸频率

(约 60 次/min)两种,后者又称频率依赖性肺顺应性(frequency dependence of dynamic compliance, FDC),它比前者更敏感。在小气道疾病,当呼吸频率变化时,动态肺顺应性有随呼吸频率增快而降低倾向。FDC 是检测小气道疾病最敏感的指标,但因此项检查方法复杂,使临床应用受到限制。

四、血液气体分析

血液气体分析是指采集动脉血,利用微量血气分析仪,检测血液中的有关指标的方法。血气分析测定标本采集的基本要求是:合理的采血部位(桡动脉、肱动脉和股动脉),严格隔绝空气,在海平面大气压(760 mmHg)、安静状态下,采集肝素抗凝血立即送检,吸氧者如病情允许应停吸 30 min,否则应标明给氧浓度与流量。

(一)血气分析指标

1. 动脉血氧分压(PaO_2)　是血液中物理溶解的氧分子所产生的压力。PaO_2 正常范围 95～100 mmHg。PaO_2 测定的主要临床意义是判断机体是否缺氧及其程度。PaO_2 低于同龄人正常范围以下者,称为低氧血症。$PaO_2 < 60$ mmHg 是诊断呼吸衰竭的标准;$PaO_2 < 40$ mmHg 为重度缺氧;$PaO_2 < 20$ mmHg 以下,脑细胞不能再从血液中摄氧,有氧代谢不能正常进行,生命难以维持。

2. 动脉血氧饱和度(SaO_2)　指动脉血氧与血红蛋白(Hb)结合的程度,是单位 Hb 含氧的百分数,正常为0.95～0.98。SaO_2 与 PaO_2 的相关曲线称氧合血红蛋白离解曲线(ODC),呈 S 形,分为平坦段和陡直段两部分。PaO_2在 60 mmHg 以上,曲线平坦,此段 SaO_2 的增减幅度随氧分压变化很小。曲线中部陡直,组织中 PaO_2 稍降低,SaO_2 则明显降低,有利于 O_2 的释放以供组织需要。ODC 受 pH、PaO_2 等因素的影响左右移动。pH 降低,曲线右移,在相同PaO_2 条件下,SaO_2 有所下降,在肺虽不利于 Hb 从肺泡摄取 O_2,但至外周,氧合 Hb(HbO_2)易释放 O_2,有效发挥供应组织氧的作用,防止组织缺氧;pH 升高,曲线左移,SaO_2 虽增高,但 HbO_2 不易释放 O_2,在已有组织缺氧者会加重组织缺氧(图 6-50)。

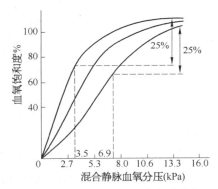

图 6-50　氧离曲线位置移动对混合静脉血氧分压的影响

3. 动脉血氧含量(CaO_2)　指每升动脉全血含氧的毫摩尔数或每百毫升动脉血含氧的毫升数,正常范围 8.55～9.45 mmol/L。它是红细胞和血浆中含氧量的总和,包括 HbO_2 中结合的氧和物理溶解氧两部分。CaO_2 主要取决于与 Hb 结合的氧,充分氧合时,每克 Hb 可结合 1.34 ml 氧。

4. 动脉血二氧化碳分压($PaCO_2$)　是动脉血中物理溶解的 CO_2 分子所产生的压力,正常范围为 35～45 mmHg,平均 40 mmHg。测定 $PaCO_2$ 的临床意义如下。①判断呼吸衰竭的类型和程度:Ⅰ型呼吸衰竭(低氧血症型呼吸衰竭),$PaO_2 < 60$ mmHg、$PaCO_2 < 35$ mmHg 或在正常范围;Ⅱ型呼吸衰竭(或称通气功能衰竭)$PaO_2 < 60$ mmHg、$PaCO_2 > 50$ mmHg;肺性脑病时,$PaCO_2$ 一般应 >70 mmHg。②判断呼吸性酸碱平衡失调:$PaCO_2 > 50$ mmHg,提示呼吸性酸中毒,$PaCO_2 < 35$ mmHg提示呼吸性碱中毒。③判断代谢性酸碱平衡失调的代偿反应:代谢性酸中毒经肺代偿后 $PaCO_2$ 降低,代谢性碱中毒经肺代偿后 $PaCO_2$ 升高。④判断肺泡通气状态:$PaCO_2$ 增高,提示肺泡通气不足;$PaCO_2$ 降低,提示肺泡通气过度。

5. 碳酸氢根(HCO_3^-)　是反映机体酸碱代谢状况的指标。包括实际碳酸氢根(AB)和标准碳酸氢根(SB)。AB 是指隔绝空气的动脉血标本,在实际条件下测得的血浆 HCO_3^- 实际含量,正常范围为 22～27 mmol/L,平均为 24 mmol/L;SB 是动脉血在 38℃、$PaCO_2$ 40 mmHg、Hb 在 100%氧饱和

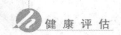
的条件下,所测得的 HCO_3^-。正常人 AB、SB 两者无差异。SB 一般不受呼吸因素影响,为血液碱储备,受肾调节,是反映代谢性酸碱平衡的指标。AB 则受呼吸性和代谢性双重因素影响。

6. 缓冲碱(buffer bases,BB) 是血液(全血或血浆)中一切具有缓冲作用的碱(负离子)的总和,正常范围为 45～55 mmol/L,平均为 50 mmol/L。HCO_3^- 是 BB 的主要成分。BB 能反映机体对酸碱平衡紊乱时总的缓冲能力,不受呼吸因素、CO_2 改变的影响。在血浆蛋白和血红蛋白稳定的情况下,其增减主要取决于 SB。代谢性酸中毒时 BB 减少,代谢性碱中毒时 BB 增加。

7. 剩余碱(bases excess,BE) 是在 38℃、$PaCO_2$ 40 mmHg、Hb 在 100% 氧饱和条件下,将血液标本滴定至 pH7.40 时所消耗酸或碱的量,表示全血或血浆中缓冲碱增加或减少的情况。正常范围 $-3～+3$ mmol/L,均值为零。意义与 SB 大致相同,但较 SB 更全面。

8. 血浆 CO_2 含量(total plasma CO_2 content,$T-CO_2$) 是指血浆中各种形式存在的 CO_2 总量,主要包括结合形式的 HCO_3^- 和物理溶解的 CO_2。其中 HCO_3^- 即实际碳酸氢盐(AB),占总量的 95% 以上,故 $T-CO_2$ 基本反映 HCO_3^- 的含量。虽然 $T-CO_2$ 受溶解 CO_2($PaCO_2$)影响较小,但在 CO_2 潴留和代谢性碱中毒时,却可使 $T-CO_2$ 增加;相反,通气过度致 CO_2 减少和代谢性酸中毒时,可使其降低,故在判断复合性酸碱平衡失调时,其应用受限。

9. pH 是动脉血浆中氢离子浓度[H^+]的负对数值,正常范围为 7.35～7.45,平均值为 7.40。动脉血 pH 值是判断酸碱平衡调节中机体代偿程度最重要的指标,它反映体内呼吸性和代谢性因素综合作用的结果。pH<7.35 为失代偿性酸中毒,存在酸血症;pH>7.45 为失代偿性碱中毒,有碱血症;pH 7.35～7.45 可有 3 种情况:无酸碱失衡、代偿性酸碱失衡或复合性酸碱失衡,若区别是呼吸性、代谢性,抑或是两者的复合作用,需结合其他指标进行综合判断。

10. 二氧化碳结合力(carbon dioxide combining power,CO_2CP) 正常范围为 22～31 mmol/L,平均为 27 mmol/L。其主要是指血浆中呈结合状态存在的 CO_2,反映体内的碱储备量,临床意义基本与标准碳酸氢盐(SB)相当。

(二)临床常见酸碱平衡失调的判定

酸碱平衡失调主要依据动脉血气分析 pH、$PaCO_2$、HCO_3^- 指标的变化,结合临床资料、血电解质(Na^+、K^+、CL^-、Mg^{2+})检查等,进行综合判定,得出正确结论。

第八节 内 镜 检 查

一、概述

1. 内镜的发展 从 18 世纪末,Bozzine 用烛光做光源,通过一根简单的铜管,直接观察到患者的直肠和子宫腔,开创了内镜检查的先河以来,内镜发展已有 200 多年的历史。但将内镜广泛的应用于临床诊断和治疗,是在 20 世纪中叶纤维内镜问世以后。其发展经历了硬式内镜、半可屈式胃镜、纤维胃镜、电子(摄像)内镜和超声内镜等阶段。

2. 内镜的分类

(1) 根据特殊结构分类

1) 纤维内镜:纤维内镜的优点如下。①导光性强,成像清晰,镜身细而柔软,可较灵活地向各个方向弯曲基本上不存在盲区。②采用冷光源,只透光,不透热,不会灼伤黏膜。③操纵部的多种旋钮,可充气、充水和吸引;必要时还可夹取活组织做病理检查。

2) 电子内镜

（2）根据用途（检查部位）分类：内镜可分为食管镜、胃镜、十二指肠镜、胆管镜、子母型胰胆管镜、小肠镜、结肠镜、腹腔镜、支气管镜、胸腔镜、纵隔镜、关节镜、宫腔镜、纤维喉镜和纤维血管镜等。

二、内镜的临床应用

近年来，内镜被广泛地运用于临床，如食管、胃、十二指肠、胆道、小肠、结肠、腹腔、支气管、纵隔、关节及子宫腔等部位的检查和治疗，甚至可用其来观察冠状动脉内腔。

（一）上消化道内镜检查

自纤维内镜使用以来上消化道疾病诊断率明显提高，对浅表性黏膜病变，早期肿瘤和上消化道出血的病因诊断，内镜检查特别有帮助，常见的疾病为炎症、溃疡和肿瘤，其次有息肉、食管胃底静脉曲张、食管贲门黏膜撕裂、憩室、异物和寄生虫等。

1. 适应证　上消化道内镜检查的适应范围很广，原则上一切食管、胃和十二指肠病变，诊断不清时均可做此项检查。包括：①上腹疼痛、烧灼、吞咽困难、饱胀、食欲下降等上消化道症状原因不明者。②急性及原因不明的慢性上消化道出血。③X线检查发现胃部病变不能明确性质者。④需要随诊的病变如溃疡、萎缩性胃炎和术后残胃等。⑤通过内镜进行治疗者，如病灶止血（电灼、微波、光凝），切除息肉或肿物，异物取出，碎取结石，肿瘤镜下注射化疗，曲张静脉硬化，套扎治疗，内镜下支架植入，胆总管切开取石，以及引流术等。⑥药物治疗前后对比观察或手术后的随访。

2. 禁忌证　①严重咽喉部疾患，急性胃、食管腐蚀性，坏死性炎症，巨大食管憩室，主动脉瘤及严重颈胸段脊柱畸形。②抗拒检查、神志不清或精神不正常，不能配合检查者。③休克、昏迷等危重状态。④食管、胃、十二指肠穿孔急性期。⑤严重心肺疾患，如严重心律失常、心力衰竭、心肌梗死急性期、严重呼吸衰竭及支气管哮喘发作期等。⑥急性传染性肝炎或胃肠道传染病一般暂缓检查；慢性乙、丙型肝炎或抗原携带者、获得性免疫缺陷综合征（AIDS）患者应备有特殊的消毒措施。

3. 并发症　胃镜检查比较安全，可能会发生如下并发症。

（1）一般并发症：喉头痉挛、下颌关节脱臼、咽喉部感染、脓肿、腮腺肿大及食管贲门黏膜撕裂等。

（2）严重并发症：①心脏骤停、心肌梗死、心绞痛等，是由于插镜刺激迷走神经及低氧血症所致，一旦发生立即停止检查，进行抢救。②穿孔，多由操作粗暴、盲目插镜引起。③感染，可发生吸入性肺炎，食管静脉曲张注射硬化剂、激光、扩张等治疗可发生伤口继发感染，可术后应用抗生素3d。为防止乙、丙型肝炎传播，要求患者在检查前应检测乙、丙型肝炎病毒标志，对阳性者用专门胃镜检查，并对内镜活检钳和管道充分消毒。④低氧血症，由于内镜压迫呼吸道引起通气障碍、患者紧张憋气所致，停止检查，吸氧后一般都能好转。

4. 检查前准备

（1）对患者做好解释工作，取得其配合。

（2）检查前需禁食6～8h。幽门梗阻影响排空时，则延长禁食时间，必要时洗胃。

（3）适当应用镇静剂，情绪紧张者，检查前可肌注地西泮5～10mg。

（4）检查前15min做咽部麻醉，以减轻患者在进镜时出现的恶心感。

（5）嘱患者取下义齿，解开领扣和腰带，左侧卧于检查床上，放松。

5. 术后护理

（1）术后患者咽部麻醉作用未消退时，嘱其不要吞咽唾液，以免呛咳。麻醉作用消失后，先饮少量水，无呛咳方可进食。当日进食流质半流质饮食为宜，行活检的患者应进食温凉饮食。

（2）检查后如患者出现咽痛、咽喉部异物感，嘱患者不要用力咳嗽，以免损伤咽部黏膜。并密切观察患者有无消化道穿孔、出血、感染等并发症，一旦发现及时处理。

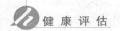

（二）纤维结肠镜检查

纤维结肠镜检查主要用于诊断溃疡性结肠炎、肿瘤、出血和息肉等，并可行切除息肉和钳取异物等治疗。

1. 适应证　①下腹痛、腹泻或便秘、便血原因不明，X 线钡剂检查阴性者。②肠道内肿物性质不明，炎症性肠病需明确范围及程度或疑有癌变者。③钡剂造影发现肠内有可疑病变，不能确定诊断者。④药物治疗前后或随访观察。⑤结肠疾病的手术治疗或手术前定位。

2. 禁忌证　①大肠急性炎症，如暴发性溃疡性结肠炎和急性结肠憩室炎。②腹腔及盆腔大手术后，肠瘘或有广泛粘连。③心、肺、肾功能不良或极度衰竭者。④肠道准备不良或不合作的患者。⑤妊娠或月经期妇女。

3. 并发症　可能有肠穿孔、出血、心血管并发症以及感染等。

4. 术前准备

（1）对患者做好解释工作，消除其恐惧心理。

（2）肠道的清洁程度是结肠镜检查成败的关键，故检查前指导患者进食低脂肪、清淡饮食 2～3 d，检查晨禁食；使用灌肠或导泻剂清洁肠道。常用导泻药有甘露醇、硫酸镁及高渗性电解质液等。

（3）术前用药：按医嘱使用解痉药、镇静镇痛药和麻醉药。

5. 术后护理

（1）嘱患者注意卧床休息，做好肛门清洁。术后 3 d 进食少渣饮食。如行息肉切除、止血者，应给予半流质饮食。

（2）注意观察患者腹胀、腹痛及排便情况。如发现剧烈腹痛、腹胀、面色苍白、心率增快、血压下降、大便次数增多呈黑色，提示并发肠出血和肠穿孔，及时通知医师。

（三）纤维支气管镜检查

1. 适应证　适应证很广，凡肺部疾病无禁忌证者均可检查。①不明原因咯血，需明确出血部位和咯血原因者，或清除气道内血块。②X 线胸片、肺 CT 片正常，但痰中查见癌细胞者。③不明原因的干咳或局限性喘鸣音。④性质不明的弥漫性病变、孤立性结节或肿块。⑤原因不明的喉返神经麻痹和膈神经麻痹者。⑥原因不明的肺不张或胸腔积液者。⑦吸收缓慢或反复发作性肺炎。⑧需用双套管吸取或刷取肺深部细支气管的分泌物或支气管肺泡灌洗做病原学培养，以明确呼吸道感染的特异性病原物。⑨用于治疗，如取支气管异物、引导支气管插管，肺化脓症吸痰及局部用药、手术后等各种原因痰液潴留吸痰、肺癌局部瘤体的放疗和化疗、支气管镜介入治疗等。

2. 禁忌证　①有严重心脏病、心功能不全、严重心律失常以及频发心绞痛者。②严重肺功能不全，吸氧也难以矫正的重度低氧血症者。③主动脉瘤有破裂危险者。④颈椎畸形，无法插入者。⑤有明显出血倾向者。⑥极度衰弱不能耐受检查者。⑦对麻醉药过敏者。⑧高度紧张而不合作者。⑨急性上呼吸道感染者应暂缓检查。

3. 并发症　少见。可见麻醉意外，严重者可出现喉痉挛、抽搐、心脏骤停、出血、喉头水肿和支气管痉挛、呼吸困难、低氧血症等。

4. 术前准备

（1）做好解释工作，消除患者的紧张、焦虑情绪，取得其配合。

（2）术前 4 h 禁食禁饮，术前 30 min 皮下注射阿托品 0.5 mg，以减少呼吸道的分泌物。

（3）取下活动义齿。用 1% 利多卡因喷雾麻醉。

（4）备好吸引器和复苏设备，以防术中出现喉痉挛和呼吸窘迫，或因麻醉药物的作用抑制患者的咳嗽和呕吐发作，使分泌物不易咳出。

5. 术后护理

（1）术后 2 h 内严格禁食禁饮，以免因会厌部的麻醉而造成误吸。2 h 后，进食温凉流质或半流质饮食。

（2）进镜损伤或活检，可能术后会出现痰中带少量血，应向患者解释清楚，以消除其紧张情绪。并密切观察患者是否发热、胸痛；观察呼吸道出血情况，若为痰中带血丝，可不需特殊处理，当出血较多时，应立即通知医师，发生大咯血时应配合抢救。

（3）术后半小时内减少说话，使声带充分休息。

（4）必要时遵医嘱应用抗生素，预防呼吸道感染。

复 习 题

【A 型题】

1. 在心电图上 P 波反应的是： （ ）
   A. 窦房结除极　　　　　　B. 窦房结复极　　　　　　C. 心房除极
   D. 心房复极　　　　　　　E. 房室结除极

2. 关于胸导联电极的安放，下列不正确的是： （ ）
   A. V_1：胸骨右缘第 4 肋间　　　　　　B. V_2：胸骨左缘第 4 肋间
   C. V_3：V_2 与 V_4 连线的中点　　　　　D. V_4：左第 5 肋间锁骨中线处
   E. V_5：左第 5 肋间腋中线处

3. 右心房肥大的心电图表现为： （ ）
   A. P 波高而宽　　　　　　B. P 波增宽　　　　　　C. P 波出现切迹
   D. P 波尖而高耸　　　　　E. P 波呈双峰

4. 心肌梗死的"损伤型"心电图改变主要表现在： （ ）
   A. R 波电压降低　　　　　B. 异常 Q 波　　　　　C. T 波直立高耸
   D. ST 段抬高　　　　　　E. T 波对称性

5. 关于室性早搏的心电图特点不正确的是： （ ）
   A. 提前出现的宽大 QRS 波　　　　　　B. 宽大 QRS 波前无 P 波
   C. 其 T 波方向与 QRS 主波方向相反　　　D. 代偿间期不完全
   E. QRS 波时间＞0.12 s

6. 频发期前收缩是指期前收缩每分钟： （ ）
   A. ≥5 次　　　　　　　B. ≥6 次　　　　　　C. ≥10 次
   D. ≥12 次　　　　　　E. ≥8 次

7. 心电图上 U 波明显增高临床上见于： （ ）
   A. 高血钾　　　　　　　B. 高血钙　　　　　　C. 低血钾
   D. 低血钙　　　　　　　E. 低血镁

8. 下列造影方法不属于直接引入法的是： （ ）
   A. 食管及胃肠钡餐检查　　B. 口服法胆囊造影　　　C. 支气管造影
   D. 心血管造影　　　　　　E. 子宫输卵管造影

9. 属于生理排泄法使器官显影的是： （ ）
   A. 支气管造影　　　　　　B. 口服胆囊造影　　　　C. 逆行肾盂造影
   D. 子宫输卵管造影　　　　E. 冠状动脉造影

10. 下列在超声检查中为无回声型的是： （　　）
  A. 肝脏   B. 肾脏   C. 心脏瓣膜
  D. 血液   E. 肺

11. 下列心律失常较严重的是： （　　）
  A. 阵性室性心动过速   B. 阵发性室上性心动过速   C. 心房颤动
  D. 房性期前收缩   E. 室性期前收缩

12. 颅内肿瘤首选的检查方法为： （　　）
  A. CT   B. X 线检查   C. 超声
  D. 核医学检查   E. MRI

13. 诊断动静脉畸形首选的检查方法为： （　　）
  A. CT   B. X 线检查   C. 超声
  D. 磁共振   E. MR 血管造影

14. 三度房室传导阻滞的心电图特点是： （　　）
  A. P 波频率落后于 QRS 波群频率   B. P 波与 QRS 波群无固定关系
  C. QRS 波群形态正常   D. P-R 间期固定
  E. R-R 间期不固定

15. 下列检查前除哪项外患者应禁食水： （　　）
  A. 胃钡餐检查   B. 纤维支气管镜   C. 心脏彩超
  D. 肝胆超声   E. 结肠镜检查

16. 下列为钡剂检查的禁忌证的是： （　　）
  A. 胃癌   B. 胃溃疡   C. 胃穿孔
  D. 食管静脉曲张   E. 肠结核

17. 测定甲状腺摄[131]I 率前，下列可以食用的是： （　　）
  A. 海带   B. 紫菜汤   C. 左旋甲状腺素
  D. 地塞米松   E. 菠菜

18. 下列可以行 MRI 检查的是： （　　）
  A. 置有心脏起搏器患者   B. 有金属假肢患者   C. 有动脉瘤夹患者
  D. 躁动患者   E. 以上都不是

19. 急腹症时首选的检查方法为： （　　）
  A. X 线平片   B. CT   C. 核医学检查
  D. 磁共振   E. 小肠灌肠双重对比造影检查

20. 下列适合胃镜检查的是： （　　）
  A. 十二指肠穿孔急性期   B. 慢性上消化道出血   C. 主动脉瘤
  D. 严重颈胸段脊柱畸形   E. 巨大食管憩室

【填空题】

1. 正常心电图包括以下波和段：P 波、P-R 间期、＿＿＿＿＿、J 点、ST 段、T 波、Q-T 间期和 U 波。

2. 急性心肌梗死后产生 3 种类型心电图改变是：＿＿＿＿、＿＿＿＿和＿＿＿＿。

3. 心肌梗死超急性期心电图 ST 段呈＿＿＿＿。

4. 正常人的心脏起搏点位于＿＿＿＿，心率为＿＿＿＿。

5. 成人窦性心律的频率＞＿＿＿＿称为窦性心动过速，常见于运动、精神紧张、发热、＿＿＿＿、
 ＿＿＿＿、失血、心肌炎和心功能不全等。

6. 小儿较成人心率_____,年龄越小,差别越大。

7. 右心房肥大的高尖 P 波,又称为_____,常见于慢性肺源性心脏病;左心房肥大常见于二尖瓣狭窄,故又称"二尖瓣 P 波"。

8. 心房扑动 F 波波幅大小一致,间隔规则,频率多为_____;心房颤动 P 波代之以_____、_____的颤动波(f 波),f 波的频率为_____。

9. 室扑呈_____样波形,波幅大而规则,频率150～250 次/min,室颤为极不规则的波幅低小的颤动波,频率200～500 次/min。

10. 三度房室传导阻滞心电图特征:P－P 间期_____,R－R 间期_____,P 波频率大于 QRS 波群频率,P 波与 QRS 波群互不相关。

11. 频发室性期前收缩是指室性期前收缩＞_____。

12. 人体密度越高的部位,X 线图像影越_____。

13. 骨肉瘤可分为_____、_____和_____3 种。

14. 关节强直分为_____和_____。

15. 急腹症时,为不改变腹部的自然状态,X 线检查最好在_____、_____、_____和_____以前进行。

16. 期前收缩与窦性心搏交替出现时称为_____。

17. 洋地黄中毒引起的心律失常最常见的是_____。

18. 临床上小气道是指吸气状态下内径_____的细支气管,包括全部细支气管和终末细支气管。

19. 每分钟静息通气量＝_____×_____。

20. 妊娠12 周后,胎头缺乏完整的颅骨光环,若见_____扁平而不规则的胎头图像时,可诊断为无脑儿。

21. 患者行 MRI 检查时,应指导其摘下_____、发卡、戒指、耳环和_____等金属饰品。

22. 肺门主要由_____、_____、_____、伴行支气管及肺静脉构成。

23. 弥漫性肺气肿时肺野透明度_____。

24. 急性血型播散型肺结核粟粒影特点为_____、_____以及_____。

25. 肺癌按发生部位分为_____、_____和_____3 型。

26. 原发性肺结核的典型表现为_____、_____和_____。

27. 食管静脉曲张典型表现为食管中下段的黏膜皱襞明显增宽迂曲,呈蚯蚓状或串珠状_____。

28. 食管的 3 个压迹从上到下依次为_____、_____和_____。

29. 动脉血气的合理采集部位有桡动脉、肱动脉和股动脉,首选_____。

30. 动脉血氧饱和度指动脉血氧与血红蛋白结合的程度,正常为_____。

【简答题】

1. 简述纤维支气管镜检查的术后护理。

2. 如何判断呼吸衰竭的类型与程度?

3. 简述洋地黄中毒表现。

4. 何谓青枝骨折?

5. 如何理解充盈缺损和龛影?

6. 如何解释 Codman 三角?

7. 简述心电图操作要点。

8. 如何从影像学角度区别肺充血与肺淤血?

9. 简述碘造影剂过敏的临床表现。

参 考 答 案

第二章

【A 型题】

1. C 2. A 3. B 4. A 5. B 6. D 7. C 8. D 9. B 10. C 11. B 12. A 13. C 14. E
15. B 16. D 17. B 18. C 19. E 20. C 21. D 22. D 23. C 24. A 25. D 26. B 27. C
28. A 29. B 30. C 31. E 32. C 33. D 34. D 35. C 36. E 37. D 38. E 39. B 40. D
41. A 42. B 43. C 44. B 45. A 46. E 47. E 48. C 49. E 50. C 51. D 52. D 53. B
54. C 55. E 56. E 57. B 58. D 59. B 60. A 61. B 62. D 63. C 64. B 65. E 66. E
67. E 68. D 69. A 70. B

【X 型题】

1. ABCE 2. ABD 3. ACE 4. ABCDE 5. AE 6. ABCE 7. BCDE 8. BDE 9. ABCD
10. BCDE

第三章

【A 型题】

1. B 2. D 3. D 4. B 5. B 6. E 7. E 8. D 9. D 10. B 11. B 12. C 13. E 14. C
15. D 16. A 17. C 18. C 19. B 20. D 21. B 22. E 23. B 24. E 25. C 26. E 27. C
28. D 29. A 30. C 31. C 32. D 33. C 34. D 35. B 36. E 37. E 38. D 39. C 40. B
41. B 42. A 43. A 44. D 45. C 46. E 47. A 48. A 49. B 50. B 51. A 52. E 53. E
54. A 55. E 56. D 57. E 58. C 59. E 60. D 61. E 62. B 63. B 64. E 65. B 66. E
67. C 68. B 69. C 70. C 71. B 72. E 73. E 74. A 75. B 76. D 77. C 78. A 79. D
80. C 81. B 82. D 83. E 84. C 85. E 86. E 87. E 88. C 89. E 90. D 91. C 92. A
93. D 94. E 95. C 96. D 97. D 98. E 99. E 100. C 101. E 102. A 103. E 104. A
105. E 106. C 107. C 108. D 109. B 110. E 111. C 112. E 113. A 114. C 115. A
116. E 117. E 118. E 119. C 120. E 121. D 122. A 123. D 124. C 125. C 126. D

第四章

【A 型题】

1. D 2. E 3. E 4. C 5. C 6. A 7. C 8. E 9. D 10. E 11. D 12. C 13. D 14. E
15. E 16. A 17. D 18. B 19. A 20. B 21. C 22. E 23. D 24. D

第五章

【A型题】

1. B 2. B 3. E 4. E 5. B 6. D 7. D 8. C 9. D 10. C 11. A 12. D 13. C 14. E
15. D 16. D 17. B 18. E 19. B 20. C 21. D 22. A 23. A 24. E 25. B 26. A 27. C
28. D 29. A 30. B 31. A 32. C 33. E 34. A 35. B 36. B 37. C 38. C 39. D 40. B
41. A 42. A 43. C 44. D 45. B 46. E 47. E 48. D 49. B 50. A

第六章

【A型题】

1. C 2. E 3. D 4. D 5. D 6. A 7. C 8. B 9. B 10. D 11. A 12. A 13. E 14. B
15. C 16. C 17. E 18. E 19. A 20. B

参 考 文 献

[1] 卢人玉. 健康评估[M]. 北京：人民卫生出版社，2003.

[2] 吴恩惠. 医学影像学[M]. 5 版. 北京：人民卫生出版社，2004.

[3] 尹志勤，李秋萍. 健康评估[M]. 北京：人民卫生出版社，2009.

[4] 尤黎明，吴瑛. 内科护理学[M]. 5 版. 北京：人民卫生出版社，2012.

[5] 万学红，卢雪峰. 诊断学[M]. 8 版. 北京：人民卫生出版社，2013.

[6] 吕探云，孙玉梅. 健康评估[M]. 3 版. 北京：人民卫生出版社，2015.